中国医院
运营管理分析与典型案例

研创 / 上海国家会计学院医院运营管理研究中心
望海康信（北京）科技股份公司
主编 / 段成惠　李颖琦

中国财经出版传媒集团

经济科学出版社
Economic Science Press
·北京·

图书在版编目（CIP）数据

中国医院运营管理分析与典型案例 / 段成惠，李颖琦主编. --北京：经济科学出版社，2024.11.

ISBN 978-7-5218-6458-8

Ⅰ. R197.322

中国国家版本馆CIP数据核字第2024BY1365号

责任编辑：白留杰　凌　敏

责任校对：蒋子明

责任印制：张佳裕

中国医院运营管理分析与典型案例

ZHONGGUO YIYUAN YUNYING GUANLI FENXI YU DIANXING ANLI

上海国家会计学院医院运营管理研究中心
望海康信（北京）科技股份公司　研创

段成惠　李颖琦　主编

经济科学出版社出版、发行　新华书店经销

社址：北京市海淀区阜成路甲28号　邮编：100142

教材分社电话：010-88191309　发行部电话：010-88191522

网址：www.esp.com.cn

电子邮箱：bailiujie518@126.com

天猫网店：经济科学出版社旗舰店

网址：http：//jjkxcbs.tmall.com

北京联兴盛业印刷股份有限公司印装

787×1092　16开　16.5印张　430000字

2024年11月第1版　2024年11月第1次印刷

ISBN 978-7-5218-6458-8　定价：78.00元

《中国医院运营管理分析与典型案例》

——编委会名单——

主　编：段成惠　李颖琦

副主编：（按照姓氏笔画排序）

王　成　刘　波　许　涛　吴　曼　陈志军　李建军

郑凤春　侯常敏　徐元元　董立友　韩斌斌　操礼庆

编　委：（按照姓氏笔画排序）

于龙广　马锐兵　王大庆　王兴玲　王　莉　王　森

方福祥　左　石　田立启　包维晔　冯革奇　毕春梅

孙　磊　李小夏　李　洁　李　哲　李　萍　李　敏

李　嘉　吴安华　吴　青　张冬青　张　穗　陈朝阳

欧　丹　罗冰洁　赵进进　郝秀兰　姚　蔚　笑　雪

郭爱华　陶婉菊　黄　玲　萧　潇　盖晓红　梁云朝

程煜华　赖秋菊　雷志勤　谭中和　薛立伟　薛满全

PREFACE

序言

医院运营管理工作，对于我国公立医院管理者而言是一个新的课题，需要掌握经济运营管理的方法，需要利用新兴信息技术的赋能，更需要基于技术革命性突破和生产要素创新性配置的工作实践。本书作者试图从方法、技术和实践三个方面为读者提供有价值的信息。

我国医疗服务体系建设坚持以公立医院为主体的原则，是中国特色社会主义建设的必然要求，其目的是，既要满足人民日益增长的医疗服务需求，还要体现政府主导的健康服务公平性、可及性，以及有效应对突发公共卫生事件、维护社会稳定等方面的要求。

但是，长期以来，人们往往对“公立”机构存有偏见，认为私立的才是灵活的，而“公立”的是低效的，然而事实并非如此。2020年，国家卫生健康委印发了《关于加强公立医院运营管理的指导意见》，4年以来我国各级各类医院根据《指导意见》的要求，通过提升运营管理理念，掌控运营管理方法，利用信息技术手段，实现了加强精细化管理，促进了业财融合，降低了医院成本费用，提升了医院的自身发展和社会效益。

但是，我们也要看到，医院运营管理工作存在发展不平衡，不充分等方面问题。为此，本书编委会近年来连续性开展调查和研究工作，依据统计数据，分析成功经验和差距问题，通过共性分析和个案研究，分别从管理方法、技术应用和实践创新方面，总结经验，发现问题，以促进医院运营管理工作高质量发展。

编写组收集和整理了我国医疗领域医院业务运营，财务状况，绩效考核等方面定性和定量数据，以及相关政策背景信息，对我国公立医院运营管理工作发展进行监测和评估，为政策制定和制度安排，提供了客观的循证依据。这是一本具有科学性、技术性和实践性的调查分析报告。

科学性是指事物是否符合客观事实的标准，具有科学依据。医院运营分析报告，基于收集和整理来自医院个体的统计数据，通过数据分析，揭示出医院运营管理工作发展与变化的规律，为宏观政策调整和微观管理措施评价提供依据。微观层面上，医院管理者可以通过将本单位数据与行业发展状况进行对比，从而发现问题，明确改进与发展的方向。

技术性是指如何利用新兴信息技术手段，实现医院运营管理目的。在报告篇中，对技术创新与数字化转型发展情况进行了研究和分析。在案例篇中，介绍了医院通过信息化建设，提升医院运营管理水平的方法与实践。

实践性是指医院在实际场景中，通过技术和管理创新实现高质量发展方法和实践。医院运营管理不同于一般企业的经济运营管理。从运营管理目标上看，公立医院运营管理要坚持公益性、整体性、融合性、成本效率和适应性五项原则，既要注重医院自身发展，还要注重社会效益和医学人文。从运营管理实现路径上看，医院规模、类别和业务模式上的差异，导致难以采用统一的技术手段和管理模式实现医院运营的目的。为此，“实践案例篇 ”中基于场景的成功经验，能对特定需求者，提供有价值的经验分享。

本人作为科技期刊的负责人，所从事的工作就是从大量稿件中挑选出优秀的学术论文，编辑刊发出去，以实现传承人类文明、荟萃科学发现、引领科技发展的重要使命。因此，希望本书能像好的科技论文一样，为公立医院高质量发展带来价值。感谢编写组领导和专家的辛勤付出。

《中国医院》杂志社

王才有

2024年10月于北京

PREFACE

前言

在医疗卫生事业蓬勃发展的今天，医院运营管理的质量与效率直接关系到医疗服务的水平和人民群众的健康福祉。《中国医院运营管理分析与典型案例》这本书的诞生，正是为了深入探究医院运营管理面临的挑战和问题，为医院管理者、从业者以及相关研究人员提供全面、系统且具有实践指导意义的参考资料。

随着社会的进步和人们健康意识的提高，医院面临着诸多新的挑战与机遇。一方面，医疗需求持续增长，对医院的服务能力和质量提出了更高要求；另一方面，政策环境不断变化，推动医院在管理模式、资源配置等方面进行创新与优化。在这样的背景下，深入分析医院运营管理情况，总结成功经验，发现问题与不足，显得尤为重要。

本书由上海国家会计学院医院运营管理研究中心和望海康信（北京）科技股份公司联合多家医疗机构精心编撰而成。编撰团队凭借丰富的行业经验和专业知识，围绕以公益性为导向的公立医院改革实践，对大量的数据进行收集、整理与分析，力求呈现出医院运营管理的真实状况。同时，从全国范围内筛选出具有代表性的典型案例，深入挖掘其在运营管理方面的创新举措。深入探讨技术赋能、治理优化、政策协同、机制创新等一系列新实践，为公立医院高质量发展提供可借鉴经验。

全书分为两篇。报告篇聚焦于医院运营管理的分析，从行业发展环境、医疗服务特点、费用控制、资源利用效率等多个维度进行全面剖析，通过严谨的数据和深入的研究，揭示医院运营管理中的规律与趋势，为读者提供宏观层面的把握和微观层面的洞察。案例篇着重展示典型案例，涵盖不同地区、不同层级、不同类型的医疗机构，内容涉及成本管理、绩效管理、智慧财经、供应链管理、运营管理以及新支付制度改革下的专科专病管理等诸多方面。每个案例都详细阐述了其背景、目标、实施路径、管理成效和案例价值，具有很强的可读性和借鉴性。

在编写过程中，我们得到相关部门和社会各界专家大力支持，在此深表感谢。需说明的是，因报告内容主要基于行业公开数据，受数据来源等因素影响，可能存在一定数据和认知偏差。我们真诚期待读者批评指正，以便后续改进完善，为推动中国医院运营管理水平提升贡献更多力量。

Contents

目 录

报告篇

中国医院运营管理分析报告

案例篇

医院高质量发展下创新管理与精益运营典型案例

报告篇

中国医院运营管理分析报告

第一章
行业发展环境分析

第一节　政策环境影响

随着医改的深入推进，医院的发展模式正由外延式向内涵式转变，“规范管理、提质增效、强化监管”是医院发展的核心主题。近年来，医疗行业政策集中在深化医药卫生体制改革、加强医保基金监管、提升医疗服务质量、推动医院绩效和经济管理等方面，旨在促进医疗行业的健康发展和服务水平提升。

一、多措并举坚持公益性导向，推动医院高质量发展

以保障医疗质量为核心，推动医院高质量发展。通过多层次、多角度的支持，促进公立医院综合改革及高质量发展示范项目，强化临床专科能力建设。自2021年5月国务院办公厅发布《关于推动公立医院高质量发展的意见》以来，相关政策相继出台，包括印发《公立医院高质量发展促进行动（2021—2025年）》《关于推动公立医院高质量意见落实的通知》《公立医院高质量发展评价指标（试行）》及其操作手册等，并开展了评价工作，以引导公立医院全面贯彻落实高质量发展要求。同时，发布了《“十四五”国家临床专科能力建设规划》和《推动临床专科能力建设的指导意见》，旨在提升优质医疗服务的供给能力。

2023年，中央通过转移支付安排了120.8亿元公立医院综合改革补助资金，用于支持公立医院综合改革和高质量发展示范项目，以及推进智慧医院建设[①]。根据2024年6月14日国务院新闻办公室的介绍，全国11个综合医改重点省份因地制宜推动公立医院高质量发展，30个公立医院改革与高质量发展示范城市在关键环节取得了创新突破，14家委省共建高质量发展试点医院高质量发展方面的主要指标明显改善。2024年，国家卫生健康委将继续以省为单位推进公立医院高质量发展，督促地方

① 国家卫生健康委员会. 对十四届全国人大二次会议第7690号建议的答复［EB/OL］.（2024-09-04）［2024-09-10］, http：//www.nhc.gov.cn/wjw/jiany/202408/795bae8ffb0743e5adb03a4e5c679cfa.shtml.

落实支持政策，进一步指导综合医改重点省份率先探索各级各类公立医院高质量发展的路径，并支持示范城市形成市县级公立医院高质量发展经验，打造高质量发展的样板和现代医院管理制度的模板[①]。

自2019年以来，建立健全了以公益性为导向的公立医院考核机制，持续推动国家公立医院绩效考核，以引导医院坚持公益性和落实功能定位。公立医院绩效考核指标体系涵盖医疗质量、运营效率、持续发展和满意评价等四个方面，并根据政策要求和临床实际不断优化指标精度，已成为检验公立医院改革发展成效的重要标尺。自2020年起，持续开展“公立医疗机构经济管理年”活动，注重绩效考核、经济管理和财务监督，推动公立医院内部管理精细化、规范化和信息化，以高水平的经济管理支撑高质量发展。在2024年7月发布的《关于2024—2025年持续开展“公立医疗机构经济管理年”活动的通知》中，明确提出了“具备和应用运营管理信息集成平台”和“优化业务流程”等重点任务的时间节点。

二、政策合力促进多项医疗服务改革，提升资源配置效率

推动医疗服务改革，并着力提升资源配置效率，针对药品管理、设备管理、城市医疗资源下沉、护理服务改善以及医疗质量提升等多领域发布了专项指导政策。

首先，在药品管理方面，《关于进一步加强用药安全管理提升合理用药水平的通知》提出了降低用药错误风险、加强监测和分析以及强化用药安全监管的措施。《节约药品资源遏制药品浪费的实施方案》则从药品生产、临床用药、药品流通、宣传引导、废弃药品管理等方面提出了具体要求，旨在加强临床用药管理，减少药品浪费。

在设备管理方面，“十四五”期间，全国规划配置大型医用设备3645台，其中甲类117台，乙类3528台[②]（后又新增8台全国重离子质子放射治疗系统），配置规划按年度实施。同时，继续推进甲类大型医用设备配置许可，指导省级卫生健康委执行乙类设备配置规划，引导医疗机构科学配置大型设备，以提升诊疗服务能力，推动卫生健康事业高质量发展，提供更优质的医疗服务。

在城市医疗资源下沉方面，重点加强了县医院的能力建设，推动城市支援农村的措施。2023年度参评“县医院医疗服务能力第三方评估”的2062家县医院中，有1894家（占比91.85%）符合基本标准，其中1163家（占比56.40%）符合推荐标准，较2022年度分别增加38家、199家，县域医疗能力得到了很大提升[③]。2024年6月，国家卫生健康委联合国家中医药局和国家疾控局印发了《关于进一步健全机制推动城市医疗资源向县级医院和城乡基层下沉的通知》，强调提升县级医院和基层医疗卫生机构的服务能力，推动优质医疗资源向基层下沉，加强县级医院的临床专科和管理能力建设。

同时，重视数据安全和临床决策支持系统应用管理，确保医疗数据安全和合理使用。2022年11月，国家卫生健康委员会印发了《“十四五”全民健康信息化规划》，旨在完善健康医疗大数据资源体系，提升数据质量，并推动大数据的创新应用与行业治理。此外，《全国医疗卫生机构信息互通共

① 国家卫生健康委员会．国务院新闻办公室2024年6月14日政策例行吹风会文字实录［EB/OL］．（2024-06-14）［2024-09-10］，http：//www.nhc.gov.cn/xcs/s3574/202406/3528e52da4234783a330886deb974f8c.shtml.

② 国家卫生健康委员会．国家卫生健康委关于发布“十四五”大型医用设备配置规划的通知［EB/OL］．（2023-06-29）［2024-09-10］，http：//www.nhc.gov.cn/caiwusi/s10743/202306/d1003311602c4585b44290e32e5d8dc9.shtml.

③ 国家卫生健康委员会．国家卫生健康委办公厅关于通报2023年度县医院医疗服务能力评估情况的函（国卫办医政函〔2024〕218号）［EB/OL］．（2024-07-29）［2024-09-10］，http：//www.nhc.gov.cn/yzygj/s3593g/202407/59186515a500463fa0249165fdcc63f2.shtml.

享三年攻坚行动方案（2023—2025年）》和《“数据要素×”三年行动计划（2024—2026年）》等政策将推进信息系统的互通共享，挖掘典型数据要素应用场景。未来，还将探索医疗健康数据分类分级的确权授权使用机制，建立高效的数据标准体系，以充分发挥数据要素的乘数效应。

三、持续推进医保支付方式改革，严厉打击医保欺诈行为

加大医保改革力度，加快药品耗材集中采购改革进度。药品集中采购和价格管理工作继续深化：一方面，扩大药品集中采购的覆盖面，包括新一批国家组织的高值医用耗材集采；另一方面，创新和完善集采规则，强化优先使用中选产品，提高集采的精细化管理水平。2024年9月，国家医保局在国新办“推动高质量发展”新闻发布会上指出，药品和耗材集采已制度化常态化，国家已组织9批药品集采和4批高值医用耗材集采，同时指导地方进行集采。创新目录准入谈判，目前目录内药品达3088种，涵盖常用药、特殊疾病及罕见病用药，过去难以负担的新药也逐步纳入目录①。

继续推进DRG/DIP支付改革，医疗服务改革也在深化中，建立动态调整机制，尽最大努力体现医务人员的劳动付出。同时，持续开展医疗保障基金检查工作，打击医保欺诈行为。2023年，全国医保系统共检查定点医药机构80.2万家，处理违法违规机构45.1万家；国家医保局组织检查34组次，查出涉嫌违法违规资金9.2亿元②，保障了医保基金的安全和稳定运行。预计2024年全年检查机构的数量将超过过去5年的总和，扩面相对较多③。

第二节　经济发展环境

经济因素直接影响人们的医疗消费行为和医疗服务需求，从而对医疗行业的市场动态和服务模式产生重要影响。此外，医疗技术的进步和设施建设均需要大量资金支持，因此经济环境的稳定性和健康状况直接决定了这些投资的可行性和规模，进而影响行业的创新能力和服务质量。

一、全国经济整体好转，但仍面临诸多困难

如图1-1所示，2023年全国经济总量达到126.06万亿元，同比增长5.2%；全年人均国内生产总值也增加至89358元，同比增长5.4%④，整体经济形势呈现积极趋势，但仍面临诸多挑战。国际贸易环境的不确定性增加以及内部经济结构调整的压力，在全球经济放缓和贸易摩擦加剧的背景下，给经济增长带来了较大的压力。

---

① 国家医疗保障局. 国家医保局出席国新办“推动高质量发展”系列主题新闻发布会［EB/OL］.（2024-09-10）［2024-09-11］，https：//www.nhsa.gov.cn/art/2024/9/10/art_14_13819.html.

② 国家医疗保障局. 2023年全国医疗保障事业发展统计公报［EB/OL］.（2024-07-25）［2024-07-31］，https：//www.nhsa.gov.cn/art/2024/7/25/art_7_13340.html.

③ 国家医疗保障局. 国家医保局出席国新办“推动高质量发展”系列主题新闻发布会［EB/OL］.（2024-09-10）［2024-09-11］，https：//www.nhsa.gov.cn/art/2024/9/10/art_14_13819.html.

④ 国家统计局. 中华人民共和国2023年国民经济和社会发展统计公报［EB/OL］.（2024-02-29）［2024-07-10］，https：//www.stats.gov.cn/xxgk/sjfb/tjgb2020/202402/t20240229_1947923.html.

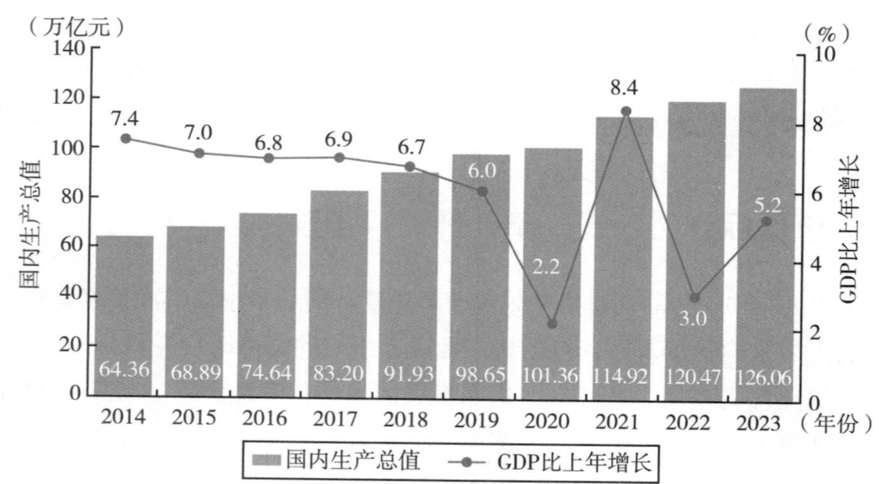

图 1-1　2014~2023 年国内生产总值及其增长速度

注：国内生产总值绝对数按现价计算，增长速度按不变价格计算。

资料来源：《2023年国民经济和社会发展统计公报》，2024年2月；其他年份数据来自国家统计局官网。

从人均地区生产总值和居民人均可支配收入的数据来看，2023年中国各地区在经济发展和居民收入方面存在明显差异，东部省份如北京、上海、江苏的经济总量和人均收入均远高于西部省份如甘肃、广西，这种地区间的差异仍将持续影响医疗资源的配置和医疗服务的水平，见图1-2。

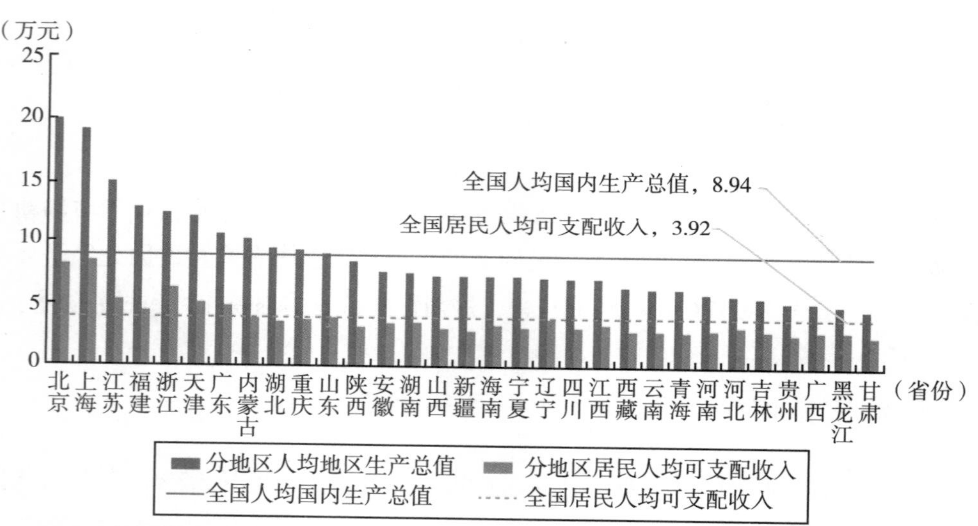

图 1-2　2023 年全国分地区人均地区生产总值与人均可支配收入情况

资料来源：国家统计局，历年《中国统计年鉴》。

二、人均医疗保健支出及其占可支配收入的比重仍在增加

2023年，全国居民人均消费支出达到26796元，同比增长9.0%。其中，人均医疗保健支出为2460元，同比增长15.81%，占可支配收入的比重升至6.27%，较上年增加了0.53个百分点[①]，医疗支

① 国家统计局．中华人民共和国2023年国民经济和社会发展统计公报［EB/OL］.（2024-02-29）［2024-07-10］，https：//www.stats.gov.cn/xxgk/sjfb/tjgb2020/202402/t20240229_1947923.html.

出在家庭经济中的比重有所增加。2018~2023年，城镇居民人均医疗保健支出占可支配收入的比重在4.96%~5.50%，而农村居民的这一比重则在8.11%~8.87%。与上一年相比，城镇和农村居民分别增加了0.47个和0.72个百分点，医疗服务需求呈持续扩展的趋势（见图1-3）。

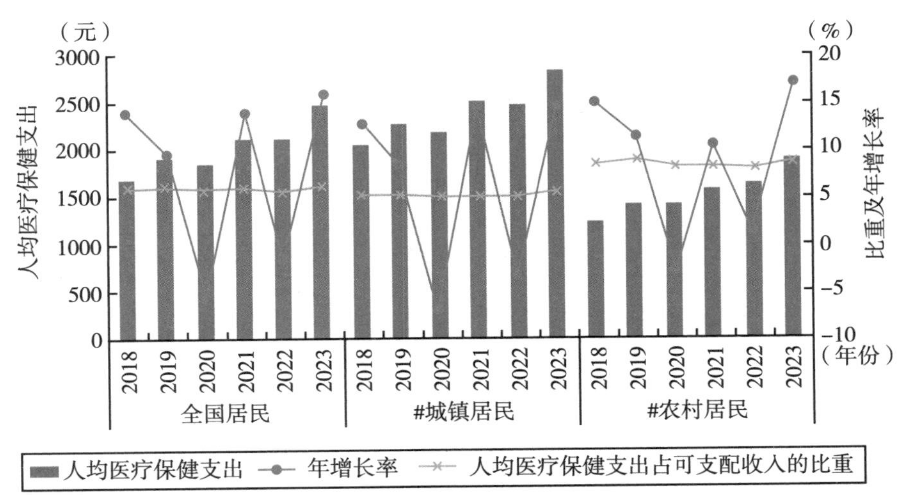

图1-3 2018~2023年全国居民人均医疗保健消费支出情况

注：#系其中数。

资料来源：国家卫生健康委员会，2022年《中国卫生健康统计年鉴》；2023年全国居民人均医疗保健消费支出及人均可支配收入来自国家统计局官网。

第三节 社会发展环境

社会因素如人口结构变化、健康意识提升和患病模式的变化等，对医疗行业产生深远影响。随着人口老龄化加剧，慢性病患者数量增加，长期护理和康复服务的需求也在上升。与此同时，社会对健康生活方式的关注不断增强，促进了预防保健和健康管理服务的发展。

一、人口结构变化对医疗服务和养老体系提出了更高要求

近年来，我国人口增长速度持续放缓，老龄化问题日益突出。2023年末，全国60岁及以上人口达到29697万人，占总人口的21.1%，其中65岁及以上人口为21676万人，占15.4%，老龄化问题日益严峻①。随着老龄化程度的加深，慢性病管理、长期护理、康复和老年疾病的治疗需求增加，对医疗资源配置和政策制定提出了新的挑战。

2023年，全国出生人口为902万人，自然增长率为-1.48‰。由于育龄妇女数量减少和生育水平下降所带来的出生人口减少，2023年我国人口总量出现下降。参考2022年的数据，全国有17个省份的出生率低于全国平均水平，其中黑龙江、辽宁、吉林、上海和天津为全国出生率最低的5个省份。随着出生率下降，未来儿童和青少年相关的医疗服务需求可能会有所减少，儿科、产科的服务需求

① 国家统计局. 王萍萍：人口总量有所下降 人口高质量发展取得成效［EB/OL］.（2024-01-18）［2024-07-10］，https：//www.stats.gov.cn/sj/sjjd/202401/t20240118_1946701.html.

可能会降低。这种结构性变化将对医疗行业带来复杂的影响，需要政策制定者、医疗服务提供者和社会各界共同努力，以确保医疗资源的有效分配和未来医疗服务的可持续性（见图1-4和图1-5）。

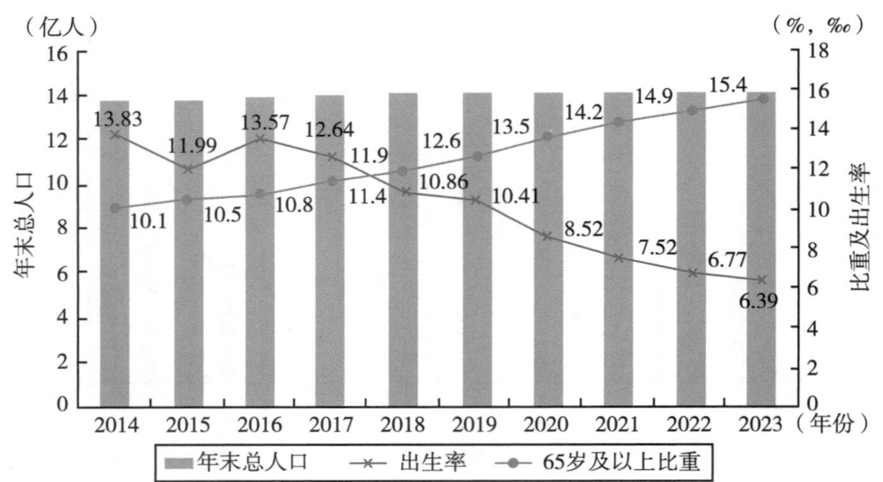

图 1-4　2014~2023 年全国 65 岁及以上老年人口数量、比重及老年抚养比

注：2017~2021年老年抚养比分母为15~64岁的劳动年龄人口数；2022年采用16~64岁的劳动年龄人口数进行计算。

资料来源：国家统计局，2022年《中国统计年鉴》；2023年数据来自国家统计局官网。

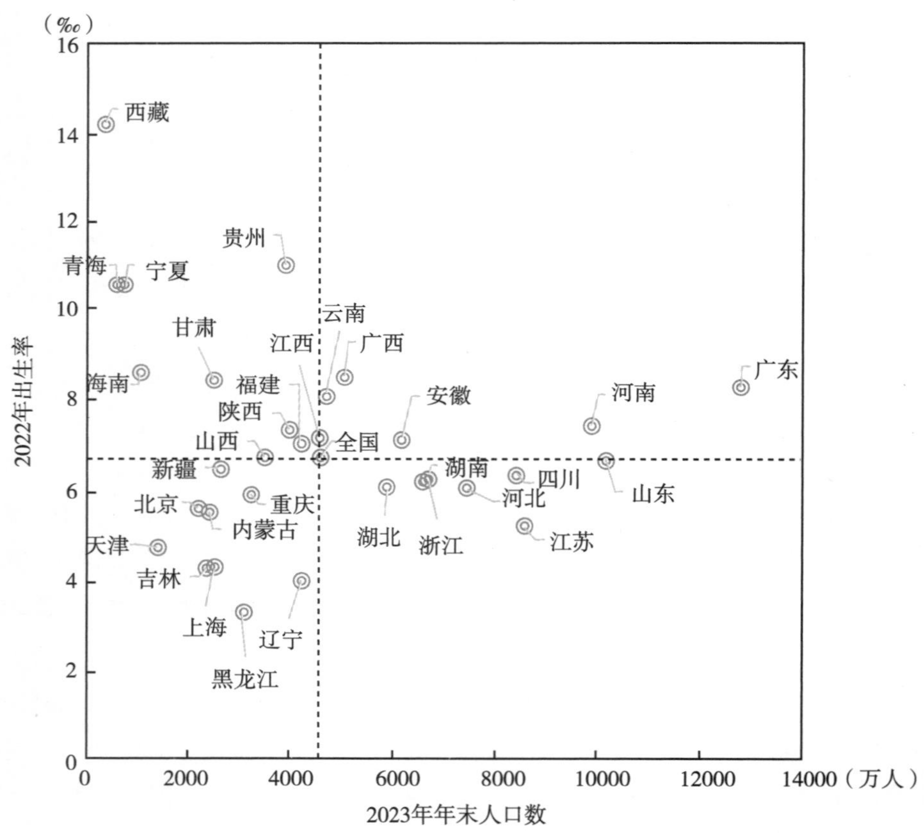

图 1-5　2023 年全国分地区年末总人口及 2022 年出生率情况

资料来源：国家统计局，2022年《中国统计年鉴》；2023年数据来自国家统计局官网。

二、个人卫生支出仍面临较大压力，卫生总费用结构有待进一步优化

2023年，全国卫生总费用初步核算为90575.8亿元，占GDP比重为7.2%；人均卫生总费用为6425.3元。其中，个人卫生支出占卫生总费用比重升至27.3%，较上年增加了0.4个百分点，政府卫生支出占比降至26.7%，社会卫生支出占比升至46.0%（见图1-6）。

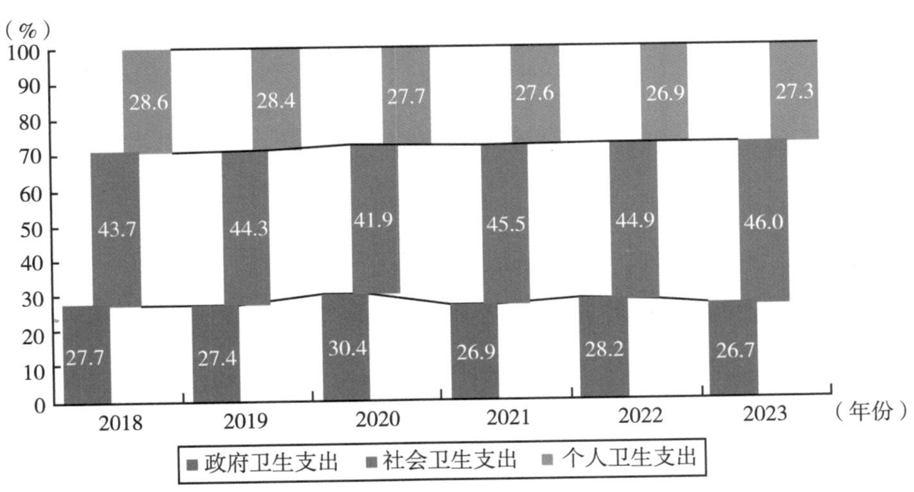

图1-6 2018~2023年全国卫生总费用筹资结构及变化

资料来源：柴培培，李岩，翟铁民等.2022年中国卫生总费用核算结果与分析［J］.卫生经济研究，2024，41（01）：14-19；2023年数据来自《2023年我国卫生健康事业发展统计公报》（2024年8月）。

2022年，在卫生总费用中，流向医院为48548.93亿元，占比为61.41%，比2018年下降1.50个百分点；流向公共卫生机构为5025.68亿元，占比为6.36%，比2018年增加0.78个百分点。在医院费用中，城市医院费用占64.56%，县医院费用占22.03%，社区卫生服务中心费用占5.01%，乡镇卫生院费用占8.33%。综合历年财政对医疗卫生机构的投入占比（供方投入）及对医保的投入（需方投入）占比分析，政府卫生投入的可持续性与稳定性也面临较大压力（见图1-7）。

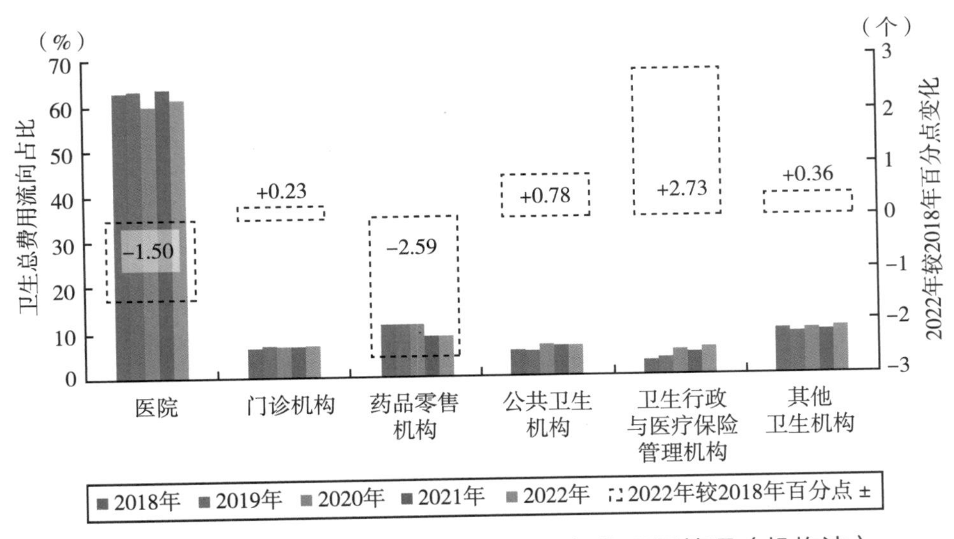

图1-7 2018~2022年全国卫生总费用机构配置情况（机构法）

资料来源：柴培培，李岩，翟铁民等.2022年中国卫生总费用核算结果与分析［J］.卫生经济研究，2024，41（01）：14-19.

三、医保基金运行总体平稳安全，医保待遇保障持续优化

据《2023年全国医疗保障事业发展统计公报》，2023年全国基本医疗保险（含生育保险）统筹基金当期结存5039.6亿元，累计结存33979.75亿元。其中，职工医保参保人员待遇享受人次增长较快，达25.3亿人次，比上年增长20.2%；居民医保人员享受待遇26.1亿人次，比上年增长21.1%①。2018~2022年，城乡居民基本医疗保险基金累计结余可支付月数均处于6~9个月的安全支付水平（见图1-8）。

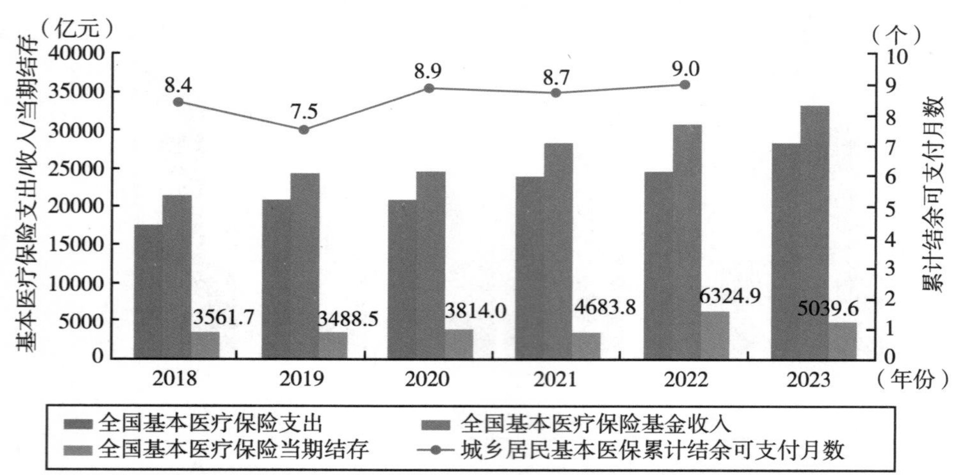

图1-8 2018~2023年全国基本医疗保险基金总体结存情况

注：2020年起职工基本医疗保险与生育保险合并实施，统一核算，与以往年度统计口径有差异。

资料来源：国家统计局官网；2023年数据来自《2023年全国医疗保障事业发展统计公报》（2024年7月）。

截至2023年底，职工医保参保37095万人，其中在职职工27099万人，比上年增长1.9%；退休职工9996万人，比上年增长3.7%，在职退休比为2.71。在职退休比近年来有所下降，反映出人口老龄化加剧及退休人口比例上升的趋势（见图1-9）。

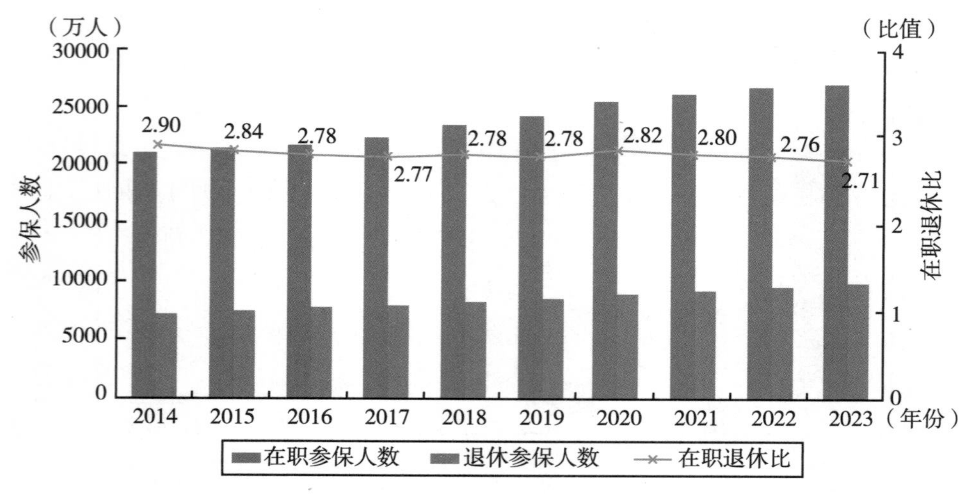

图1-9 2014~2023年职工医保参保人员结构

资料来源：国家统计局官网；2023年数据来自《2023年全国医疗保障事业发展统计公报》（2024年7月）。

① 国家医疗保障局. 2023年全国医疗保障事业发展统计公报［EB/OL］.（2024-07-25）［2024-07-31］，https：//www.nhsa.gov.cn/art/2024/7/25/art_7_13340.html.

2023年，职工医保参保人员住院率21.86%。其中，在职职工住院率为11.93%，退休人员住院率为49.02%。次均住院费用为12175元。同时，参加居民医保人员享受待遇26.1亿人次，比上年增长21.1%。其中，居民医保参保人员住院率为20.7%，次均住院费用7674元。2023年的医保数据显示职工与居民的住院率和医疗费用有显著差异，反映了不同群体在医疗资源利用与保障方面的不同需求与挑战（见图1-10）。

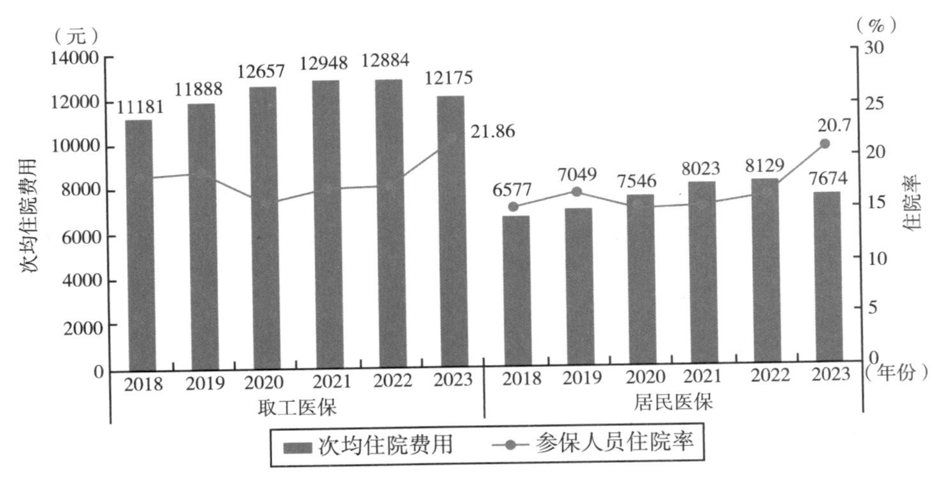

图1-10　2018~2023年职工医保与居民医保次均住院费用和住院人次

资料来源：国家医疗保障局，历年《全国医疗保障事业发展统计公报》。

综上所述，未来慢性病管理和长期护理需求可能增加，需要增加相关设施和服务以应对老龄化社会的挑战。老年人群通常具有更高的医疗服务利用率和较高的次均住院费用，这可能增加医保系统的负担，需要政策和资金支持以保障医保的可持续性。

四、各地区职工医保与城乡居民医保发展均不平衡

各地区基金收支状况存在显著差异，前5个省份（上海、浙江、广东、北京和四川）职工医保统筹基金累计结余占全国的50.43%。同时，职工医保目前基本上以市（地）级行政区为统筹单位，统筹地区内执行统一政策，受统筹层次影响，各省份内部市级统筹地区职工医保基金也不平衡，结余情况差距明显[①]。职工基本医保基金累计结余可支付月数各省份差别较大，可支付月数小于全国均值（26.9个月）的省份共有15个，其中天津（12.2个月）、辽宁（13.3个月）、重庆（13.5个月）、湖北（16.3个月）和河南（17.0个月）为可支付月数最少的5个省份（见图1-11）。

城乡居民基本医疗保险基金的地区差异也很明显。城乡居民基本医保基金累计结余可支付月数从上海的3.6个月到西藏的17.1个月不等，偏低的统筹层次在事实层面加剧了这种不平衡[②]。同时，有研究发现，未来基金支出的压力仍将不断加大，具体原因包括：老年人慢病患病率和住院率更高，退休人员增多将带来不断增加的医疗服务需求；随着费用相对较高的新技术和新药物不断纳入医保支付范围，医保基金的费用支出也在相应增加；医保基金使用效率仍有待提高等[③]（见图1-12）。

① 赵久洋，郭琨.中国医疗保险基金发展的影响因素研究——基于省际面板数据的分析［J］.管理评论，2023，35（08）：71-84.

② 华颖.居民基本医疗保险：筹资政策、实践效应及其优化［J］.长白学刊，2023（02）：128-138.

③ 张昀羿，朱畅.人口老龄化对上海职工医保基金收支平衡的影响及对策思考［J］.中国医疗保险，2021（02）：38-43.

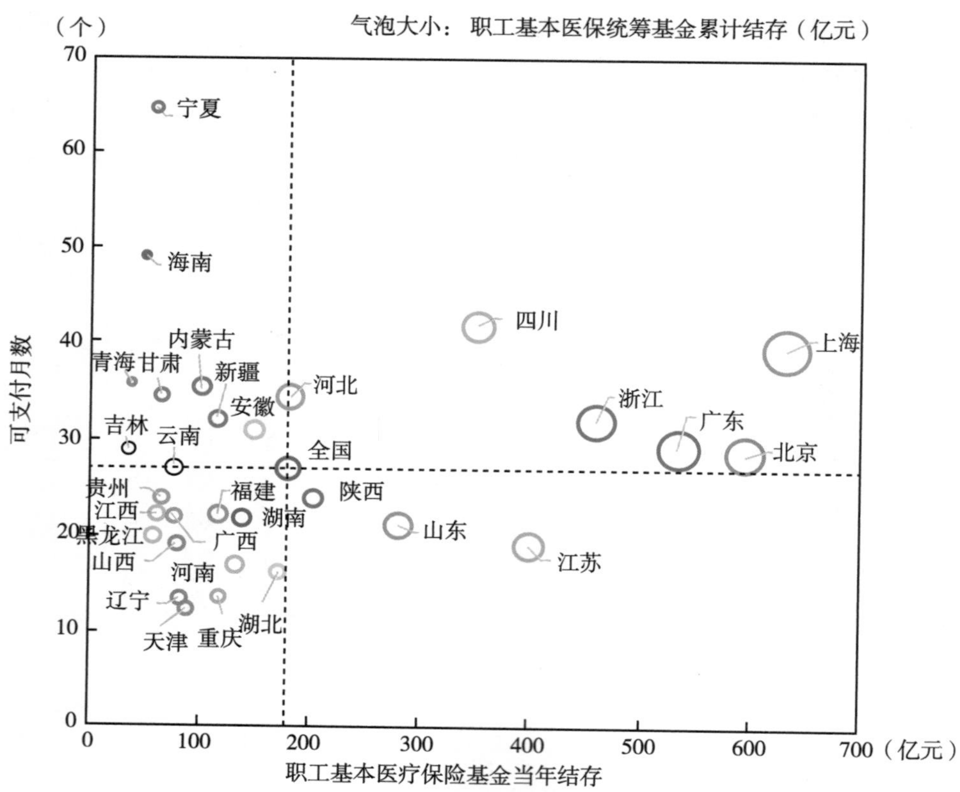

图 1-11　2022 年全国分地区职工基本医疗保险基金结存情况

资料来源：国家医疗保障局，《2023 中国医疗保障统计年鉴》。

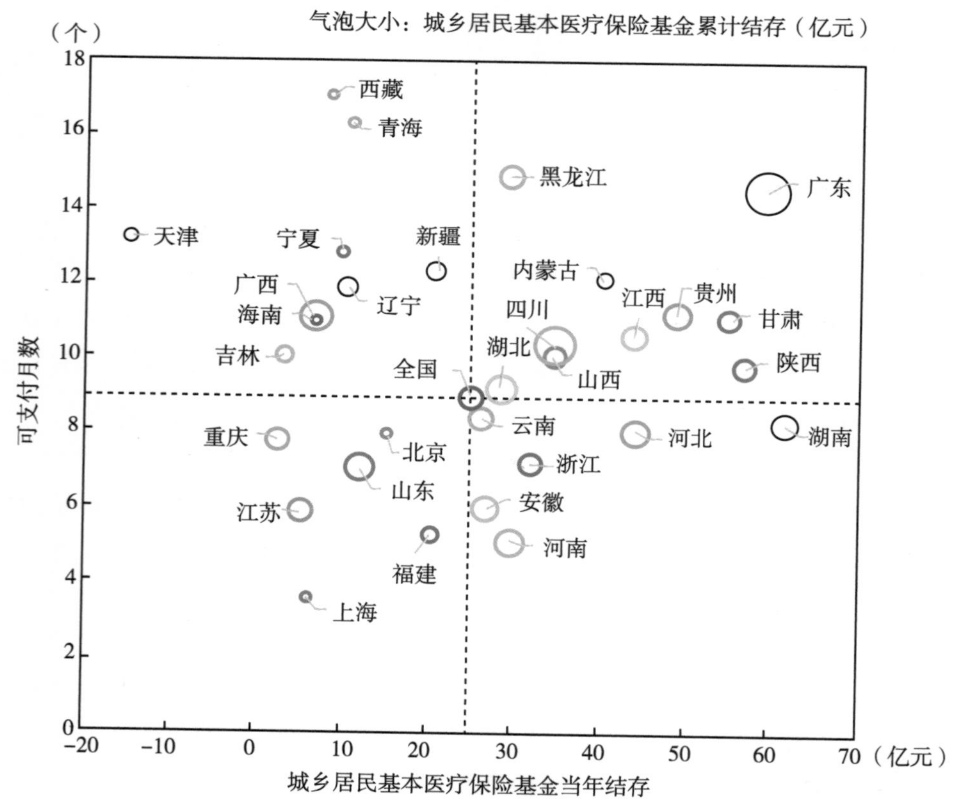

图 1-12　2022 年全国分地区城乡居民基本医疗保险基金结存情况

资料来源：国家医疗保障局，《2023 中国医疗保障统计年鉴》。

第四节 技术创新与数字化转型

当前，技术创新和数字化转型正逐渐改变医疗行业的运作方式和服务模式。电子病历系统的普及，人工智能在医学影像诊断和远程医疗服务的推广，以及运营管理信息化建设的推进等，不仅提升了医疗效率和患者体验，还带来了新的商业机会和挑战。

一、技术创新对医疗服务模式的影响

医疗行业正面临着前所未有的技术革新和数字化转型。随着人工智能、大数据分析等技术的逐步普及，传统医疗服务模式正迎来智能化和信息化的深刻变革，预示着行业将迎来全面提升和改革。中国医院协会信息专业委员会的调查显示，目前在医院新应用技术及辅助设备的应用中，门诊发药机、住院包药机和医学影像AI位居前三名，占比均接近或超过50%[①]（见图1–13）。

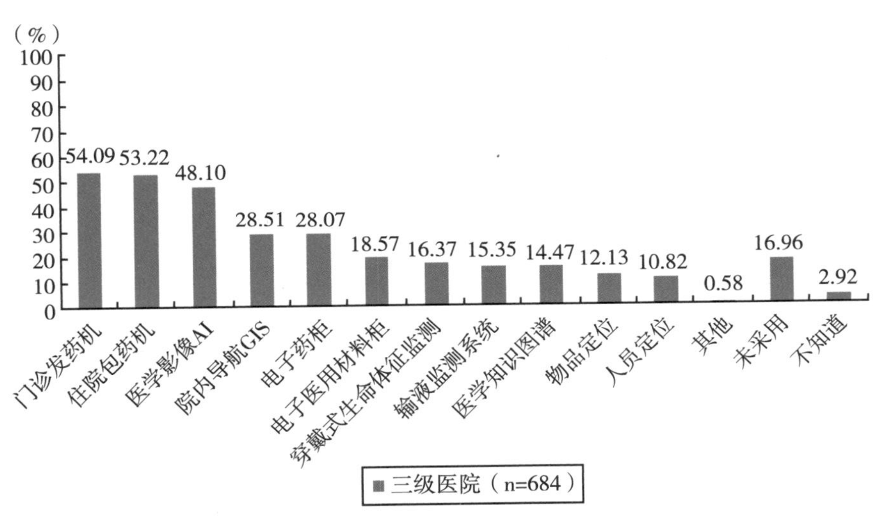

图1–13 2021~2022年度中国医院信息化状况调查：医院新的应用技术及辅助设备应用情况

资料来源：中国医院协会信息专业委员会，《2021~2022年度中国医院信息化状况调查报告》。

二、高质量发展促进数据融合与应用

在全球数字经济时代的背景下，医院面临日益复杂的不确定性环境，迫切需要加速精益运营管理能力的提升。精益运营管理的升级不仅是技术上的更新，更需要系统性的创新。医院必须培养数字化生存和发展的能力，以有效应对挑战并抓住机遇。这包括深化新一代信息技术的应用、提升内外部组织能力以及推动业务创新转型。

根据中国医院协会信息专业委员会的调查，与过去年度数据对比可见，参与互联互通成熟度

① 中国医院协会信息专业委员会，《2021~2022年度中国医院信息化状况调查报告》[R].北京，2023.

测评[①]的医院逐年增加，从2018~2019年的12.25%、2019~2020年的34.51%上升到2021~2022年的40.68%。通过测评的医院等级大多是四级甲等，且占比逐年提高[②]（见图1-14）。

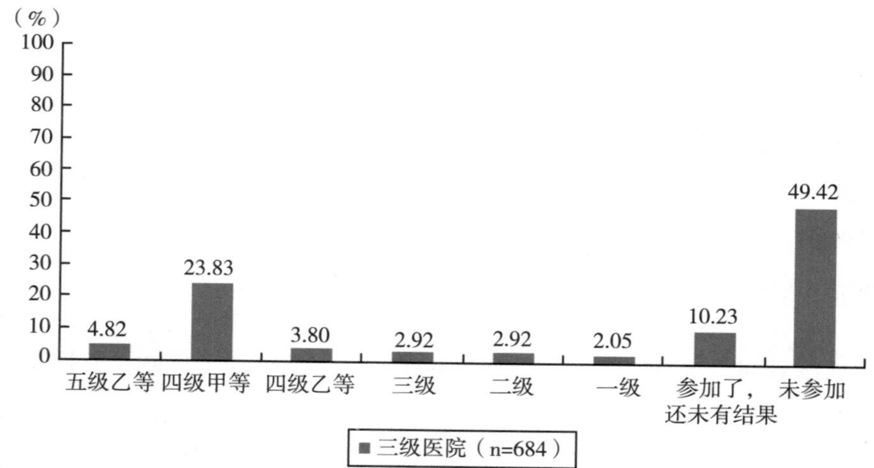

图1-14 2021~2022年度中国医院信息化状况调查：医院互联互通标准化成熟度测评情况

资料来源：中国医院协会信息专业委员会，《2021~2022年度中国医院信息化状况调查报告》。

① 注：根据《国家医疗健康信息医院信息互联互通标准化成熟度测评方案（2020年版）》，医院信息互联互通测评的应用效果评价分为7个等级，由低到高依次为一级、二级、三级、四级乙等、四级甲等、五级乙等、五级甲等，每个等级的要求都是由低到高逐步覆盖和积累的，即较高的等级包含了较低等级的所有要求。

② 中国医院协会信息专业委员会，《2021~2022年度中国医院信息化状况调查报告》[R].北京，2023.

第二章

2023年医院运营分析报告

第一节　医疗服务发展特点

一、医疗服务整体情况

2023年，全国医疗卫生机构总诊疗达到95.5亿人次，入院为30187.3万人次，分别较上年增长13.5%和22.3%。其中，医院诊疗人次为42.6亿人次（增加4.4亿人次），入院人次24500.1万人次（增加4401.5万人次）；基层医疗卫生机构诊疗人次为49.4亿人次（增加6.8亿人次），入院人次4545.1万人次（增加926.0万人次）。2018~2023年，全国医院的诊疗人次和出院人次的年复合增长率分别为3.55%[①]和4.12%；而基层医疗卫生机构则分别为2.31%和0.76%（见图2–1和图2–2）。

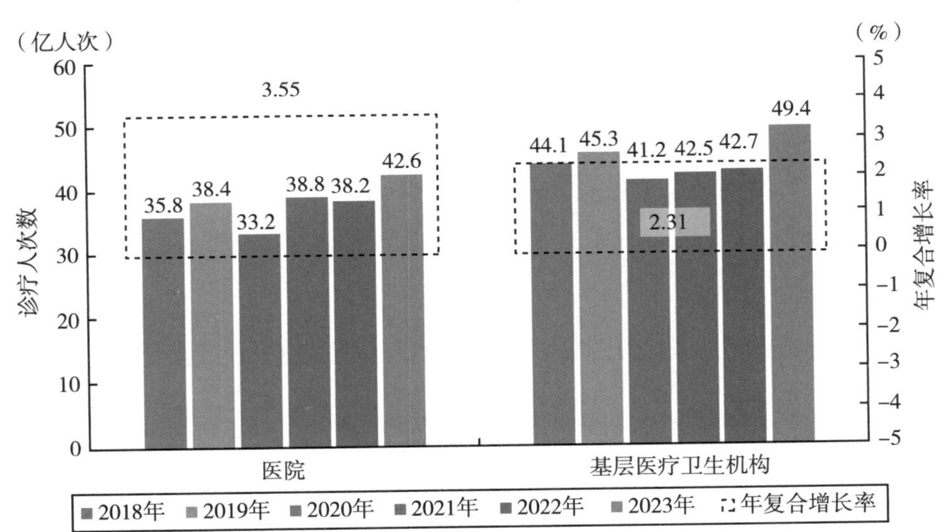

图2–1　2018~2023年全国医院与基层医疗卫生机构诊疗人次数及增长速度

资料来源：国家卫生健康委员会，2019~2023年《中国卫生健康统计年鉴》，2023年数据来自《2023年我国卫生健康事业发展统计公报》。

---

① 注：鉴于本章2023年数据来自《2023年我国卫生健康事业发展统计公报》，公报中部分数据合计数或相对数由于单位取舍不同在年复合增长率、年增长率等计算时将产生一定的计算误差，均未作机械调整。

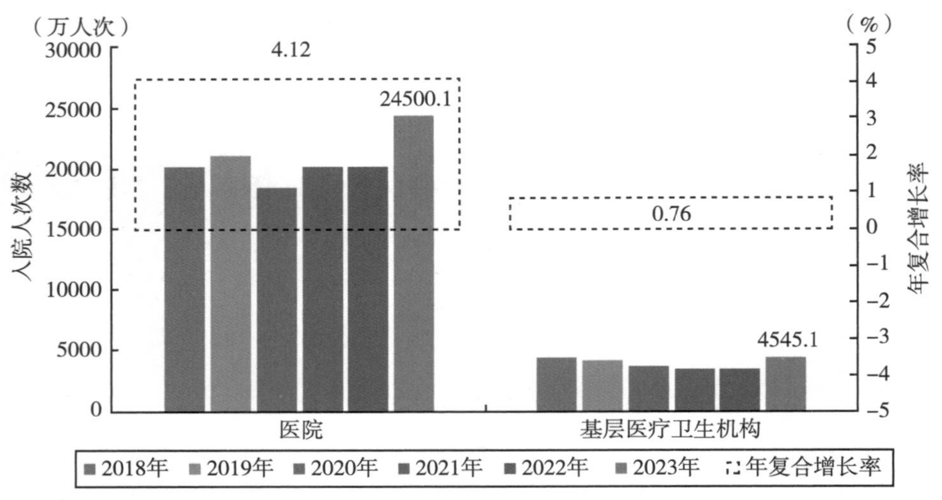

图 2-2　2018~2023 年全国医院与基层医疗卫生机构入院人次数及增长速度

资料来源：国家卫生健康委员会，2019~2023年《中国卫生健康统计年鉴》，2023年数据来自《2023年我国卫生健康事业发展统计公报》。

二、公立与民营医疗服务发展对比

2023年，公立医院诊疗35.6亿人次，占总诊疗人次的83.5%；民营医院诊疗7.0亿人次，占16.5%。公立医院入院20006.7万人次，占总入院人次的81.7%；民营医院入院4493.4万人次，占18.3%。2018~2023年，全国公立医院的诊疗人次和入院人次年复合增长率分别为3.13%和4.12%，民营医院则分别为5.88%和4.16%（见图2-3）。

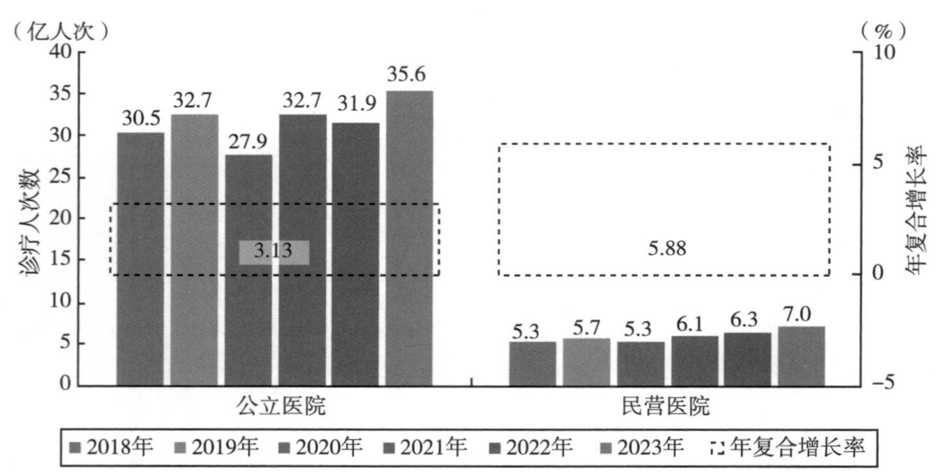

图 2-3　2018~2023 年全国分登记注册类型医院诊疗人次数及增长速度

资料来源：国家卫生健康委员会，2019~2023年《中国卫生健康统计年鉴》，2023年数据来自《2023年我国卫生健康事业发展统计公报》。

与2018年相比，民营医院在总诊疗人次中的比重从14.7%增加至16.5%，上升了1.8个百分点。然而，出院人次的占比在各年份之间有所波动，但2023年的比例与2018年相同，均为18.3%。因此，尽管民营医院的诊疗和入院人次增速高于公立医院，但民营医院在总诊疗人次和出院人次中的比例仍较低，显示出其在医疗服务市场中的相对份额增长较为有限（见图2-4和图2-5）。

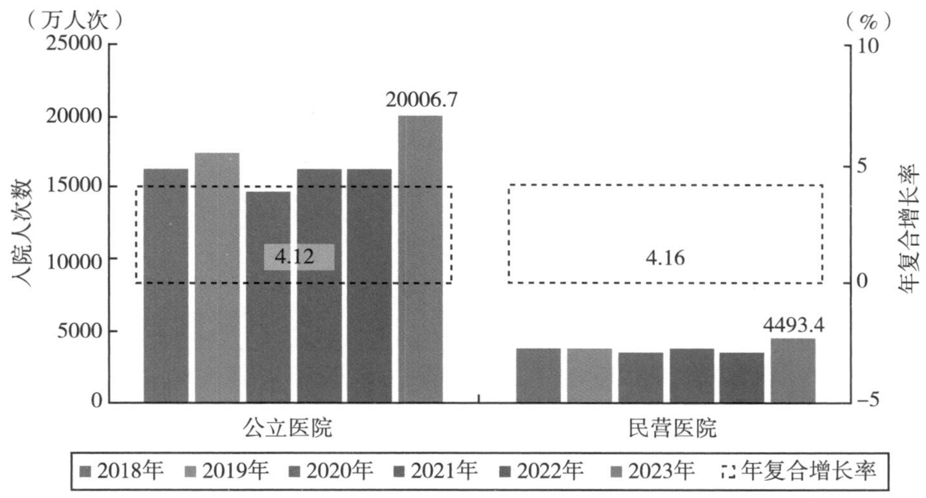

图 2-4 2018~2023 年全国分登记注册类型医院入院人次数及增长速度

资料来源：国家卫生健康委员会，2019~2023年《中国卫生健康统计年鉴》，2023年数据来自《2023年我国卫生健康事业发展统计公报》。

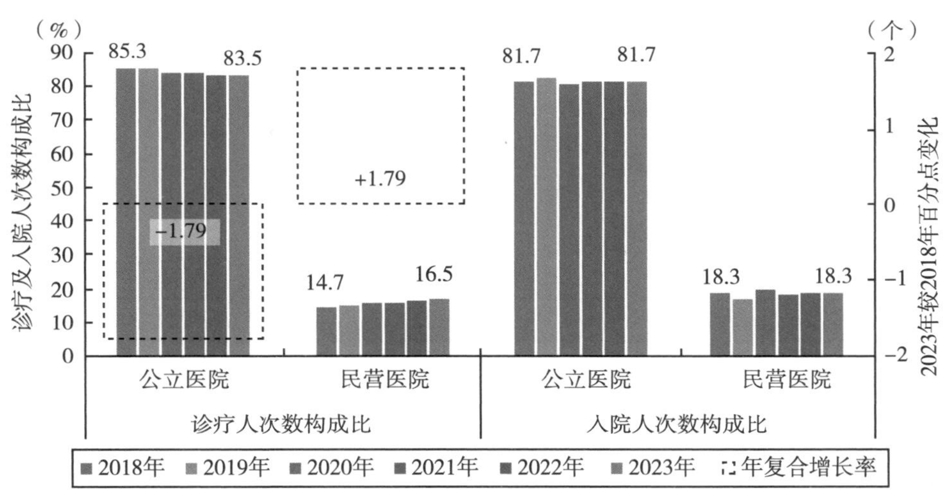

图 2-5 2018~2023 年全国分登记注册类型医院医疗服务量构成及变化情况

资料来源：国家卫生健康委员会，2019~2023年《中国卫生健康统计年鉴》，2023年数据来自《2023年我国卫生健康事业发展统计公报》。

三、各等级医院医疗服务特点

2023年，三级医院、二级医院的诊疗人次分别为26.3亿和12.2亿；入院人次分别为14833.6万和7531.6万；一级与未定级医院合计则分别为诊疗4.1亿人次与入院2134.9万人次。2018~2023年，三级医院诊疗人次与入院人次的年复合增长率分别为7.23%、9.81%，均明显高于其他级别医院。

2023年，三级医院在全国医院医疗服务中的诊疗人次占比为61.74%，出院人次占比为60.55%。与2018年相比，三级医院在总诊疗人次和出院人次中的比重分别增加了9.89个和14.13个百分点。三级医院整体上承担了全国医疗服务的主要部分，且其诊疗和出院人次的比重仍在提高，显示出其医疗服务能力仍在持续提升（见图2-6至图2-8）。

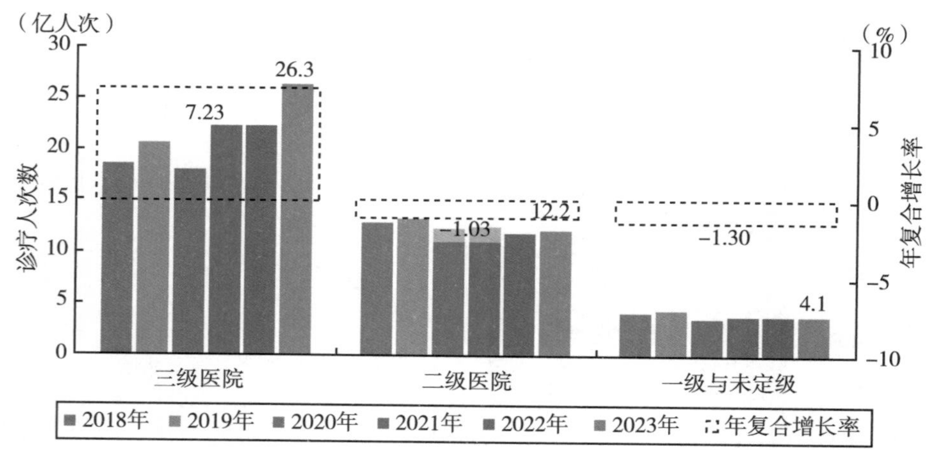

图 2-6　2018~2023 年全国分等级医院诊疗人次数及增长速度

资料来源：国家卫生健康委员会，2019~2023 年《中国卫生健康统计年鉴》，2023 年数据来自《2023 年我国卫生健康事业发展统计公报》。

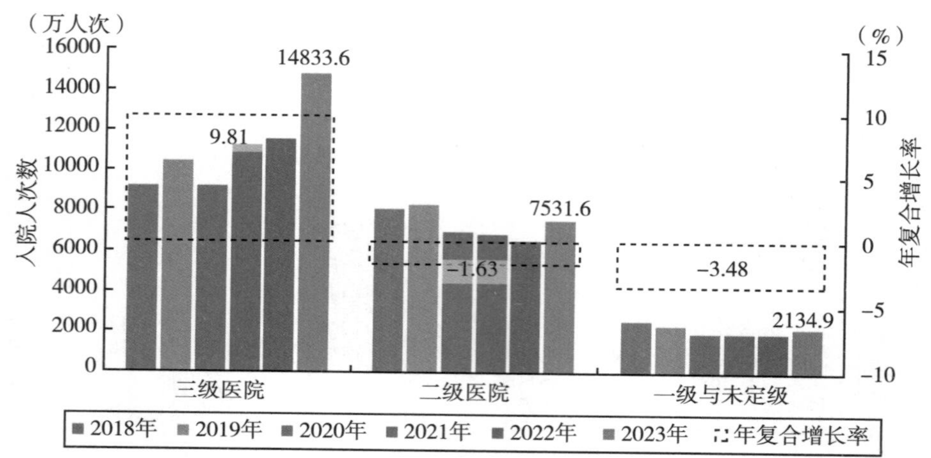

图 2-7　2018~2023 年全国分等级医院入院人次数及增长速度

资料来源：国家卫生健康委员会，2019~2023 年《中国卫生健康统计年鉴》，2023 年数据来自《2023 年我国卫生健康事业发展统计公报》。

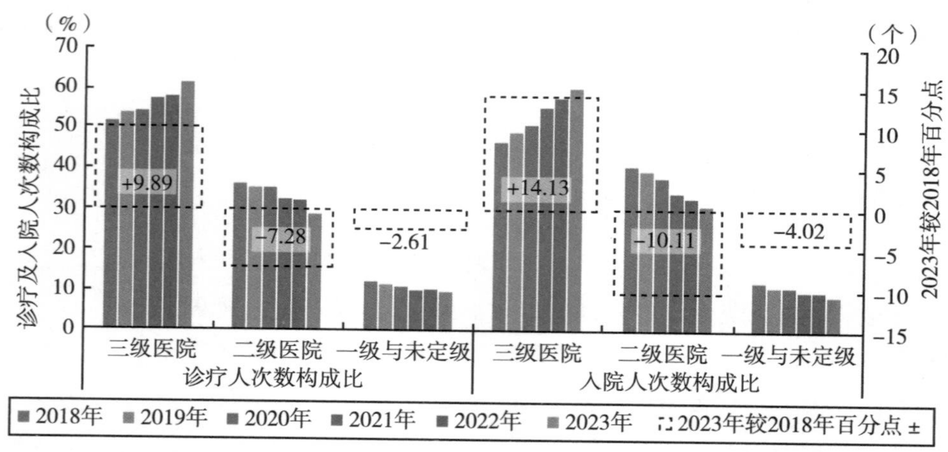

图 2-8　2018~2023 年全国分等级医院医疗服务量构成及变化情况

资料来源：国家卫生健康委员会，2019~2023 年《中国卫生健康统计年鉴》，2023 年数据来自《2023 年我国卫生健康事业发展统计公报》。

第二节　分地区医疗服务分析

一、分地区医疗服务量概况

因《2023年我国卫生健康事业发展统计公报》未对分地区医疗服务数据进行披露，本节采用各年1~11月同口径数据进行计算。

据2023年1~11月全国各省份①医院的诊疗人次数及2018~2023年的年复合增长率制作的矩阵图，可以将各省份划分为四个象限（见图2-9）。第一象限涵盖河南、四川、河北、安徽等4个省份，其诊疗人次总量和增速均高于全国均值，在门诊服务的提供和需求增长方面表现出色。第二象限包括陕西、江西、山西等10个省份，虽然诊疗人次总量低于均值，但增速高于全国平均水平，显示出医疗服务需求在这些地区增长迅速的趋势。第三象限涵盖辽宁、云南、黑龙江等9个省份，它们的诊疗人次总量及增速均低于全国均值，这可能反映出这些地区的医疗服务市场相对成熟，或者面临特定的挑战。第四象限包括广东、浙江、山东等7个省份，这些地区的诊疗人次总量高于均值，但增速低于全国平均水平，显示出医疗服务市场相对成熟且增长速度放缓的特征，建议更多关注医疗服务的质量提升和效率优化。

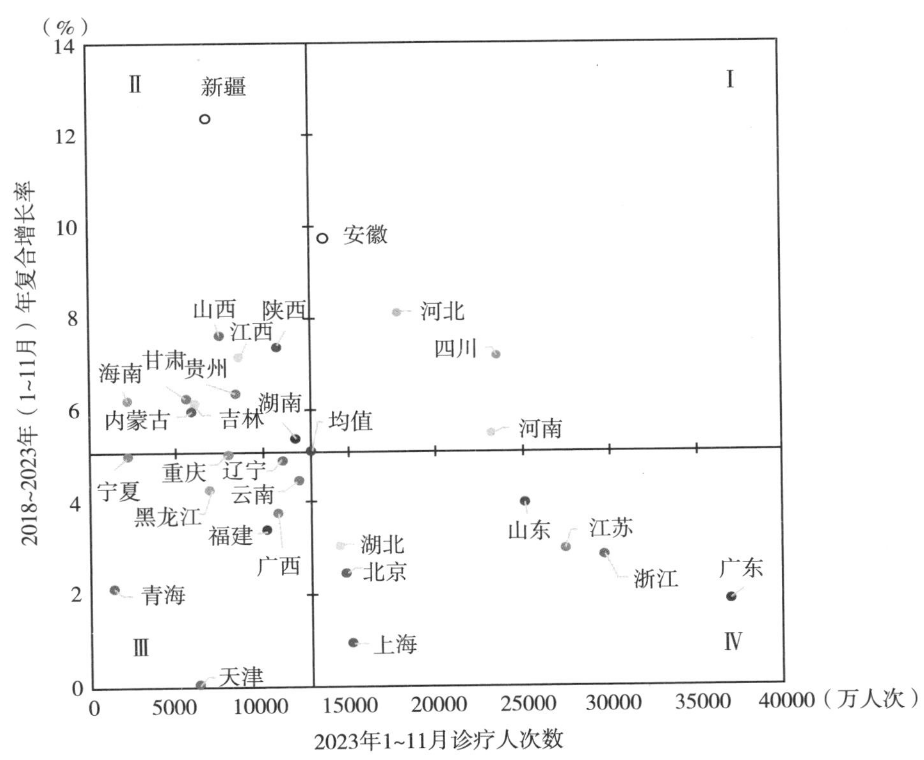

图2-9　全国各省份医院诊疗人次数及年复合增长率

注：因西藏2018年月报未报机构较多，本图不含西藏。

资料来源：国家卫生健康委员会官网。

① 注：因西藏2018年月报未报机构较多，故本节分析不含西藏。

根据2023年1~11月全国各省份医院的出院人次数及2018~2023年的年复合增长率制作的矩阵图，可以将各省份划分为四个象限（见图2-10）。第一象限涵盖河南、山东、浙江等6个省份，其出院人次总量和增速均高于全国均值，显示出在住院服务的提供和需求增长方面表现出色。第二象限包括上海、福建、山西等9个省份，虽然出院人次总量低于均值，但增速高于全国平均水平，表明住院服务需求在这些地区呈现迅速增长的趋势。第三象限涵盖吉林、重庆、黑龙江等8个省份，它们的出院人次总量及增速均低于全国均值，可能反映出这些地区的住院服务市场相对成熟，或者面临特定的挑战。第四象限包括广东、江苏、云南等7个省份，这些地区的出院人次总量高于均值，但增速低于全国平均水平，显示出住院服务市场相对成熟且增长速度放缓的特征，建议更多关注住院服务的质量提升和效率优化。

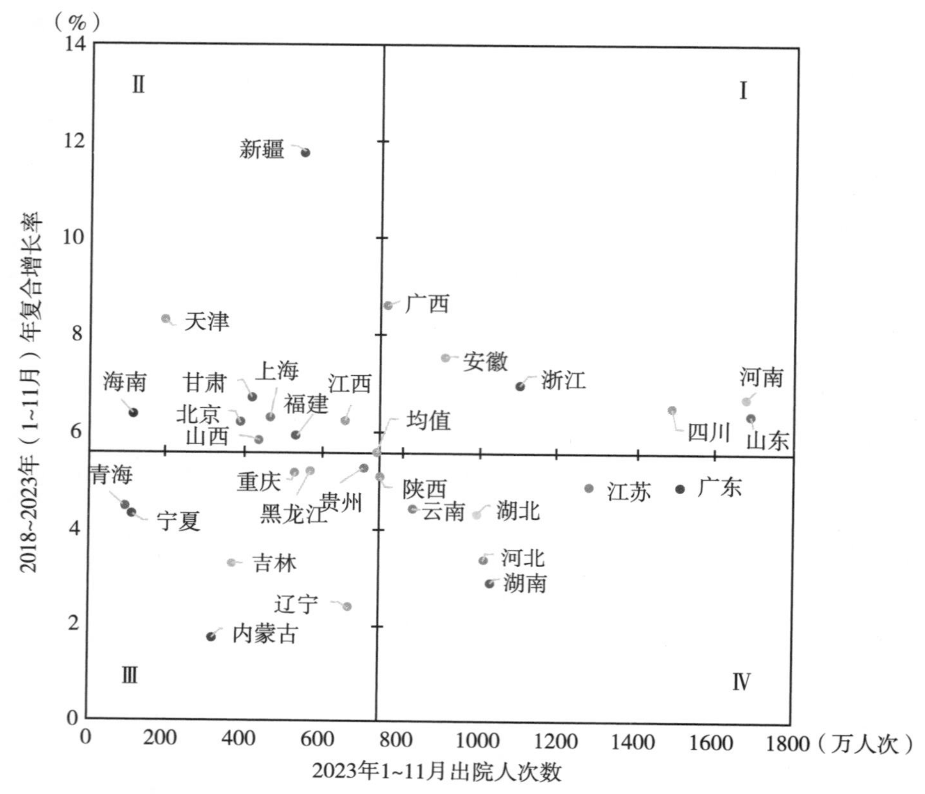

图 2-10　全国各省份医院出院人次数及年复合增长率

注：因西藏2018年月报未报机构较多，本图不含西藏。

资料来源：国家卫生健康委员会官网。

二、分地区三级医院异地就医情况

根据2018~2021年各省份三级医院患者流动情况，四年来，上海、北京、江苏、浙江和广东三级医院所收治的省外就医患者占比均位列前五位，2023年该比重合计占全国的57.06%；而前往省外三级医院就医的患者中，排名前五位的省份依次是安徽、河北、江苏、河南和内蒙古，2023年合计占全国的39.85%，且在过去四年中这5个省份的位次保持一致（见表2-1和表2-2）。

表 2-1　2018~2021 年选择去往省外三级医院就医的患者常住地分布（前 5 个省份）

省份	2018年		2019年		2020年		2021年	
	构成比（%）	排序	构成比（%）	排序	构成比（%）	排序	构成比（%）	排序
安徽	12.17	1	11.42	1	12.11	1	12.06	1
河北	8.62	2	8.24	3	7.66	3	8.48	2
江苏	7.84	3	8.82	2	8.11	2	8.43	3
河南	6.24	4	5.62	4	5.27	4	5.75	4
内蒙古	5.14	5	5.09	5	4.53	8	5.13	5
前5个省份合计	40.01		39.19		37.68		39.85	

资料来源：国家卫生健康委员会，历年《国家医疗服务与质量安全报告》。

表 2-2　2018~2021 年三级医院省外就医患者流入地分布（前 5 个省份）

省份	2018年		2019年		2020年		2021年	
	构成比（%）	排序	构成比（%）	排序	构成比（%）	排序	构成比（%）	排序
上海	17.1	1	18.12	1	20.54	1	21.06	1
北京	17.06	2	15.74	2	11.02	2	13.95	2
江苏	8.2	3	7.93	3	8.99	3	8.59	3
浙江	5.43	5	5.77	5	6.54	5	6.96	4
广东	7.12	4	6.95	4	7.12	4	6.5	5
前5个省份合计	54.91		54.51		54.21		57.06	

资料来源：国家卫生健康委员会，历年《国家医疗服务与质量安全报告》。

2022年，全国三级公立医院“跨省异地就医”现象有所下降，但依然存在。在外省住院患者流入的省份中，流入住院患者占比下降最多的前3个省份分别是上海、北京、天津。与此同时，在向外省流出住院患者的省份中，流出住院患者占比下降最多的前3个省份分别是贵州、安徽、河北。①

第三节　医院费用控制分析

一、次均门诊费用

2023年，全国三级公立医院次均门诊费用为391.2元，比去年同期上涨2.3%（见图2-11）；二级公立医院次均门诊费用为253.4元，同比上涨4.8%。2018~2023年，全国三级和二级公立医院的次均门诊费用年复合增长率分别为2.82%和3.25%。建议关注和控制公立医院门诊费用的增长速度，特别是二级医院的费用上涨幅度较高，需要采取措施保障医疗服务的公平性和可及性。

① 国家卫生健康委员会. 关于印发2022年度全国三级公立医院绩效考核国家监测分析情况的通报［EB/OL］.（2024-02-07）［2024-08-06］, http: //www.nhc.gov.cn/yzygj/s3594r/202402/516d9853b9204e31867972c1a0e0be36.shtml.

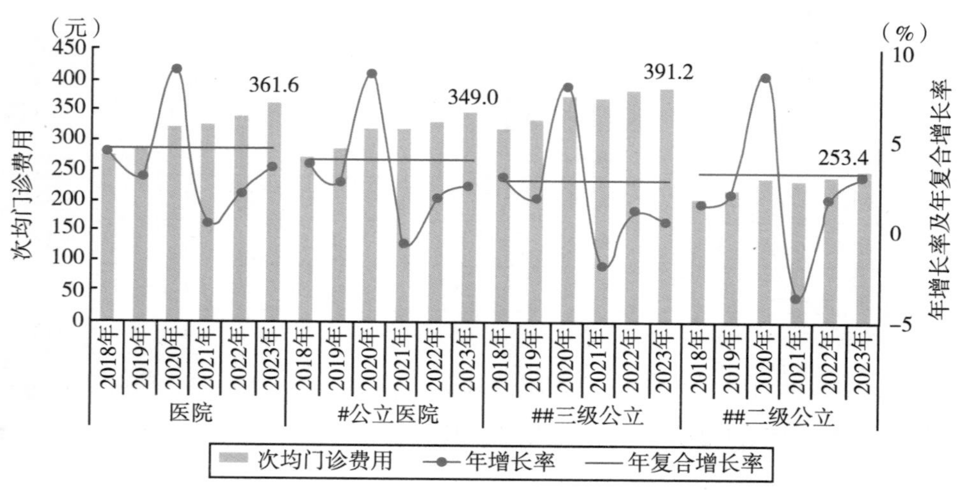

图 2-11　2018~2023 年全国分等级公立医院次均门诊费用及增长速度

资料来源：国家卫生健康委员会，2019~2023年《中国卫生健康统计年鉴》，2023年数据来自《2023年我国卫生健康事业发展统计公报》。

二、次均住院费用

2023年，全国三级公立医院次均住院费用为12685.3元，同比下降7.7%（见图2-12）；二级公立医院次均住院费用为6378.2元，同比下降6.3%。2018~2023年，全国三级和二级公立医院的次均住院费用年复合增长率分别为-2.05%和0.11%。建议继续监控和控制公立医院住院费用的下降趋势，以兼顾医疗服务的经济可及性和质量提升。

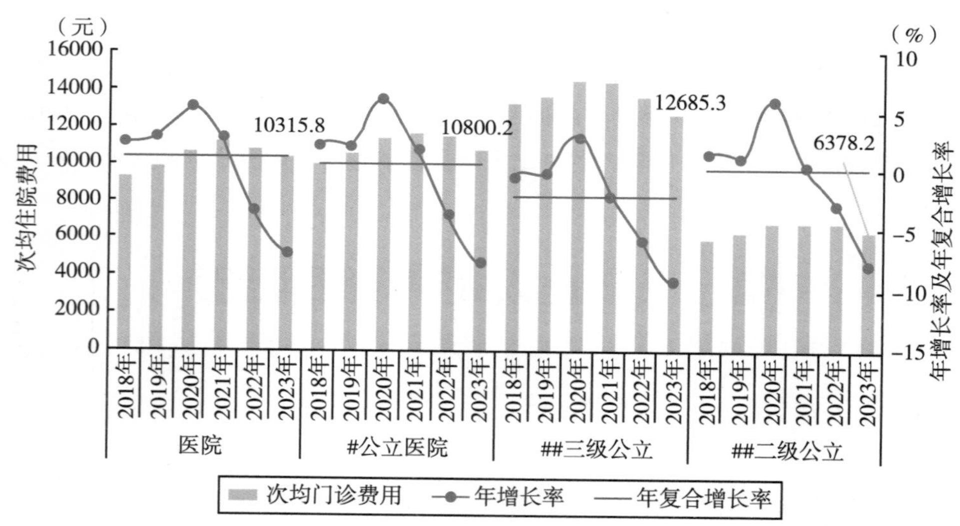

图 2-12　2018~2023 年全国分等级公立医院次均住院费用及增长速度

资料来源：国家卫生健康委员会，2019~2023年《中国卫生健康统计年鉴》，2023年数据来自《2023年我国卫生健康事业发展统计公报》。

第四节 医院资源利用效率分析

一、医院医师工作情况

2023年，医院医师日均担负诊疗6.6人次、住院2.3床日，2018~2023年，医院日均担负诊疗下降0.4人次，住院减少0.2床日。其中：三级医院医师日均担负诊疗6.7人次、住院2.3床日；二级医院医师日均担负诊疗6.1人次、住院2.5床日（见图2-13和图2-14）。

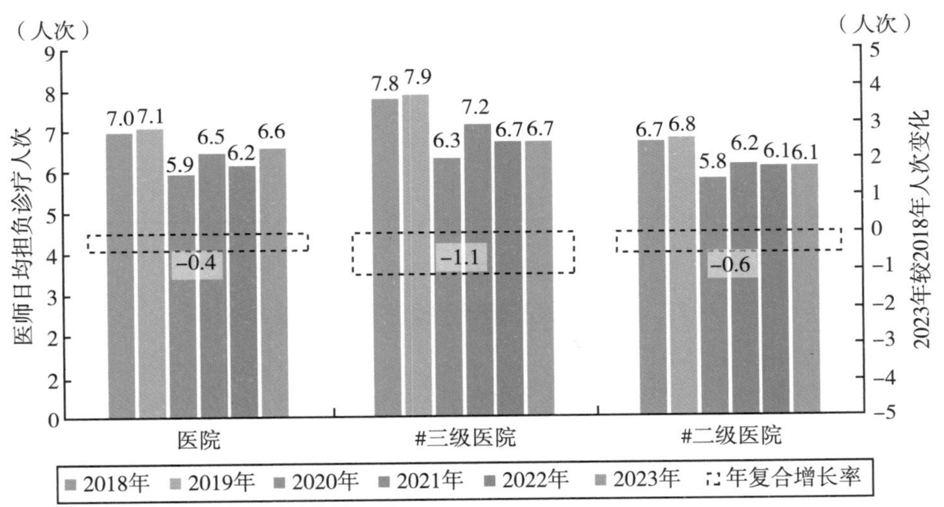

图 2-13 2018~2023 年全国医院医师日均担负诊疗人次

资料来源：国家卫生健康委员会，2019~2023年《中国卫生健康统计年鉴》，2023年数据来自《2023年我国卫生健康事业发展统计公报》。

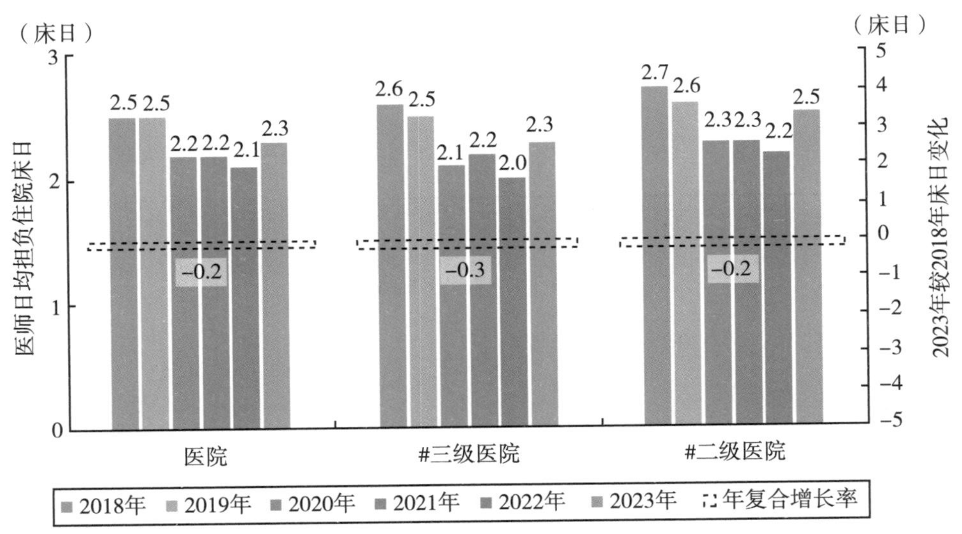

图 2-14 2018~2023 年全国医院医师日均担负住院床日

资料来源：国家卫生健康委员会，2019~2023年《中国卫生健康统计年鉴》，2023年数据来自《2023年我国卫生健康事业发展统计公报》。

二、病床使用情况

2023年，全国医院病床使用率（高优指标）达到79.4%，较2018年同期下降4.8个百分点；同时，出院者平均住院日（低优指标）为8.8天，较2019年同期缩短了0.5天，显示出医疗资源利用的优化趋势（见图2-15）。

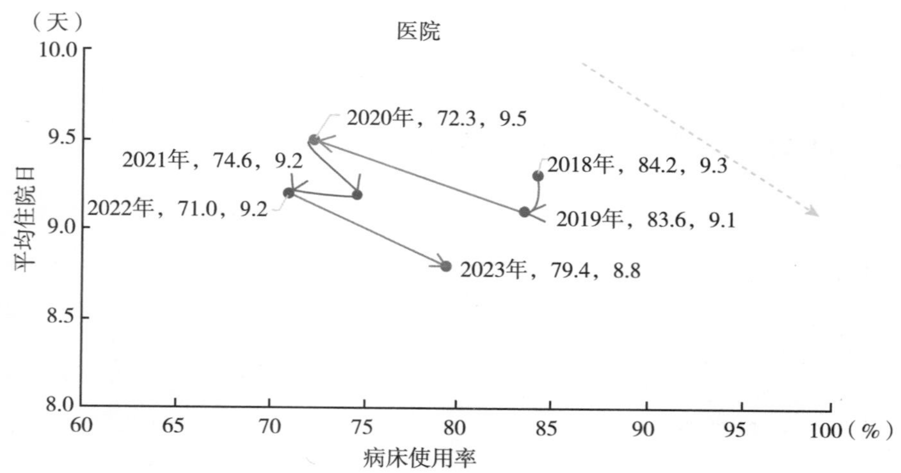

图 2-15　2018~2023 年全国医院病床使用情况

注：橙色虚线箭头所指为最佳迁移方向。

资料来源：国家卫生健康委员会，2019~2023年《中国卫生健康统计年鉴》，2023年数据来自《2023年我国卫生健康事业发展统计公报》。

与2018年相比，三级和二级医院的病床使用率分别降低了6.4个百分点和8.7个百分点。具体到平均住院日，三级医院缩短了1.5天，而二级医院则增加了0.7天。这表明三级医院在减少住院时间方面取得了显著进展。为确保医疗服务的效率和质量持续改善，特别是在二级医院减少住院时间和提高病床利用率方面，建议继续加强关注和采取相应措施（见图2-16和图2-17）。

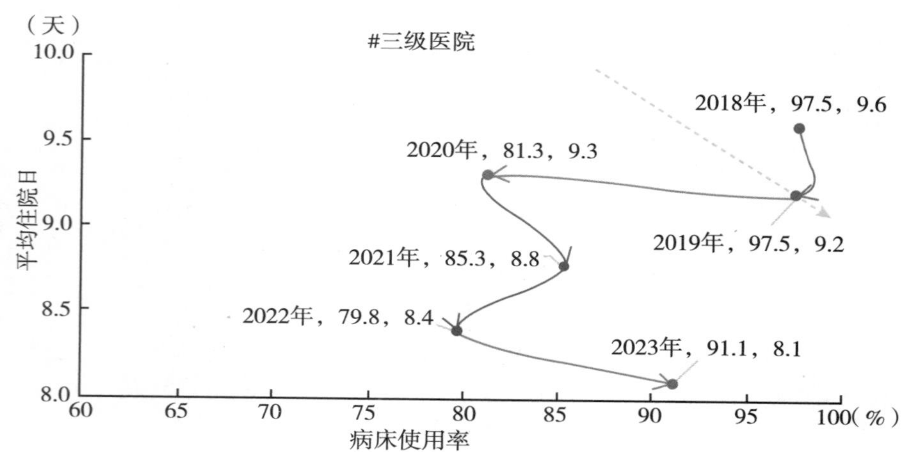

图 2-16　2018~2023 年全国三级医院病床使用情况

注：橙色虚线箭头所指为最佳迁移方向。

资料来源：国家卫生健康委员会，2019~2023年《中国卫生健康统计年鉴》，2023年数据来自《2023年我国卫生健康事业发展统计公报》。

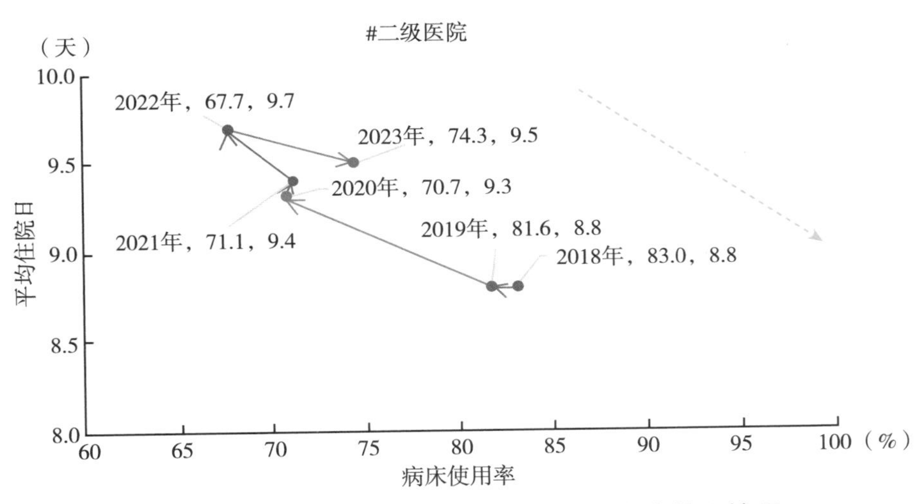

图 2-17　2018~2023 年全国二级医院病床使用情况

注：橙色虚线箭头所指为最佳迁移方向。

资料来源：国家卫生健康委员会，2019~2023年《中国卫生健康统计年鉴》，2023年数据来自《2023年我国卫生健康事业发展统计公报》。

第五节　总结与展望

一、医院行业发展现状总结

2023年，全国医疗服务显著增长，医院和基层医疗卫生机构的诊疗及入院人次均有所增加，表明医疗服务需求持续扩展。结合2018~2023年的年复合增长情况，医院的增幅高于基层医疗机构，显示出更强的增长势头。

公立和民营医院都在服务提供方面有所增长。尽管民营医院的诊疗和入院人次增速高于公立医院，在市场竞争中表现出持续扩展和服务能力的增强，但在总诊疗人次和入院人次中的市场份额仍提升有限，相对较低。

分等级看，三级医院在全国医疗服务中占据主导地位，其诊疗和入院人次的市场份额显著高于其他级别医院，并且在2018~2023年，医疗服务量的年复合增长率也显著高于其他级别医院。三级医院在总诊疗人次和出院人次中的比重持续上升，反映了其在医疗服务能力和服务量上的持续提升。

分地区看，不同省份在医疗服务的供需状况、增长速度和市场成熟度上存在差异，这要求针对各省份的具体情况制定相应的政策，以提高医疗服务的覆盖面和质量。同时，上海、北京、江苏、浙江和广东等地在收治省外患者方面领先，反映出其在高水平医疗资源和专业治疗服务上的优势。而安徽、河北、江苏、河南和内蒙古是主要的省外就医来源地，可能与当地医疗资源分布和特定疾病治疗需求有关。

在医院费用控制方面，尽管住院费用有所下降，门诊费用的上涨仍需关注。建议采取措施控制门诊费用增长，尤其是在二级医院，确保医疗服务的公平性和可及性，同时继续监控住院费用的变化，以实现医疗服务的经济性和质量的双重提升。

在医院资源利用效率方面总体有所改善。尽管医师的日均诊疗人次和住院床日有所减少，但三级医院在缩短住院时间方面取得了显著进展；病床使用率虽有所下降，但仍保持在相对较高水平。建议继续优化资源分配，特别是提高二级医院的病床利用率和缩短住院时间，以实现更高效的医疗服务。

综上所述，2023年中国医疗服务行业呈现出显著增长趋势。全国范围内，医疗服务需求不断扩展。然而，不同省份的医疗服务供需状况和市场成熟度存在差异，需要关注各地区医疗资源的分布和供需平衡。根据各省具体情况制定政策，以提高服务质量和覆盖面，从而进一步提升全民健康服务水平。

二、展望与建议

随着医疗服务需求的持续增长，三级医院将继续在全国医疗服务体系中发挥主导作用。推进分级诊疗、引导优质医疗资源下沉到基层医疗机构，以及加强县、乡、村医疗服务的协调联动，将继续获得政策引导和支持。民营医院预计将维持较高增速，并在特定领域或区域逐步增加市场份额。由于各省份医疗服务供需状况和市场成熟度的差异，政策制定者在规划医疗服务时必须考虑区域的具体需求和特点。费用控制和资源利用效率仍将是未来医疗服务优化的重要关注点，提升医院资源利用效率将是推动医疗服务质量和经济性双重提升的关键途径。

主要发展建议如下：

首先，应强化基层医疗机构的能力建设，改善其设施和设备，提高医疗服务质量和效率。加强对基层医疗卫生机构的支持，以应对不断增长的医疗服务需求，确保全民健康服务的全面覆盖和服务质量的提升。同时，三级医院也应持续提升综合实力，包括人才培养、技术创新和管理优化，以满足高水平的医疗需求。对二级医院建议采取更多支持措施，以提升其服务质量和能力，促进其在医疗服务体系中的能力发展，确保医疗资源合理分布。

其次，医疗服务体系建设应继续注重公立医院功能的完善和服务质量的提升，特别是基层医疗卫生机构的能力建设，以满足增长的医疗需求。同时，应支持民营医院的发展，通过政策支持和激励措施促进其进一步发展，鼓励其在特定领域提供专业服务，并探索细分市场中的发展机会，以确保其在市场竞争中提供高质量服务，为全民健康服务做出贡献。

此外，区域政策制定应因地制宜，根据不同省份的医疗服务供需状况制定有针对性的政策，提升医疗服务覆盖面和质量，并优化区域内医疗资源配置，特别是对资源相对薄弱地区的支持。同时，应提升资源利用效率，通过优化病床使用率和改进医师工作流程，提高日均诊疗人次，从而提升整体医疗服务效率。实施这些建议有助于推动中国医疗服务的整体提升，满足不断增长的医疗需求，提高医疗服务公平性和质量，同时优化资源利用效率。

第三章 公立医院绩效考核历程分析及运营看点

第一节 绩效考核体系推进情况

一、背景与工作推进简述

自2019年起，根据《国务院办公厅关于加强三级公立医院绩效考核工作的意见》，国家卫生健康委联合相关部门全面开展了公立医院绩效考核工作。该项工作针对三级和二级公立医院的国家监测指标，依据医院的功能定位、诊疗对象及专科特点进行分类排名①。这些措施旨在帮助医院对标先进，发现存在的差距，以持续改进，实现绩效考核"横向对比有目标、纵向对比有提高"的工作效果。

截至目前，绩效考核已基本覆盖所有二级及以上公立医院，为全国公立医院建立了一把标准化的衡量工具。在操作层面，《国家三级公立医院绩效考核操作手册》已更新至2024版，《国家二级公立医院绩效考核操作手册》则更新至2023版，为绩效考核的持续推进提供了具体指导和依据。2024年6月，《国务院办公厅关于印发〈深化医药卫生体制改革2024年重点工作任务〉的通知》也进一步强调了公立医院高质量发展促进行动和绩效考核的深入实施。

二、绩效考核结果公开情况

截至目前，国家卫生健康委已连续六年（2018~2023年）开展了公立医院绩效考核工作。三级公立医院2018~2022年的绩效考核结果已发布通报；二级公立医院2019~2021年的绩效考核结果也已公开。同样，国家中医药管理局已连续六年（2018~2023年）对公立中医医院进行了绩效考核。三级公

---

① 国家卫生健康委员会. 关于启动2019年全国三级公立医院绩效考核有关工作的通知［EB/OL］.（2019-04-19）［2024-08-06］，http：//www.nhc.gov.cn/yzygj/s3593g/201904/b8323261bb8a4175a2046d2fffa93936.shtml.

立中医医院2018~2022年度的绩效考核结果已发布通报；二级公立中医医院2019~2021年度的绩效考核结果同样已公开。这些通报[①]不仅展示了各医院在绩效考核中的整体表现，也为公众提供了数据参考，助力促进医院管理水平和服务质量的不断提升。

第二节　公立医院国家监测情况与问题分析

一、医院概况

参加国家绩效考核的三级公立医院总数从2018年的2398家增加至2022年的2817家，其中西医类医院从1865家增加到2112家（综合医院从1289家增加到1521家，专科医院从576家增至591家），中医类医院从533家增至705家。二级医院方面，总数从2019年的3074家增加至2021年的5456家，其中西医类医院从2166家增至3675家；中医类医院从908家增至1781家[②]。2022年，四川、广东、江苏、山东和辽宁为参加三级公立医院绩效考核的前5个省份；2021年，河北、河南、山东、广东和四川则为参加二级公立医院绩效考核的前5个省份（见图3-1和图3-2）。

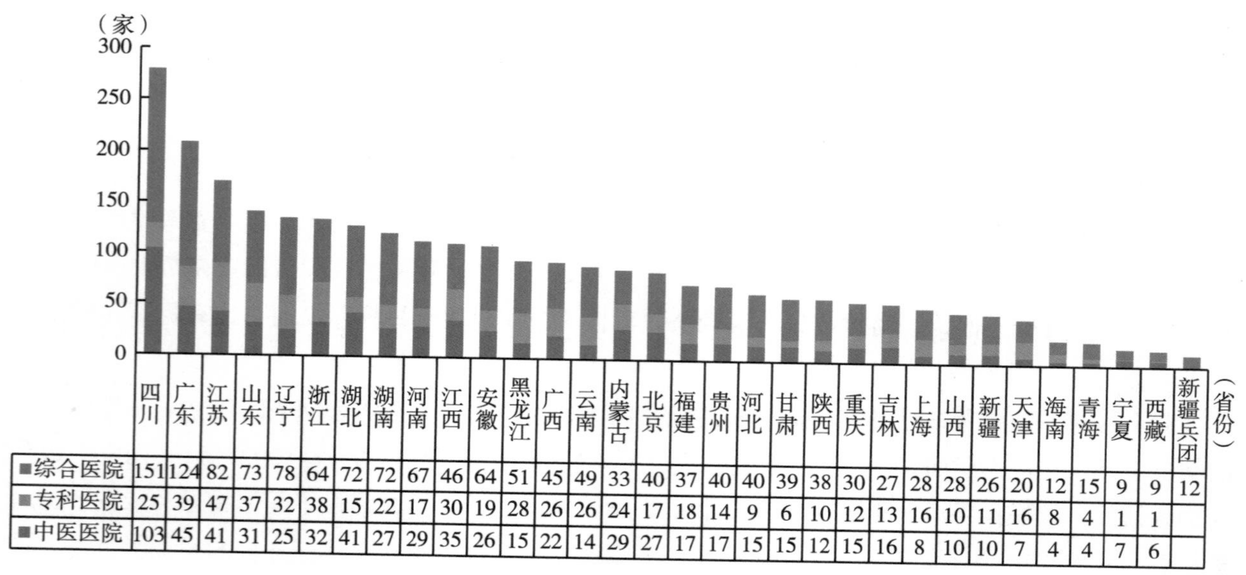

（省份）	四川	广东	江苏	山东	辽宁	浙江	湖北	湖南	河南	江西	安徽	黑龙江	广西	云南	内蒙古	北京	福建	贵州	河北	甘肃	陕西	重庆	吉林	上海	山西	新疆	天津	海南	青海	宁夏	西藏	新疆兵团
■综合医院	151	124	82	73	78	64	72	72	67	46	64	51	45	49	33	40	37	40	40	39	38	30	27	28	28	26	20	12	15	9	9	12
■专科医院	25	39	47	37	32	38	15	22	17	30	19	28	26	26	24	17	18	14	9	6	10	12	13	16	10	11	16	8	4	1	1	
■中医医院	103	45	41	31	25	32	41	27	29	35	26	15	22	14	29	27	17	17	15	15	12	15	16	8	10	10	7	4	4	7	6	

图3-1　2022年参加三级公立医院绩效考核的医院分布情况

资料来源：国家卫生健康委员会官网，2022年度全国三级公立医院绩效考核国家监测分析情况通报。

① 如无特别注明，本章所有数据均来自国家卫生健康委和国家中医药管理局的历年绩效考核通报。

② 国家卫生健康委员会．关于印发2022年度全国三级公立医院绩效考核国家监测分析情况的通报［EB/OL］．（2024-02-07）［2024-08-06］，http：//www.nhc.gov.cn/yzygj/s3594r/202402/516d9853b9204e31867972c1a0e0be36.shtml.

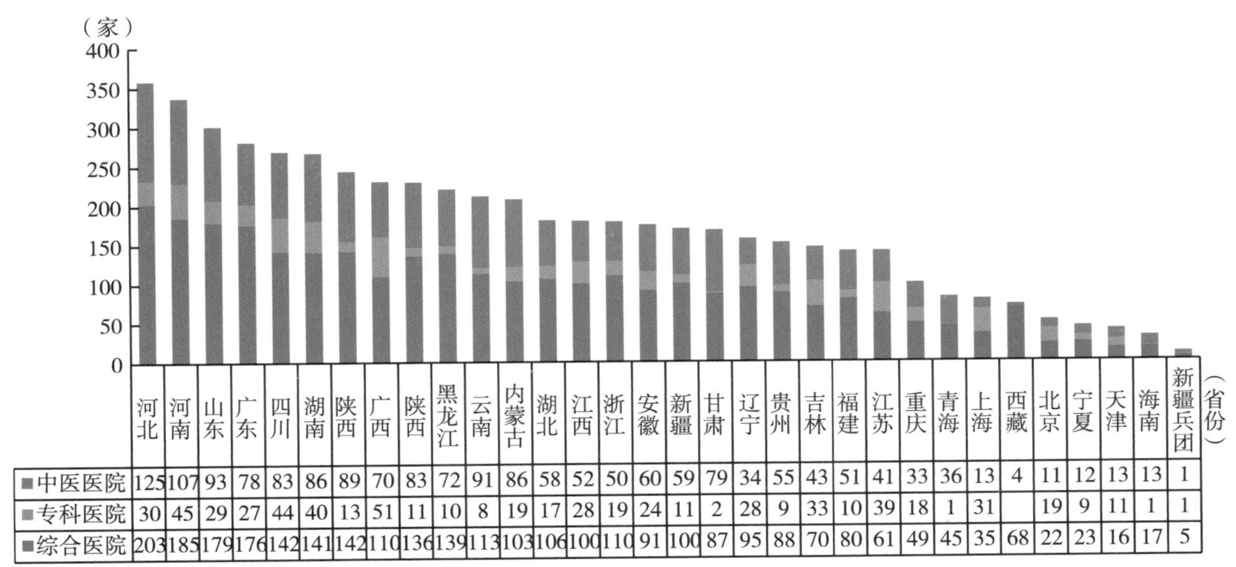

（省份）	河北	河南	山东	广东	四川	湖南	陕西	广西	陕西	黑龙江	云南	内蒙古	湖北	江西	浙江	安徽
■中医医院	125	107	93	78	83	86	89	70	83	72	91	86	58	52	50	60
■专科医院	30	45	29	27	44	40	13	51	11	10	8	19	17	28	19	24
■综合医院	203	185	179	176	142	141	142	110	136	139	113	103	106	100	110	91

（省份）	新疆	甘肃	辽宁	贵州	吉林	福建	江苏	重庆	青海	上海	西藏	北京	宁夏	天津	海南	新疆兵团
■中医医院	59	79	34	55	43	51	41	33	36	13	4	11	12	13	13	1
■专科医院	11	2	28	9	33	10	39	18	1	31		19	9	11	1	1
■综合医院	100	87	95	88	70	80	61	49	45	35	68	22	23	16	17	5

图 3-2　2021 年参加二级公立医院绩效考核的医院分布情况

资料来源：国家卫生健康委员会官网，2021 年度全国二级公立医院绩效考核国家监测分析情况通报。

二、公立医院国家监测情况[①]

（一）医疗服务能力

近年来，三级和二级公立医院的医疗服务能力均有所提升，但趋势存在差异。三级公立医院的出院患者手术占比从2018年的27.4%上升至2021年的30.8%（见图3-3）。尽管2022年略微回落至30.3%，但总体上手术服务能力得到提升。微创手术占比也从2018年的15.9%增长到2022年的20.5%。此外，四级手术比例从2018年的16.4%升至2022年的20.2%，表明在高难度手术领域取得了长足进步，同时微创手术的应用也更为广泛。

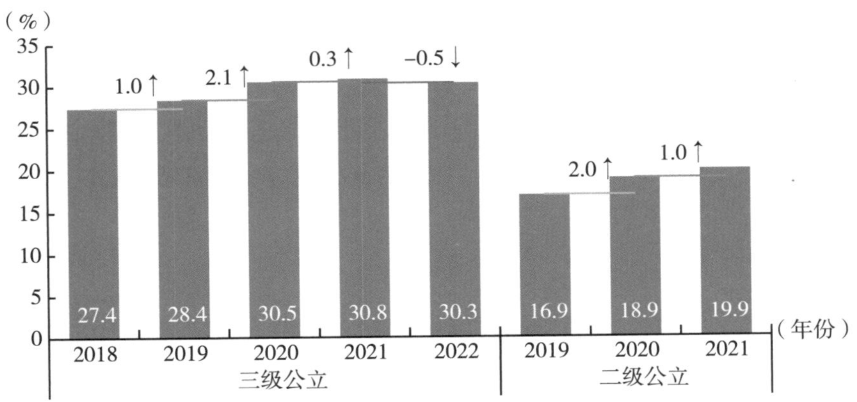

图 3-3　2018~2022 年公立医院出院患者手术占比情况

资料来源：根据国家卫生健康委各年度全国公立医院绩效考核国家监测分析情况通报整理。

① 本节数据来源于国家卫生健康委员会所发布的历年绩效考核国家监测分析通报，三级医院和二级医院数据口径年限存在差异。三级公立医院为2018~2022年数据；二级公立医院为2019~2021年数据。

相比之下，三级公立医院的手术占比从2019年的16.7%逐年增长至2021年的19.9%（为了确保与二级公立医院的可比性，三级公立医院的各项指标小数点后位数与其保持一致，下同），增幅略高于三级公立医院（见图3-4）。在微创手术方面，二级公立医院的占比从2019年的11.7%增至2021年的14.4%，增幅相对较小。二级医院的三级手术比例从2019年的32.46%提升至2021年的37.82%，显示了其在三级手术能力上的逐步增强（见图3-5）。

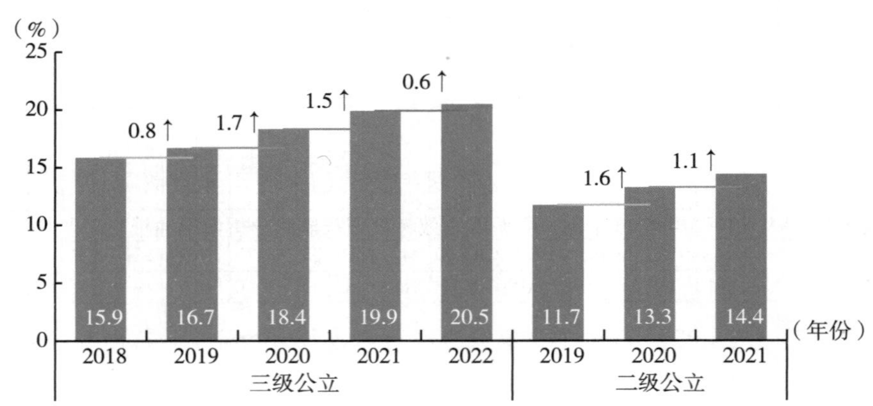

图 3-4　2018~2022 年公立医院出院患者微创手术占比情况

资料来源：根据国家卫生健康委各年度全国公立医院绩效考核国家监测分析情况通报整理。

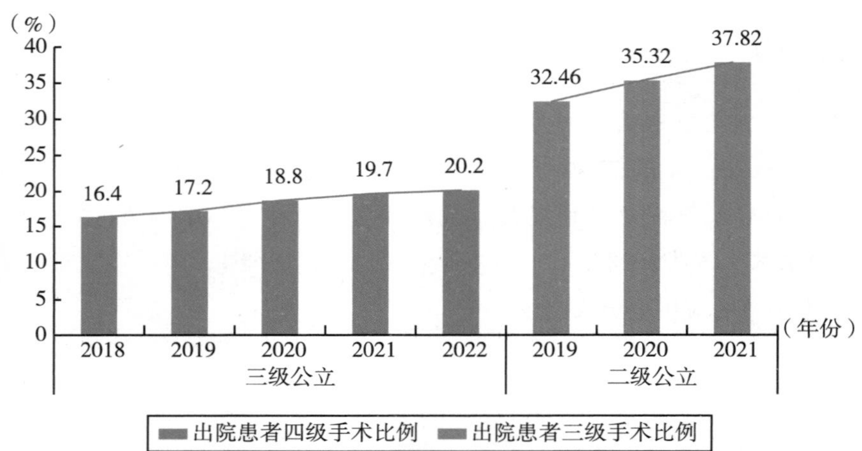

图 3-5　公立医院出院患者四级手术比例（三级医院）与三级手术比例（二级医院）情况

资料来源：根据国家卫生健康委各年度全国公立医院绩效考核国家监测分析情况通报整理。

（二）质量安全水平

在抗菌药物使用方面，三级公立医院的强度从2018年的37.80显著下降至2022年的33.80，合计下降4个百分点；二级公立医院的抗菌药物使用强度则从2019年的40.96减少至2021年的35.02，合计下降5.94个百分点（见图3-6）。两类医院的抗菌药物使用强度均持续低于国家40DDDs的标准，且符合规定要求的医院比例不断上升。

用药合理性方面，基本药物使用占比有所增加。三级公立医院门诊患者基本药物处方占比从2018年的52.3%增至2022年的58.1%，呈现出逐步提高的趋势；二级公立医院的占比则从2020年的50.5%下降至2021年的46.7%（见图3-7）。总体来看，三级公立医院在基本药物处方的合理性方面表现更佳。

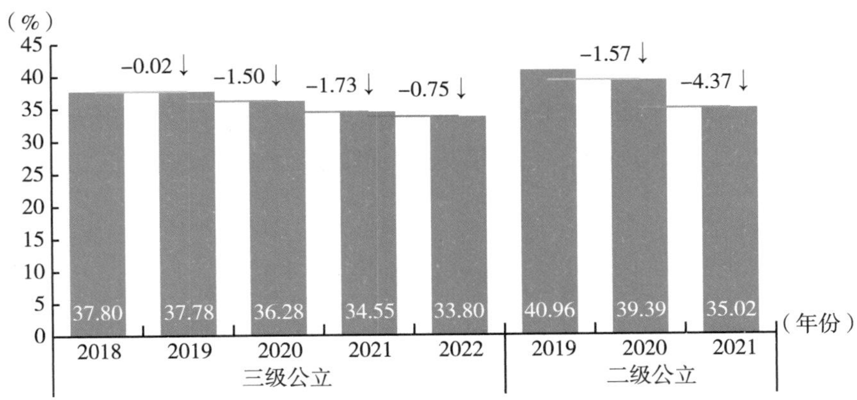

图 3-6 2018~2022 年公立医院抗菌药物使用强度情况

资料来源：根据国家卫生健康委各年度全国公立医院绩效考核国家监测分析情况通报整理。

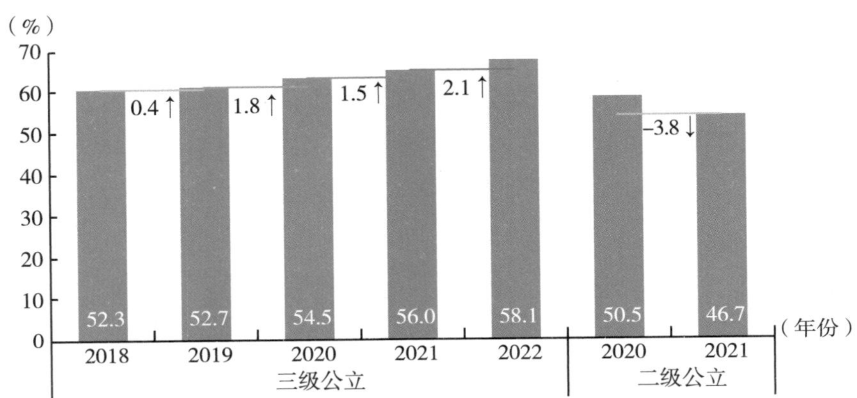

图 3-7 2018~2022 年公立医院门诊患者基本药物处方占比情况

资料来源：根据国家卫生健康委各年度全国公立医院绩效考核国家监测分析情况通报整理。

对于住院患者基本药物使用率，三级公立医院从2018年的95.4%提升至2022年的96.2%，显示出高且持续增加的使用水平；而二级公立医院的数据从2020年的45.9%略微上升至2021年的46.7%（见图3-8），绝对占比明显低于三级公立医院，但增幅基本持平。整体来看，三级公立医院在基本药物的使用和处方合理性方面表现更为突出。

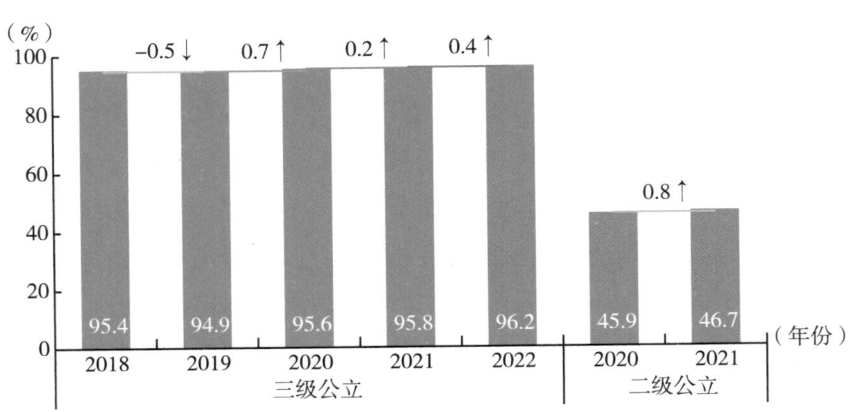

图 3-8 2018~2022 年公立医院住院患者基本药物使用率情况

资料来源：根据国家卫生健康委各年度全国公立医院绩效考核国家监测分析情况通报整理。

近年来，三级公立医院在实验室检测能力方面有显著提升。室间质量评价工作参与率从2018年的75.0%大幅上升至2022年的95.5%，合格率从2018年的95.8%稳步提高至2022年的98.0%（见图3-9和图3-10）。同时，二级公立医院检查检验的同质化水平也呈现稳步增强的态势。参与率从2019年的85.4%逐渐上升至2021年的92.0%，合格率从2019年的93.6%小幅提高至2021年的94.8%。

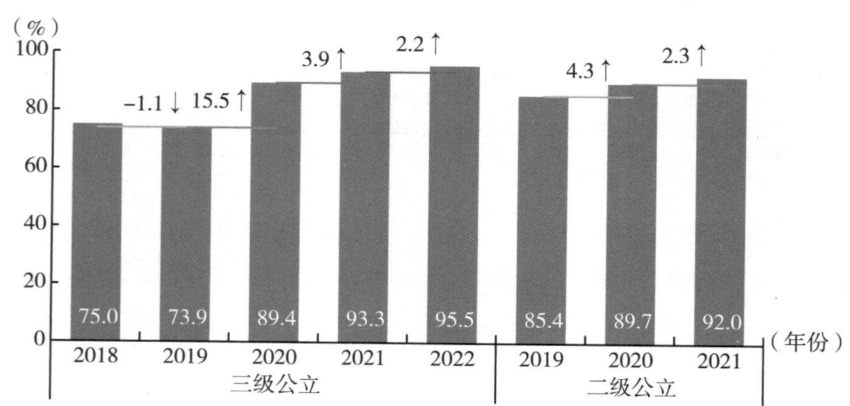

图 3-9　2018~2022 年公立医院室间质评项目参加率情况

资料来源：根据国家卫生健康委各年度全国公立医院绩效考核国家监测分析情况通报整理。

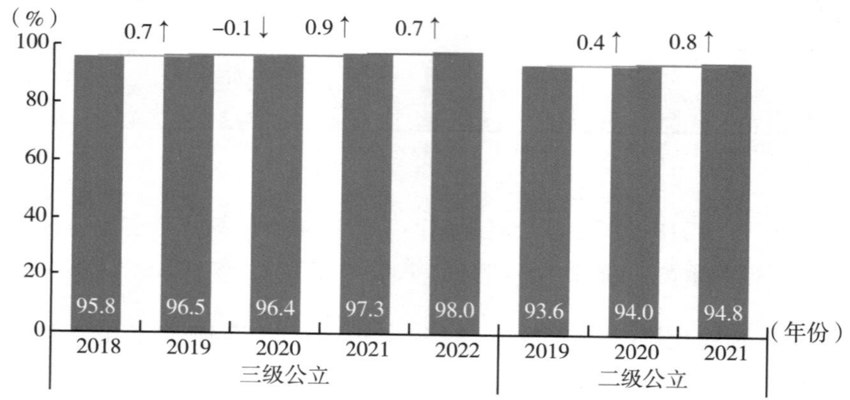

图 3-10　2018~2022 年公立医院室间质评项目合格率情况

资料来源：根据国家卫生健康委各年度全国公立医院绩效考核国家监测分析情况通报整理。

（三）医疗服务效率

电子病历系统应用功能水平[①]方面，三级公立医院逐年有所提升，从2018年的2.7级上升到2022年的4.0级，尤其在2020~2022年增幅明显，进步显著。二级公立医院2019年为2.0级，2020~2021年则基本保持在2.6级，二级公立医院的应用功能水平保持稳定，但进步相对较缓（见图3-11）。

近年来，三级公立医院和二级公立医院的收支结构发生了明显变化，整体上趋势向好。三级公立医院的医疗服务收入占医疗收入的比例逐年稳定增长，从2018年的27.6%升至2022年的28.7%。与此同时，辅助用药收入占比显著下降，从2018年的7.6%降至2022年的0.7%。重点监控高值医用

① 注：根据《关于印发电子病历系统应用水平分级评价管理办法（试行）及评价标准（试行）的通知》，电子病历系统应用水平划分为9个等级，0级最低，8级最高。每一等级的标准包括电子病历各个局部系统的要求和对医疗机构整体电子病历系统的要求。其中，3级要求部门间数据交换；4级要求全院信息共享，初级医疗决策支持。

耗材收入占比也呈现出逐步下降的趋势，从2018年的32.4%下降至2022年的28.1%。

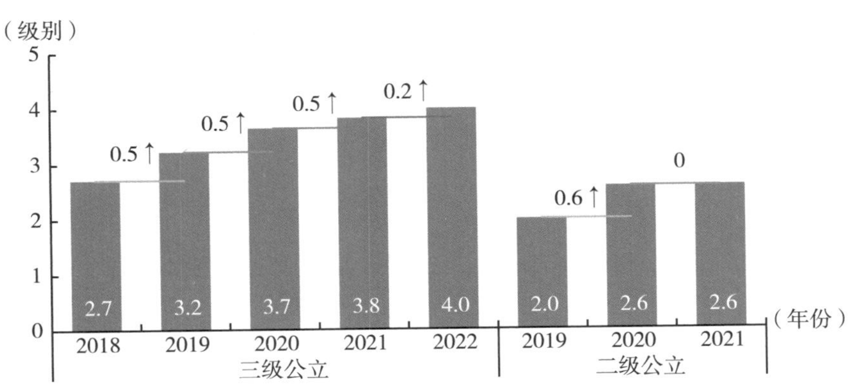

图 3-11 2018~2022 年公立医院电子病历系统应用水平分级评价情况

资料来源：根据国家卫生健康委各年度全国公立医院绩效考核国家监测分析情况通报整理。

二级公立医院的医疗服务收入占比从2019年的29.6%上升至2021年的30.7%，整体水平高于三级公立医院。二级公立医院的重点监控药品收入占比和高值医用耗材收入占比在2021年有所下降，相较于2020年，分别降至1.12%和30.5%，医务人员劳务价值进一步体现（见图3-12至图3-14）。

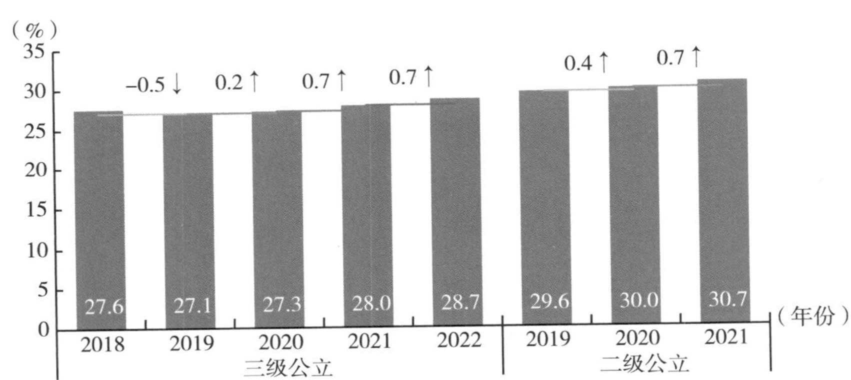

图 3-12 2018~2022 年公立医院医疗服务收入占医疗收入比例情况

资料来源：根据国家卫生健康委各年度全国公立医院绩效考核国家监测分析情况通报整理。

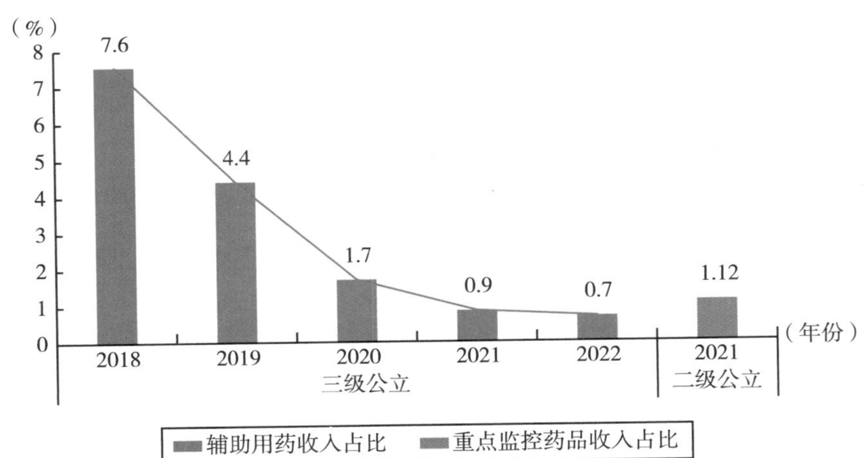

图 3-13 公立医院辅助用药收入占比（三级医院）与重点监控药品收入占比（二级医院）情况

资料来源：根据国家卫生健康委各年度全国公立医院绩效考核国家监测分析情况通报整理。

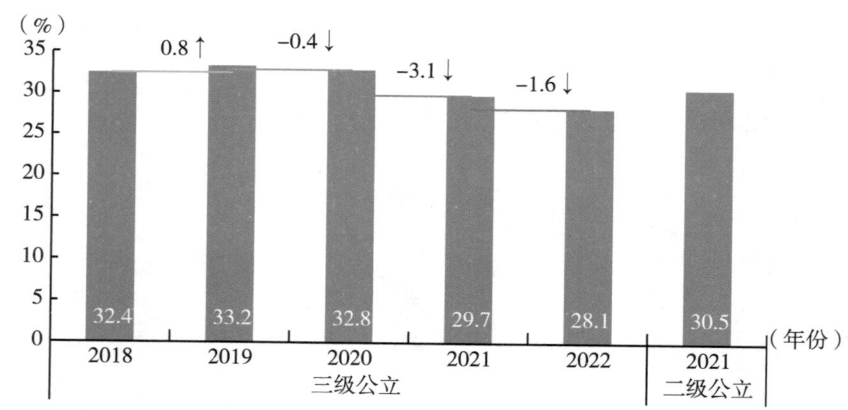

图 3-14　2018~2022 年公立医院重点监控高值医用耗材收入占比情况

资料来源：根据国家卫生健康委各年度全国公立医院绩效考核国家监测分析情况通报整理。

2018~2022年，三级公立医院的人员经费占比总体呈上升趋势。从2018年的35.5%逐步增长至2020年的37.4%，尽管在2021年略微下降至37.1%，但在2022年再次上升至39.1%，整体上反映出其对人员经费支出的增加。二级公立医院的人员经费占比自2019年的38.5%升至2021年的40.2%，整体增加了1.7个百分点（见图3-15）。

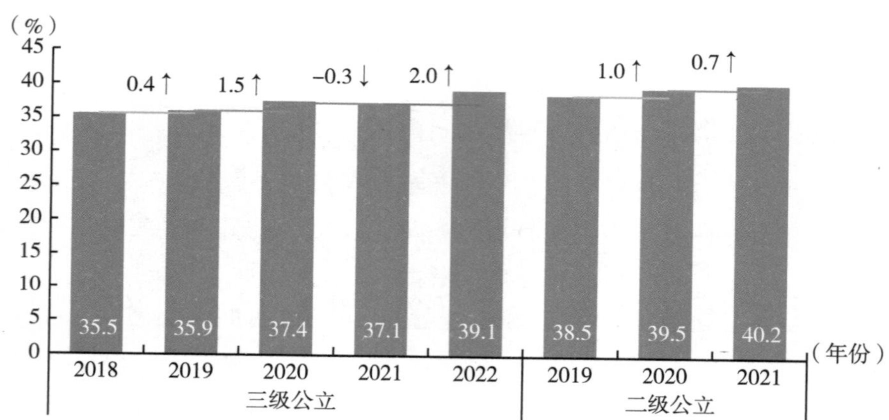

图 3-15　2018~2022 年公立医院人员经费占比情况

资料来源：根据国家卫生健康委各年度全国公立医院绩效考核国家监测分析情况通报整理。

（四）持续发展能力

1.人员结构方面。2018~2022年，全国三级公立医院的人员结构逐渐优化。卫生技术人员中具有副高级及以上职称的比例持续上升，从2018年的16.44%提高至2022年的19.1%。医师数量方面，麻醉、儿科、重症、病理和中医领域的医师数量均有所增加，尤其是麻醉和重症医师增长显著。医护比保持稳定，达到了公立医院高质量发展的目标要求。

2020~2021年，全国二级公立医院的医护比基本保持在1：1.56，符合全国医疗卫生服务体系规划纲要提出的2020年1：1.25的目标要求。紧缺领域如麻醉、儿科、重症、病理和中医的医师数量有所增加。尽管如此，仍有部分医院未配备重症和病理医师，显示出人员配置上的不平衡问题。

2.人才培养方面。2018~2022年，全国三级公立医院在人才培养方面取得了积极成效。医学人才培养经费逐年增加，其中毕业后医学教育经费投入占比也不断提高，2022年达到52.3%。2022年，临床带教教师和指导医师接受教育教学培训占比为43.3%，住院医师首次参加医师资格考试通过率77.9%，住院医师规范化培训招收完成率83.7%，均较此前有所提升。

2019~2021年，全国二级公立医院在人才培养方面的经费投入有所增加。2021年的投入达18.83亿元，比2020年有所增加。尽管2020年的经费投入与2019年基本持平，但约10%的医院仍未安排人才培养经费。

3.学科建设方面。2018~2022年，三级公立医院的学科建设能力不断加强。科研经费和科研成果转化金额均有所增加，尤其是2022年每百名卫生技术人员的科研经费达到141.2万元，比2021年增长了16.5%。医院在科研平台建设、基础与临床学科的交叉融合以及医学科技创新研究方面积极推进。全国范围内，科研经费和科研成果转化金额都呈现上升趋势，特别是被设为国家医学中心的医院在科研项目数量和经费总量方面处于领先水平。

2019~2021年，全国二级公立医院的专科能力整体水平有所提升。区县二级医院在专科能力上优于城市医院，尤其在科室设置完整性和疾病诊治范围上具有优势。2020年的专科能力得分较2019年有所提升，但不同区域和医院间仍存在差异，部分医院科室设置不全，某些城市医院正转型为康复或护理机构。

（五）满意度评价

2018~2022年，全国三级公立医院的患者满意度持续增长。门诊患者满意度从2018年的84分提升至2022年的88.8分，住院患者满意度则从90分升至92.8分。这一提升主要体现在挂号体验、医生沟通、护士沟通等服务维度。特别是在2020年和2021年，患者满意度的稳定增长显示出医疗服务模式的不断改进和长效机制的显著成效。同时，医务人员满意度保持稳定，但仍需关注工作压力和流程复杂性的问题。

2019~2021年，二级公立医院的群众满意度总体呈稳中有升的趋势。2021年，门诊患者满意度为85.44分，较2020年有所提升；住院患者满意度为89.67分，与2020年基本持平。同时，医务人员的满意度在2021年为75.86分，与2020年持平，但薪酬福利和工作环境仍有待改进。

三、存在的问题

目前，三级公立医院仍面临不少挑战。首先，尽管整体医疗服务能力提升，但优质资源仍集中于大城市和东部地区，中西部及非省会城市的医疗服务水平较低。跨省就医现象依然较为显著，部分地区比例超过10%。其次，医院科学化治理能力不足，管理专业性和患者体验方面还有待提升。医院在应对重大风险、适老化改造以及人才培养方面存在问题。

对于二级公立医院，内部管理能力提升亟须解决。尽管2021年整体能力有所增强，但仍有部分医院在管理、药物使用和信息化支撑方面存在不足。尤其在电子病历系统建设和成本控制方面，情况不容乐观。协调发展水平也有待提升，东北和西北地区的医疗服务水平相对较低，与东部地区差距明显。

综合来看，三级和二级公立医院都需要进一步改进内部管理及资源分配，以提高整体医疗服务水平。特别是需要关注中西部及非省会城市的医疗资源和服务质量，以实现更加均衡的发展。

第三节　公立中医医院国家监测情况与问题分析

一、医院概况

参加国家绩效考核的三级公立中医医院数量从2018年的533家增至2022年的705家。其中，中医综合医院从419家增至571家，中西医结合医院从64家增至76家，中医专科医院从22家增至24家，民族医医院从28家增至34家。二级医院方面，数量从2019年的908家增至2021年的1781家，其中中医医院从827家增至1525家，中西医结合医院从18家增至60家，中医专科医院从9家增至40家，民族医医院从54家增至156家[①]。2022年，四川、广东、江苏、湖北和江西的三级公立中医医院绩效考核医院数量位居全国前五；2021年，河北、河南、山东、云南和陕西的二级公立中医医院绩效考核医院数量位居全国前五（见图3–16和图3–17）。

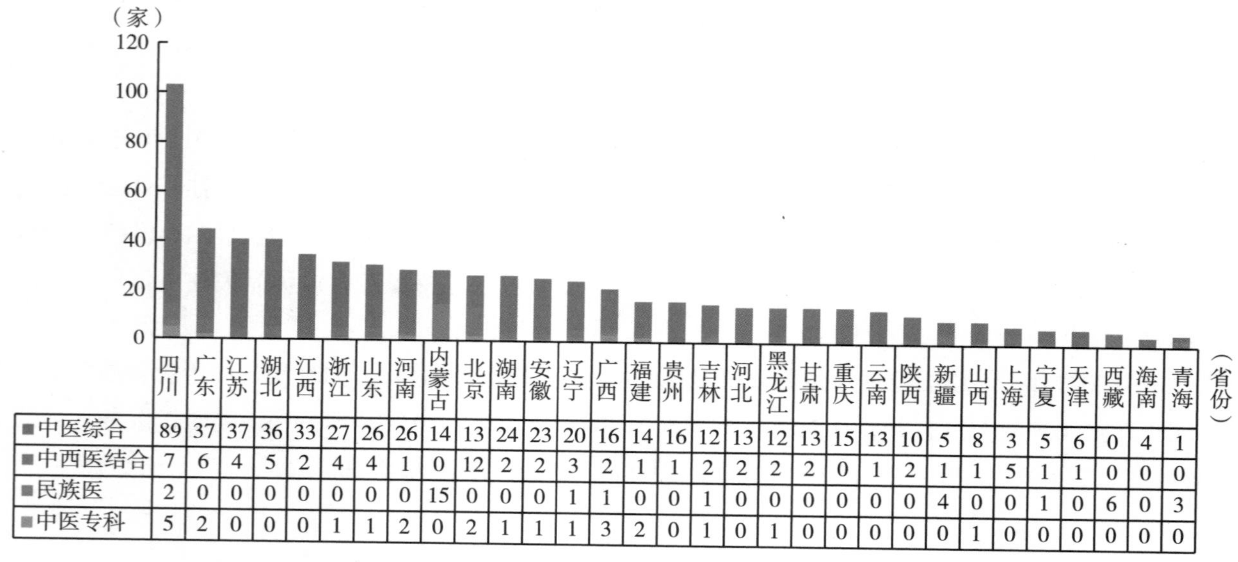

	四川	广东	江苏	湖北	江西	浙江	山东	河南	内蒙古	北京	湖南	安徽	辽宁	广西	福建	贵州	吉林	河北	黑龙江	甘肃	重庆	云南	陕西	新疆	山西	上海	宁夏	天津	西藏	海南	青海
■中医综合	89	37	37	36	33	27	26	26	14	13	24	23	20	16	14	16	12	13	12	13	15	13	10	5	8	3	5	6	0	4	1
■中西医结合	7	6	4	5	2	4	4	1	0	12	2	2	3	2	1	1	2	2	2	2	0	1	2	1	1	5	1	1	0	0	0
■民族医	2	0	0	0	0	0	0	0	15	0	0	0	1	1	0	0	1	0	0	0	0	0	0	4	0	0	1	0	6	0	3
■中医专科	5	2	0	0	0	1	1	2	0	2	1	1	1	3	2	0	1	0	1	0	0	0	0	0	1	0	0	0	0	0	0

图 3–16　2022 年参加三级公立中医医院绩效考核的医院分布情况

资料来源：国家中医药管理局官网，2022年度全国三级公立中医医院绩效考核国家监测分析情况通报。

二、公立医院国家监测情况[②]

（一）中医药特色优势

近年来，三级和二级公立中医医院的中医药特色及服务能力均有所提升。2018~2022年，三级

---

① 国家中医药管理局. 关于印发2022年度全国三级公立中医医院绩效考核国家监测分析情况的通报［EB/OL］.（2024–03–19）［2024–08–06］，http：//www.natcm.gov.cn/yizhengsi/zhengcewenjian/2024–03–19/33637.html.

② 注：本节数据来源于国家中医药管理局所发布的历年绩效考核国家监测分析通报，三级医院和二级医院数据口径年限存在差异。三级公立中医医院为2018~2022年数据；二级公立中医医院为2019~2021年数据。

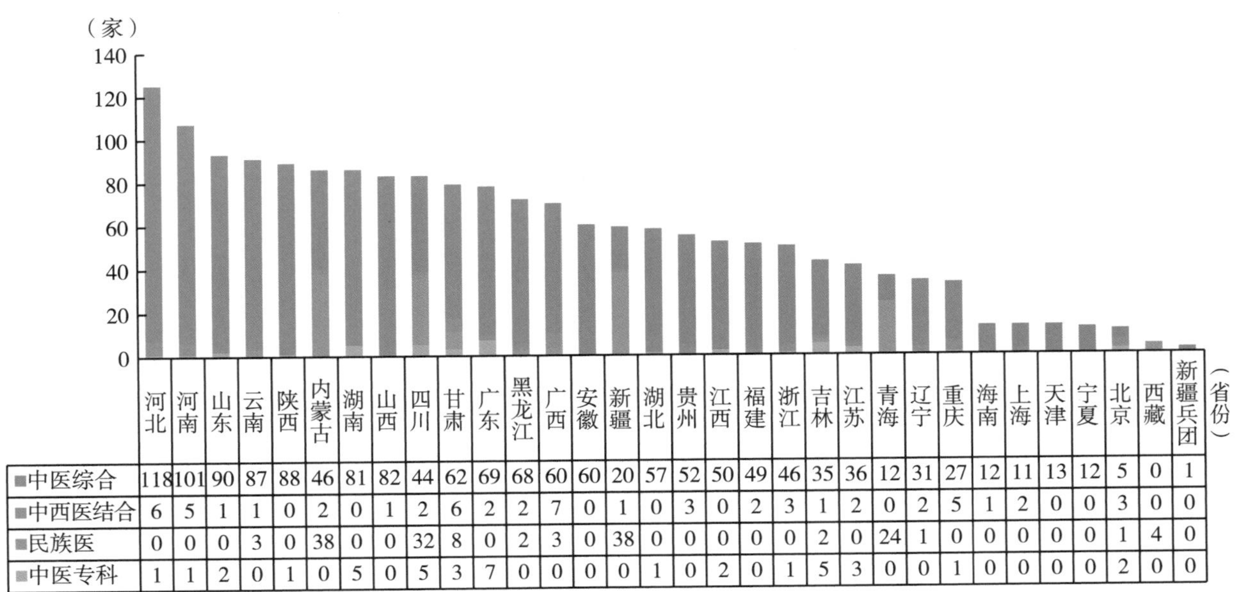

	河北	河南	山东	云南	陕西	内蒙古	湖南	山西	四川	甘肃	广东	黑龙江	广西	安徽	新疆	湖北
中医综合	118	101	90	87	88	46	81	82	44	62	69	68	60	60	20	57
中西医结合	6	5	1	1	0	2	0	1	2	6	2	2	7	0	1	0
民族医	0	0	0	3	0	38	0	0	32	8	0	2	3	0	38	0
中医专科	1	1	2	0	1	0	5	0	5	3	7	0	0	0	0	1

	贵州	江西	福建	浙江	吉林	江苏	青海	辽宁	重庆	海南	上海	天津	宁夏	北京	西藏	新疆兵团
中医综合	52	50	49	46	35	36	12	31	27	12	11	13	12	5	0	1
中西医结合	3	0	2	3	1	2	0	2	5	1	2	0	0	3	0	0
民族医	0	0	0	0	2	0	24	1	0	0	0	0	0	1	4	0
中医专科	0	2	0	1	5	3	0	0	1	0	0	0	0	2	0	0

图 3-17　2021 年参加二级公立中医医院绩效考核的医院分布情况

资料来源：国家中医药管理局官网，2021 年度全国二级公立中医医院绩效考核国家监测分析情况通报。

公立中医医院门诊中药处方比例从2018年的60.49%升至2022年的63.18%（见图3-18），门诊散装中药饮片和小包装中药饮片的处方比例从21.90%增至29.64%（见图3-19）。中药饮片使用率从30.33%增至38.09%（见图3-20），中药非药物疗法比例从14.21%增至18.41%（见图3-21）。相比之下，二级公立中医医院的这些指标增长幅度较小，2019~2021年，门诊中药处方比例从2019年的53.04%增至2021年的53.28%，中药饮片使用率从24.37%增至26.97%，中药非药物疗法比例从12.93%增至15.03%。三级公立中医医院在中医药特色和服务能力上表现更为优秀。

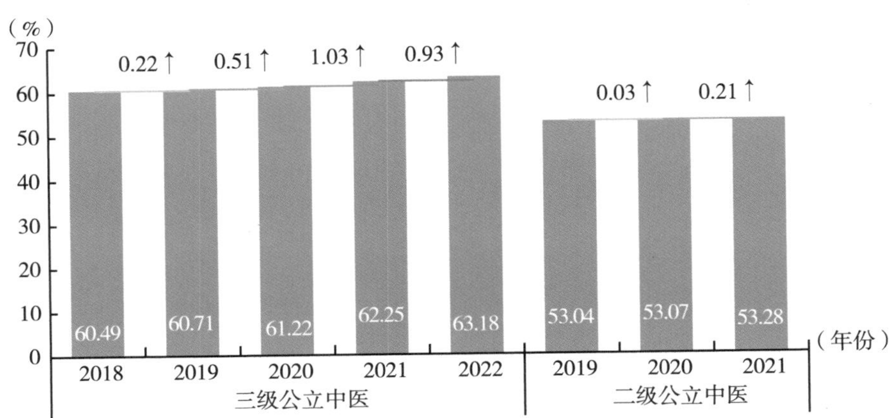

图 3-18　2018~2022 年公立中医医院门诊中药处方比例情况

资料来源：根据国家中医药局各年度全国公立中医医院绩效考核国家监测分析情况通报整理。

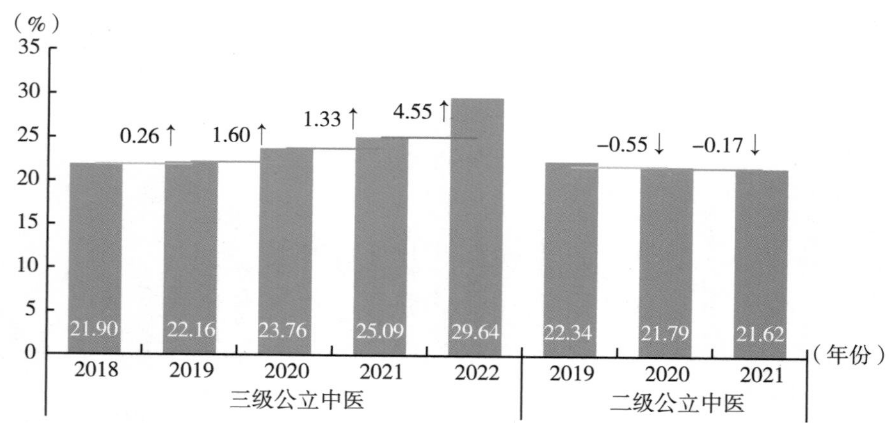

图 3-19　2018~2022 年公立中医医院门诊散装中药饮片和小包装中药饮片处方比例情况

资料来源：根据国家中医药局各年度全国公立中医医院绩效考核国家监测分析情况通报整理。

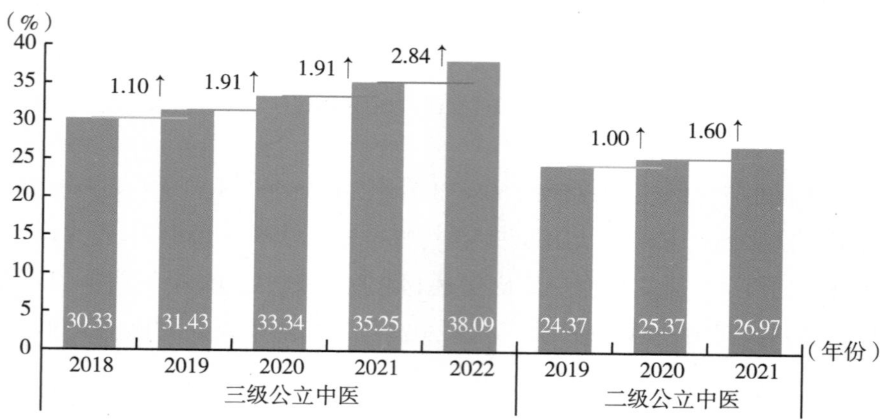

图 3-20　2018~2022 年公立中医医院门诊患者中药饮片使用率情况

资料来源：根据国家中医药局各年度全国公立中医医院绩效考核国家监测分析情况通报整理。

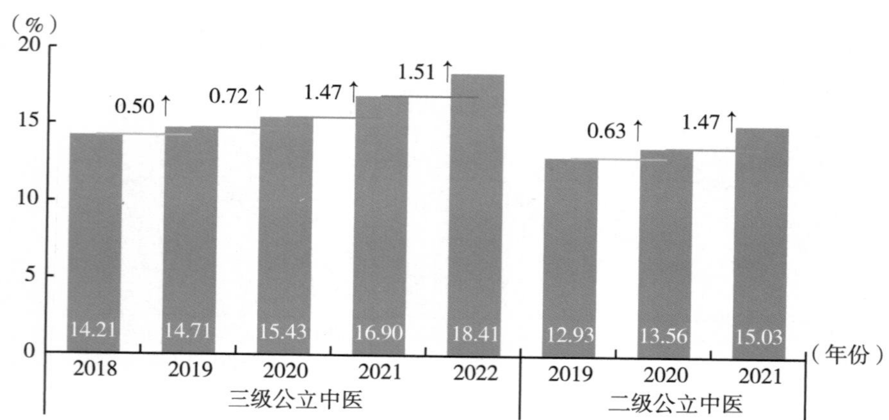

图 3-21　2018~2022 年公立中医医院门诊患者使用中药非药物疗法比例情况

资料来源：根据国家中医药局各年度全国公立中医医院绩效考核国家监测分析情况通报整理。

住院指标方面，三级公立中医医院中药饮片使用率从2018年的59.48%增至2022年的72.91%，而二级医院从2019年的51.13%增至2021年的56.62%（见图3-22）。中医非药物疗法的使用比例，三级医院从64.42%增至84.98%，二级医院从57.17%增至66.87%（见图3-23）。以中医为主治疗的出院患者比例，三级医院从17.15%升至26.57%，二级医院从20.30%增至25.41%（见图3-24）。住院手术患者围手术期中医治疗比例在三级医院从81.91%增至95.04%，二级医院从82.43%增至84.88%（见图3-25）。总体而言，三级公立中医医院在各项指标上均表现出更佳的平均水平和更为显著的增长。

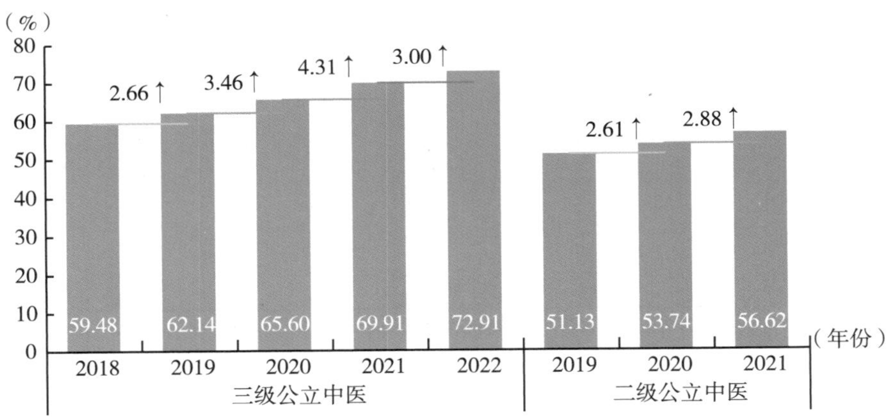

图3-22 2018~2022年公立中医医院出院患者中药饮片使用率情况

资料来源：根据国家中医药局各年度全国公立中医医院绩效考核国家监测分析情况通报整理。

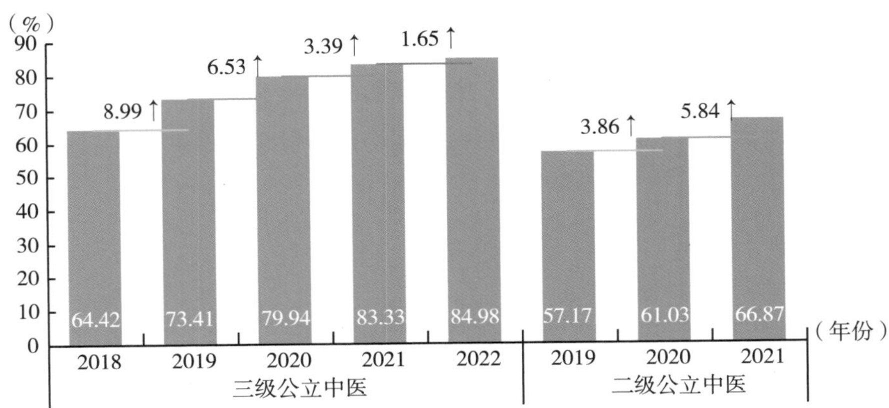

图3-23 2018~2022年公立中医医院出院患者使用中医非药物疗法比例情况

资料来源：根据国家中医药局各年度全国公立中医医院绩效考核国家监测分析情况通报整理。

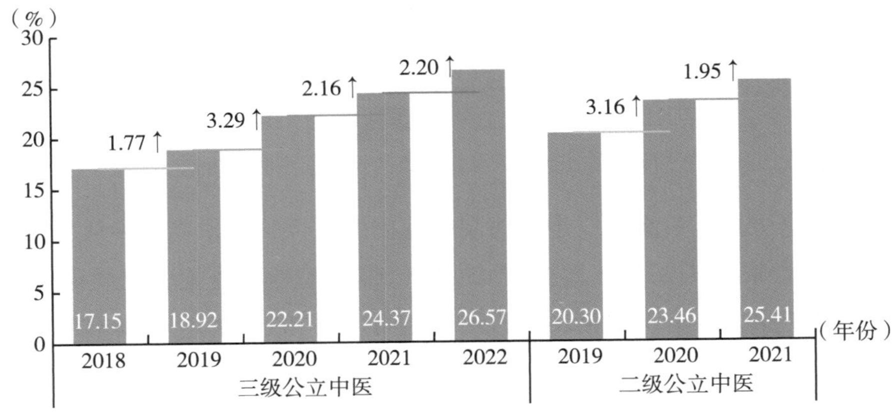

图3-24 2018~2022年公立中医医院以中医为主治疗的出院患者比例情况

资料来源：根据国家中医药局各年度全国公立中医医院绩效考核国家监测分析情况通报整理。

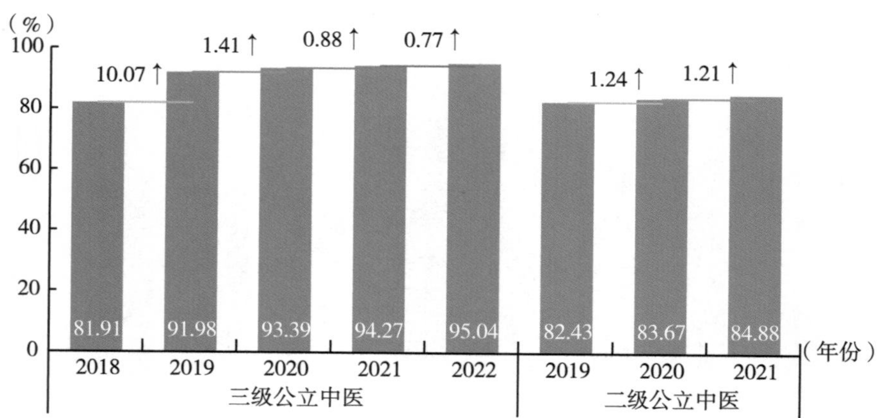

图 3-25　2018~2022 年公立中医医院住院手术患者围手术期中医治疗比例情况

资料来源：根据国家中医药局各年度全国公立中医医院绩效考核国家监测分析情况通报整理。

（二）质量安全水平

抗菌药物使用方面，三级公立中医医院的使用强度从2018年的35.72%降至2022年的33.16%，下降了2.56个百分点；二级医院的使用强度从2019年的37.78%降至2021年的35.63%，下降了2.15个百分点（见图3-26）。两类医院的抗菌药物使用强度均持续低于国家40DDDs标准，且符合规定要求的医院比例不断上升。

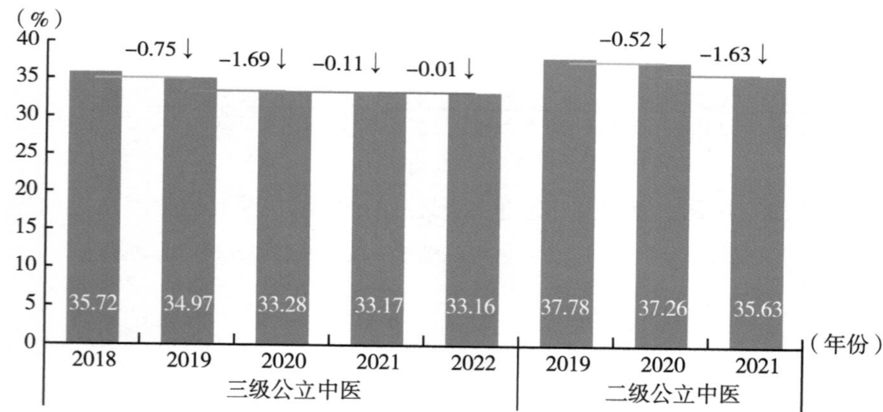

图 3-26　2018~2022 年公立中医医院抗菌药物使用强度情况

资料来源：根据国家中医药局各年度全国公立中医医院绩效考核国家监测分析情况通报整理。

在实验室检测能力方面，三级公立中医医院的室间质量评价工作参与率从2018年的66.92%升至2022年的91.58%，合格率从96.40%增至97.45%。二级医院的检查检验同质化水平也逐步增强，参与率从2019年的77.38%升至2021年的87.93%，合格率从93.33%增至94.15%（见图3-27和图3-28）。

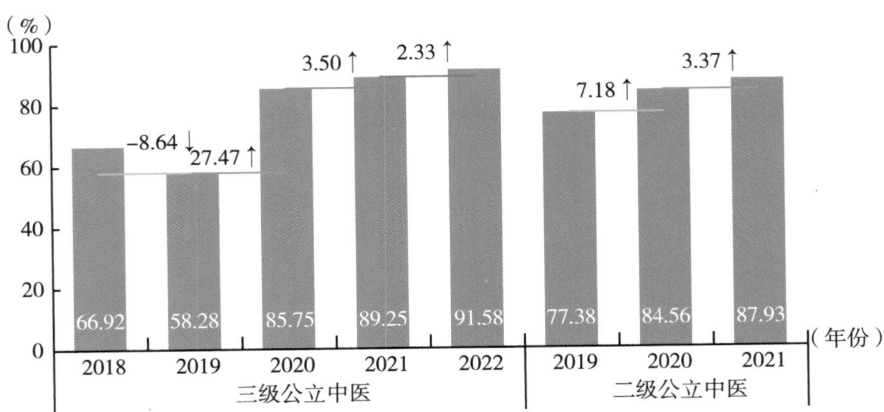

图 3-27 2018~2022 年公立中医医院室间质评项目参加率情况

资料来源：根据国家中医药局各年度全国公立中医医院绩效考核国家监测分析情况通报整理。

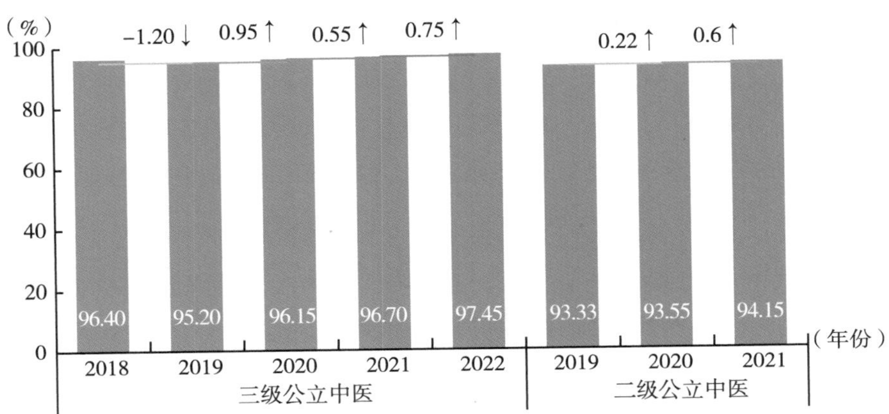

图 3-28 2018~2022 年公立中医医院室间质评项目合格率情况

资料来源：根据国家中医药局各年度全国公立中医医院绩效考核国家监测分析情况通报整理。

（三）医疗服务效率

信息化支撑能力持续增强。三级公立中医医院的电子病历系统应用功能水平从2018年的2.28级别上升至2022年的3.56级别；二级医院从2019年的1.49级别增长至2021年的2.23级别（见图3-29）。三级医院在电子病历系统应用功能水平的提升上更为显著。

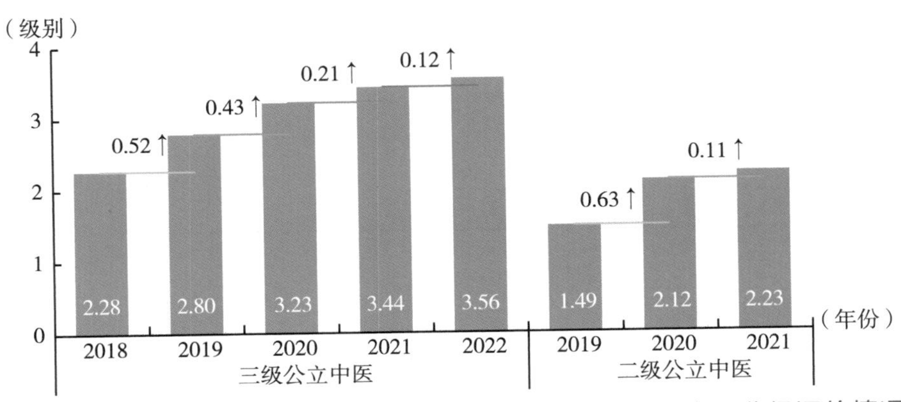

图 3-29 2018~2022 年公立中医医院电子病历系统应用水平分级评价情况

资料来源：根据国家中医药局各年度全国公立中医医院绩效考核国家监测分析情况通报整理。

收支结构不断优化。三级公立中医医院的医疗服务收入占总医疗收入的比例从2018年的29.39%上升至2022年的30.78%，尽管增幅缓慢，但总体有所提升。相比之下，二级公立中医医院该比例从2019年的32.46%上升至2021年的33.24%，始终略高于三级公立中医医院（见图3-30）。

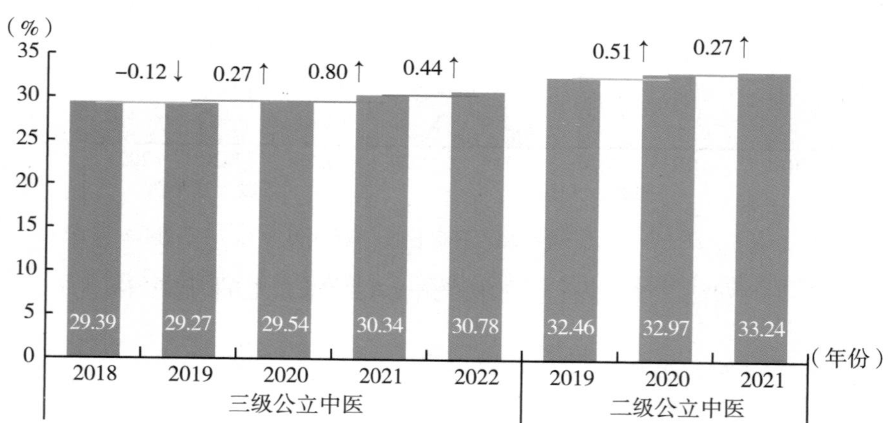

图 3-30　2018~2022 年公立中医医院医疗服务收入占医疗收入比例情况

资料来源：根据国家中医药局各年度全国公立中医医院绩效考核国家监测分析情况通报整理。

重点监控化学药品和生物制品收入占比显著下降，三级公立中医医院从2018年的5.75%降至2022年的0.72%，二级公立中医医院则从2019年的5.36%降至2021年的1.25%（见图3-31）。三级公立中医医院的重点监控高值医用耗材收入占耗材总收入比逐年下降，从2018年的39.49%降至2022年的32.55%；二级公立中医医院则从2019年的33.33%上升至2020年的37.69%，2021年略降至36.53%（见图3-32），整体趋势为先升后降。三级公立中医医院的人员经费占比从2018年的36.61%上升至2022年的40.98%；二级公立中医医院从2019年的39.66%小幅上升至2020年的40.28%（见图3-33）。

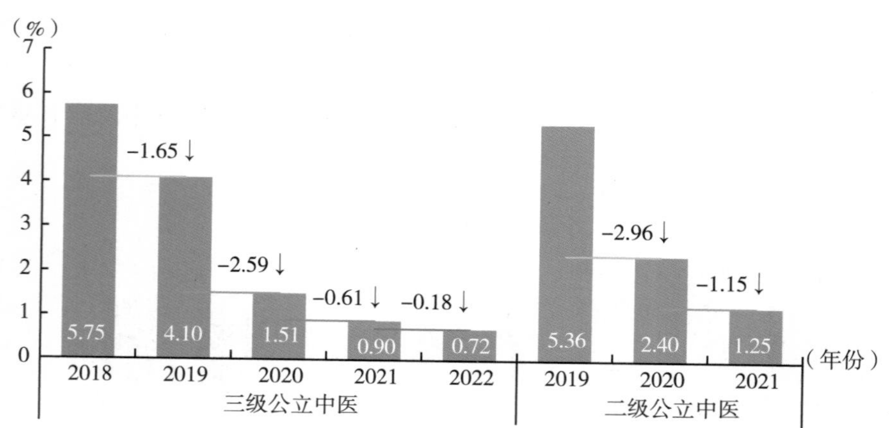

图 3-31　2018~2022 年公立中医医院重点监控化学药品和生物制品收入占比情况

资料来源：根据国家中医药局各年度全国公立中医医院绩效考核国家监测分析情况通报整理。

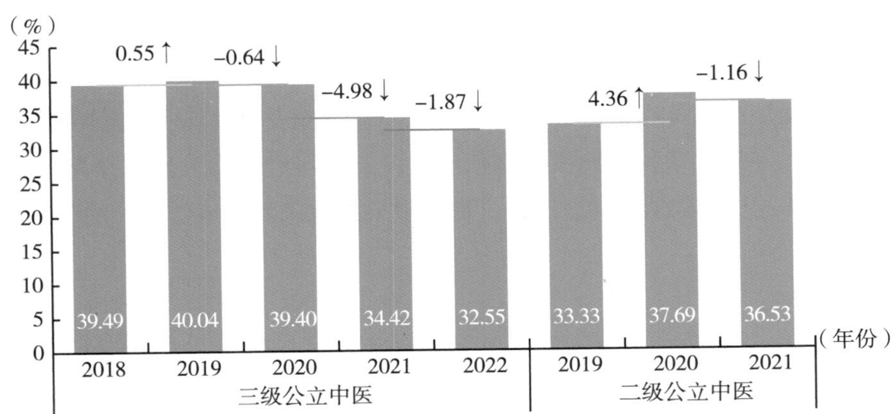

图 3-32　2018~2022 年公立中医医院重点监控高值医用耗材收入占耗材总收入比情况

资料来源：根据国家中医药局各年度全国公立中医医院绩效考核国家监测分析情况通报整理。

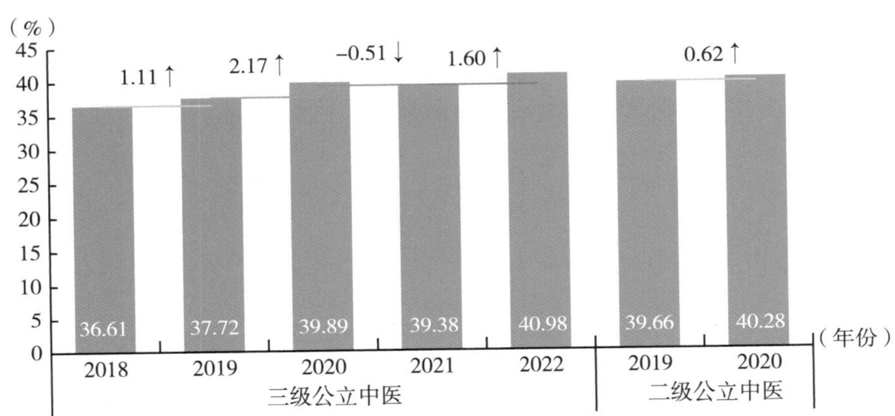

图 3-33　2018~2022 年公立中医医院人员经费占比情况

资料来源：根据国家中医药局各年度全国公立中医医院绩效考核国家监测分析情况通报整理。

（四）持续发展能力

1. 人员结构方面。2018~2022年，全国三级公立中医医院的人员结构逐步优化。中医类别医师比例略有下降，从59.50%降至58.31%。副高级职称及以上的卫生技术人员比例从15.72%增长至17.91%。麻醉、儿科、重症、病理和感染性疾病科医师数量普遍增长，其中麻醉和感染性疾病科医师的增幅尤为显著。医护比和每百张病床药师人数保持稳定。

2019~2021年，全国二级公立中医医院的医护比维持在1∶1.30左右，超出医疗卫生服务体系规划目标。中医类别执业医师的比例从2019年的48.12%略升至2021年的48.41%。中西医结合医院和民族医医院中的中医类别执业医师比例也符合相关评审要求。

2. 人才培养方面。2018~2022年，三级公立中医医院在人员培养方面取得显著进展。经费投入逐年增加，医学人才培养的重视程度不断提升。临床带教教师和指导医师的培训比例从36.49%上升至38.55%，护理人员中医药知识和技能培训比例提升至88.22%。对口支援医院和医联体内医院进修后独立工作的比例显著增加。师承教育的参与人数和各级指导老师数量也有所增长。

2019~2021年，二级公立中医医院的人才培养经费有所变化。2019年经费占比为0.36%，到2020年降至0.27%，并保持到2021年。尽管2020年每百名卫生技术人员的经费投入为38.60万元，与上年持平，但约15.67%的医院未设置相关经费。

3.学科建设方面。2018~2022年，三级公立中医医院的学科建设能力稳步提升。科研经费和中医药科研项目经费有所增加，尤其在上海、北京、浙江等省份表现突出。中医药科研成果转化金额在2021年有所增加。重点专科和学科建设投入不断增加，2020年经费投入显著提高。医院积极搭建多学科交流平台，推动基础与临床学科融合，促进科研成果在临床和疾病防控中的应用。

（五）满意度评价

2018~2022年，全国三级公立中医医院的患者满意度整体上升。2018年门诊患者满意度为84.51分，住院患者为89.97分；到2022年，门诊和住院患者满意度分别提高至87.76分和90.73分。其间，门诊患者在挂号体验、医生沟通等方面得到改善，住院患者在出入院手续、疼痛管理等方面显著改进。特别是2022年，门诊和住院患者的满意度较2021年显著提高，显示出医疗服务质量的持续改善。

2019~2021年，全国二级公立中医医院的患者满意度稳步提升。2019年门诊患者满意度为86.07分，住院患者为90.05分。至2020年，门诊患者满意度略增至86.69分，住院患者满意度升至90.45分。到了2021年，门诊患者满意度进一步提高至86.94分，住院患者满意度为90.30分。医务人员满意度在2021年保持76.23分，整体持平，但对薪酬福利和工作环境的满意度偏低，提示需要进一步改善薪酬机制和工作条件。

三、存在的问题

对三级公立中医医院而言，首先，优质医疗资源分布不均，华东和中南地区的综合实力较强，而湖北、江西等地的中医服务能力较弱。电子病历应用方面，华东和华北表现优异，但东北和西北相对滞后。其次，中医药特色优势的发挥仍有待进一步提升，仍有部分公立中医医院中医类别医师配备不达标，部分医院门诊中药处方比例、门诊患者中药饮片使用率以及门诊患者使用中医非药物疗法比例仍偏低。医院治理能力也需提升，尤其是在管理能力和人才培养方面存在不足。

二级公立中医医院的发展同样存在不平衡现象。华东和中南地区的中医医疗服务能力较强，但东北地区的服务能力和内部管理水平需改善。具体问题包括电子病历应用不足，以及医院内部管理和人员结构不合理等。部分医院的设备和管理系统还不完善，导致业务拓展受限；内部管理方面仍需着力提升科学化、规范化和精细化水平，重点学科和专科建设也需加强。经济运行方面，尽管总体平稳，但亏损情况有所增加，运营压力较大。医院需优化收支结构，推动从粗放管理向精细化管理转型。

第四节　建议与改进措施

一、总结和优化绩效考核经验，优化绩效考核工作

首先，应深入总结绩效考核经验，优化考核机制，确保各考核指标能准确反映医院的运营状况。

通过分析数据和借鉴先进医院的经验，提升整体绩效。其次，科学应用考核结果，支持医保支付方式和薪酬分配制度的改革，进一步提升医院绩效。持续改进绩效考核工作，提高数据质量和分析应用，减少运营风险。最后，持续加强对数据填报和分析的关注，通过提升医疗服务能力和科学管理水平，解决潜在问题，提供更优质的患者服务。

二、持续推动医院高质量发展、内涵式发展

各公立医院应着力提升综合服务能力，关注老龄化趋势和疾病谱的变化，优化“以患者为中心”的服务模式，推动科技自立自强，以确保医疗服务的高质量和高效率。特别是公立中医医院，应加强中医专科建设和急危重症救治能力，改进服务流程，提升中医师资水平和医疗质量管理，以提升患者整体体验和服务质量。

三、重视人才培养和学科建设，持续提升医院能力

各公立医院应优化人才培养体系和学科建设，积极参与医联体建设和对口支援工作，提升医疗技术服务能力，弥补专科资源的不足。应集中力量扩大优质医疗资源，强化内部管理和服务能力，从而提升整体医疗服务水平。

四、促进优质医疗资源扩容和区域均衡布局

各公立医院应在主管单位的支持下，共同推动优质医疗资源向基层和欠发达地区的有效流动，助力构建完善的分级诊疗体系，以提高医疗服务的公平性和可及性。公立中医医院应重点扩展优质中医医疗资源的覆盖范围，推动中医资源的区域均衡布局，中医类国家医学中心和区域医疗中心应充分发挥辐射效应，以减少地区服务差异。

参考文献

[1] 国家统计局，历年《中国统计年鉴》。

[2] 国家卫生健康委员会，历年《中国卫生健康统计年鉴》。

[3] 国家卫生健康委员会，历年《国家医疗服务与质量安全报告》。

[4] 国家卫生健康委员会. 对十四届全国人大二次会议第7690号建议的答复[EB/OL].(2024-09-04)[2024-09-10]，http：//www.nhc.gov.cn/wjw/jiany/202408/795bae8ffb0743e5adb03a4e5c679cfa.shtml.

[5] 国家卫生健康委员会. 国务院新闻办公室2024年6月14日政策例行吹风会文字实录[EB/OL].(2024-06-14)[2024-09-10]，http：//www.nhc.gov.cn/xcs/s3574/202406/3528e52da4234783a330886deb974f8c.shtml.

[6] 国家卫生健康委员会. 国家卫生健康委关于发布“十四五”大型医用设备配置规划的通知[EB/OL].(2023-06-29)[2024-09-10]，http：//www.nhc.gov.cn/caiwusi/s10743/202306/d1003311602

c4585b44290e32e5d8dc9.shtml.

［7］国家卫生健康委员会. 国家卫生健康委办公厅关于通报2023年度县医院医疗服务能力评估情况的函（国卫办医政函〔2024〕218号）［EB/OL］.（2024-07-29）［2024-09-10］, http：//www.nhc.gov.cn/yzygj/s3593g/202407/59186515a500463fa0249165fdcc63f2.shtml.

［8］国家医疗保障局. 国家医保局出席国新办"推动高质量发展"系列主题新闻发布会［EB/OL］.（2024-09-10）［2024-09-11］, https：//www.nhsa.gov.cn/art/2024/9/10/art_14_13819.html.

［9］国家医疗保障局. 2023年全国医疗保障事业发展统计公报［EB/OL］.（2024-07-25）［2024-07-31］, https：//www.nhsa.gov.cn/art/2024/7/25/art_7_13340.html.

［10］国家统计局. 中华人民共和国2023年国民经济和社会发展统计公报［EB/OL］.（2024-02-29）［2024-07-10］, https：//www.stats.gov.cn/xxgk/sjfb/tjgb2020/202402/t20240229_1947923.html.

［11］国家统计局. 王萍萍：人口总量有所下降 人口高质量发展取得成效［EB/OL］.（2024-01-18）［2024-07-10］, https：//www.stats.gov.cn/sj/sjjd/202401/t20240118_1946701.html.

［12］柴培培，李岩，翟铁民等.2022年中国卫生总费用核算结果与分析［J］.卫生经济研究，2024，41（01）：14-19.

［13］赵久洋，郭琨.中国医疗保险基金发展的影响因素研究——基于省际面板数据的分析［J］.管理评论，2023，35（08）：71-84.

［14］华颖.居民基本医疗保险：筹资政策、实践效应及其优化［J］.长白学刊，2023（02）：128-138.

［15］张昀羿，朱畅.人口老龄化对上海职工医保基金收支平衡的影响及对策思考［J］.中国医疗保险，2021（02）：38-43.

［16］中国医院协会信息专业委员会. 2021—2022年度中国医院信息化状况调查报告［R］.北京，2023.

［17］国家卫生健康委员会. 关于印发2022年度全国三级公立医院绩效考核国家监测分析情况的通报［EB/OL］.（2024-02-07）［2024-09-11］, http：//www.nhc.gov.cn/yzygj/s3594r/202402/516d9853b9204e31867972c1a0e0be36.shtml.

［18］郑大喜.公立医院财务信息公开的国际经验与中国实践［J］.中国卫生政策研究，2019，12（01）：74-79.

［19］国家卫生健康委员会. 关于启动2019年全国三级公立医院绩效考核有关工作的通知［EB/OL］.（2019-04-19）［2024-08-06］, http：//www.nhc.gov.cn/yzygj/s3593g/201904/b8323261bb8a4175a2046d2fffa93936.shtml.

［20］国家中医药管理局. 关于印发2022年度全国三级公立中医医院绩效考核国家监测分析情况的通报［EB/OL］.（2024-03-19）［2024-08-06］, http：//www.natcm.gov.cn/yizhengsi/zhengcewenjian/2024-03-19/33637.html.

案例篇

医院高质量发展下创新管理与精益运营典型案例

四川大学华西医院：基于物联网技术的耗材智能供应管理

吴晓东　雍鑫　罗冰洁　王狄佳

随着医疗技术水平不断提高及患者医疗需求的日益增长，医用耗材需求显著扩大。同时，医药卫生体制改革不断深入，相关政策文件频出，要求取消医用耗材加成、实施DRG付费模式等，都给医院耗材管理带来了挑战。新形势下，四川大学华西医院通过一系列行之有效的创新举措，提升了医用耗材管理的精细化水平，实现了医用耗材的数字化与数智化管理。

作为国家卫生健康委委属委管单位，四川大学华西医院是国家三级甲等综合医院、中国西部疑难危急重症诊疗的国家级中心，也是中国一流的医学科学研究和技术创新的国家级基地，综合实力处于国内一流、国际先进行列。

近年来，华西医院在医院精细化管理上做了很多工作。特别是在耗材精细化管理上，医院以精益六西格玛理论为基础，用互联网+耗材管理的优势，基于HRP系统建设供应商管理平台，构建高值耗材溯源管理体系，在国内首创了基于"五码合一"的骨科耗材溯源管理模式，创新性实施骨科耗材一物一码、扫码管理，真正做到了信息化溯源覆盖全院所有高值耗材。同时，构建院内科室二级库自动物流管理模式，率先开展基于综合物联网技术的智能二级库管理方案，探索超市化的低值耗材计费机制，自主研发了一套集自动收纳、校验、查询、预警为一体化的发票智慧化管理产品，提升了医用耗材管理的精细化水平，实现了医用耗材的数字化与数智化管理。

一、创新思路，构建医用耗材管理新模式

医用耗材是医院重要的物质基础和保障，工欲善其事，必先利其器，建设高效的医用耗材供应管理体系是保障医院正常运行、提高医院整体经济管理水平的重要条件。近年来，国家颁布了《医疗器械监督管理条例》《医疗机构医用耗材管理办法（试行）》等相关政策、法规，突出强调了医用耗材监管的重要性。医用耗材的高效供应、使用管理是近年来深化医改关注的重点，由于医用耗材种类多、在院使用数量大，且院内医院资源规划（hospital resource planning，HRP）与医院信息系统（hospital information system，HIS）等系统通常各自为政，相关系统涉及多部门使用、管理，主要存在以下几个问题：（1）医用耗材物资编码与计费码存在多对一、一对多关系，医用耗材在进销存管理、医保"贯标"管理、使用追溯等方面存在管理难点，同时护理人员需花费大量时间成本保障计费准确，对护理人员工作带来很大挑战。（2）供应商数量较多，耗材资质证照更新不及时，耗材信息录入不准确，管理难度较大。（3）医用耗材二级库台账管理粗放，未科学管理库存，零星领用频

繁，占用资金利息。（4）发票管理占用较多人力资源，流程重复烦琐，管理效率较低且容易出错，无法做到全流程的监管，存在廉政风险。

基于以上问题，华西医院通过统一编码，借助图像识别、AI技术、物联网技术等，建立基于物联网的高值耗材溯源体系，实现手术室高值耗材一物一码覆盖全品类，建设基于HRP的科室二级库自动物流管理实践，提高医院物流运行效率，推动HRP与HIS系统等多平台互联互通，提升低值耗材计费的精细化管理水平，促进医用耗材发票的智慧化管理，保障发票全程可查、可控、可追溯、可分析，实现医用耗材数字化与数智化管理。

华西医院创新性地突破了传统的医用耗材管理流程和模式，通过物联网技术，提高了医用耗材管理的自动化和智能化水平，实现了HRP系统、HIS收费系统等智能耗材管理系统的统一联动，确保了高值医用耗材的全生命周期闭环管理，为医院的运营决策提供数据支撑，保障医院运行提质增效。整个项目中，华西医院运用精益六西格玛管理理论，设定了基于物联网的耗材智能供应管理的总体目标和分项目标，为优化院内医用耗材供应链管理、提升医用耗材精细化管理水平奠定了理论基础。

（一）明确管理目标，将精益生产与六西格玛并用

精益生产侧重于效率、杜绝浪费，六西格玛管理则侧重于产品和服务的质量，该理论综合了精益生产和六西格玛管理的管理方法论，二者相互作用、相互补充。华西医院将精益六西格玛管理理论引入到医院耗材智能供应管理中来，借助物联网手段，利用互联网+耗材管理的优势，以实现医院耗材智能管理流程改造目标。通过精细化的库存管理、优化物流配送路径和时间，实现资源的有效利用，降低浪费；通过全流程全周期的耗材采购、使用、计费等数据记录，运用科学的数据分析和统计方法，识别并消除影响耗材质量的潜在因素，提高耗材整体质量水平；通过对医用耗材供应链的各个环节深入分析，找出瓶颈所在，进行针对性的优化和改进，提升流程的执行效率和准确性；通过对库存、物流等方面的精细化管理，降低库存成本、运输成本和采购成本等。

（二）梳理总体思路，将精益六西格玛与耗材智能供应管理相融合

在医用耗材精细化管理中，精益六西格玛管理的应用将聚焦于提高耗材管理的效率和质量，优化整个耗材管理流程，加强耗材的全流程追溯。总体思路为：建立基于物联网的高值耗材溯源体系，实现手术室高值耗材一物一码覆盖全品类；建设基于HRP的科室二级库自动物流管理实践，提高医院物流运行效率；推动HRP与HIS系统等多平台互联互通，提升低值耗材计费的精细化管理水平；促进医用耗材发票的智慧化管理，保障发票全程可查、可控、可追溯、可分析。

（三）细化主要内容，将精益六西格玛贯穿耗材智能供应全流程管理

精益六西格玛理论主要包括5项内容，分别是定义、测量、分析、改进、控制，简称为DMIAC，各内容具体阐述见表1。结合本项目基于物联网的医用耗材智能供应管理，我们将定义阶段定为运用信息化手段，从耗材管理成本和耗材管理效率切入，优化院内医用耗材管理流程，提升医疗服务质量；测量阶段定为项目相关人员开展头脑风暴、定性访谈等，调取医院相关医疗数据、财务数据等，对当前的耗材供应链管理流程进行分析，探讨相关影响因素，绘制医院医用耗材管理流程图等；分析阶段主要是运用科学、合理的统计方法及分析工具，以测量阶段所收集的数据为分析根基，运用

鱼骨图等分析工具分析现有流程的能力和既定目标产生的差距和问题的根本原因；改进阶段为项目组认真分析讨论，确定改进措施后，制定改进方案和实施计划，严格按照计划实施改进工作；控制阶段为建立监控机制，确保改进措施的有效性和可持续性。

表 1　精益六西格玛管理的主要内容

主要内容	阐述
定义	明确项目的目标、范围和预期成果
测量	收集和梳理数据，确认问题和量化项目情况
分析	通过数据分析发生问题的关键因素，排除非关键因素
改进	以流动和拉动为原则，流程增加、重排、删除、简化、合并，同时对具体流程稳定性和实施过程进行改进
控制	对实施中产生的问题进行总结，以便下一个循环对系统更加优化完善，促进持续改进机制的形成，对改进成果进行标准化，维持改进的成果、经验分享等

二、多方协同，联合攻关管理难题与挑战

（一）健全组织领导

医院成立了专项团队，整个团队架构清晰，分工明确，成员各司其职。由医学装备分管院领导作为总负责人，统筹整个项目的建立、开展、实施等工作，充分发挥决策能力、创新能力及组织协调能力，准确识别医用耗材管理中的关键问题和挑战，协调多部门、多领域的合作，确定战略方向，给项目团队带来深远影响；医院纪委书记作为项目监督人，监管项目执行情况，监督项目制定的目标、计划、改进措施、反馈等工作得到贯彻落实，并推动各项工作开展；医院设备物资部部长作为项目执行负责人，主要承担制定执行方案、分解项目目标、协调项目具体事宜等任务。此外，该项目由医院设备物资部、财务部、信息中心、护理部、医保办、运营管理部、审计处共计7个部门共同参与，除审计处作为监督部门，全过程跟踪、督促项目情况外，其余6个部门的负责人为各项目分解目标所涉及板块的总执行人，并下设20余名不同岗位的职员作为具体执行者，覆盖采购员、库房管理员、工程师、护士长、财务专员、信息系统专员、医保专员，形成医学装备管理MDT团队。

（二）推动项目落地

医院采取物联网技术，构建基于物联网的医用耗材智能供应管理体系，即通过射频识别技术（radio frequency identification，RFID）、重力感应、人脸识别等开发物联网智能管理平台，实现自动化数据采集及智慧物流供应，开发物联网智能管理平台，提高管理效率，减少人为错误，增强医用耗材供应链的透明度和追溯性。项目主要内容包括搭建供应商管理平台，构建高值耗材溯源体系和院内二级库自动物流管理体系，以及智慧发票管理系统。整个项目希望通过建立多部门联动机制，组建专项团队，梳理医用耗材供应管理现有流程和具体问题，针对问题逐一进行原因分析，并形成改进方案，实施改进措施的同时全程监控、反馈，及时调整方案，最终形成标准化管理流程。

该项目按照项目目标统筹立项，共计分为4个子项目逐一推进，一是供应商平台管理项目；二

是高值耗材溯源体系项目；三是院内二级库房物流自动管理项目；四是发票智慧管理项目。项目从2015年统筹立项，以建设供应商平台体系为启动子项目，逐步推动高值耗材溯源体系建设、院内二级库房物流自动管理项目、发票智慧化管理项目，已于2023年完成项目目标，并持续完善巩固及风险控制。

1.基于HRP系统开发供应商管理平台。在医院HRP系统基础之上，建设一项面向全部在院供应商开放的管理平台，供应商在与医院发生业务往来时，只需登录该平台，完成医院要求的一系列操作即可。该平台主要包括以下几方面功能：

（1）供应商资质证照信息维护。供应商需在平台录入产品、公司资质证照信息，并由医院进行审核。证照信息到期前3个月平台将自动提醒库管及采购人员，避免证照过期带来的安全隐患。

（2）订单送货管理。采购人员在HRP系统中编制采购需求，利用短信平台一键通知供应商送货，每次送货前供应商需录入耗材的完整信息，同时，打印平台内生成的二维码，粘贴在医用耗材最小包装上，库管人员随机抽检耗材审核后，供应商录入的产品信息即可自动生成入库信息，提高了采购及入库验收效率。

（3）供应商及产品数据库管理。医院供应商平台是一个集成化双向交互平台，医院端可在供应商平台发布相关通知、公告信息，对供应商进行实时监管，对于送货不及时、产品信息上传有误等供应商都可进行平台监管，同时供应商端可在平台内录入图片信息、相关市场信息等情况，通过在线更新、同步产品信息，医院可以及时了解市场变化。

2.基于五码合一联动建设高值耗材溯源体系。打通HRP系统与HIS系统的实时联动，建立医用耗材物资编码、计费码、医嘱码、医保码、原厂码（unified display interface，UDI）“五码合一”的管理系统，在五码合一和贯标工作的基础上，结合院内自编二维码和RFID，对高值耗材进行贴码，库管通过扫码进行验收、入库操作等，临床通过扫码进行下医嘱、计费及自动出库，耗材使用信息全闭环全流程可溯源。对于骨科植入性耗材，大部分医院采用套包式备货、手工计费的较粗犷管理模式，项目团队通过头脑风暴、文献分析等措施，结合院内骨科耗材实际供应情况，基于五码合一的管理模式，以每一部件为最小单位，如每一螺钉、孔板等，在院内进行单独包装，HRP系统内针对每一部件，按照一物一码原则，对骨科全线医用耗材赋予单独的院内物资编码并与HIS系统内医嘱码、医保码、收费码及产品本身的UDI一一对应，由专职退休返聘护士将赋予的院内物资编码打印并逐一粘贴于对应产品外包装上，医院库房人员扫码入出库，手术室护士扫码计费，具体流程如图1所示，主要包括：

（1）物资字典建立。针对每一最小单位的部件，由设备物资部在HRP内制定院内物资编码，并与HIS系统内医嘱码、医保码、收费码及产品本身的UDI一一对应，实现五码合一。

（2）单包装贴码管理。供应商送货时，勾选产品物资字典，带出产品品规信息，由供应商录入本次拟送货产品UDI（包括UDI-DI、UDI-PI）及灭菌日期、有效日期、数量，生成送货单并逐一生成二维码（一物一码，若UDI等信息录入错误，与HRP内已绑定的五码合一关系不能匹配，将不能生成二维码）。将耗材、送货单送至库房，经库房对耗材实物进行抽验后，由医院进行单包装处理，即将每一部件对应二维码贴于单数外包装最外层，消毒单、合格证置于中间层，为保证手术开展时可立刻识别耗材种类，另粘贴产品院内通用名于外包装处，方便临床使用。

（3）扫码发放、计费管理。单包装耗材消毒后，由消毒供应中心送至库房，库房再次抽检，并通过扫描二维码，在HRP内办理虚拟库入库操作。手术结束后，已使用的耗材由护士逐一扫码计费，并形成实际出入库记录，已拆开外包装但未使用的耗材，耗材实物由护士退回库房，重新进行贴码、消毒、虚拟库入库操作。

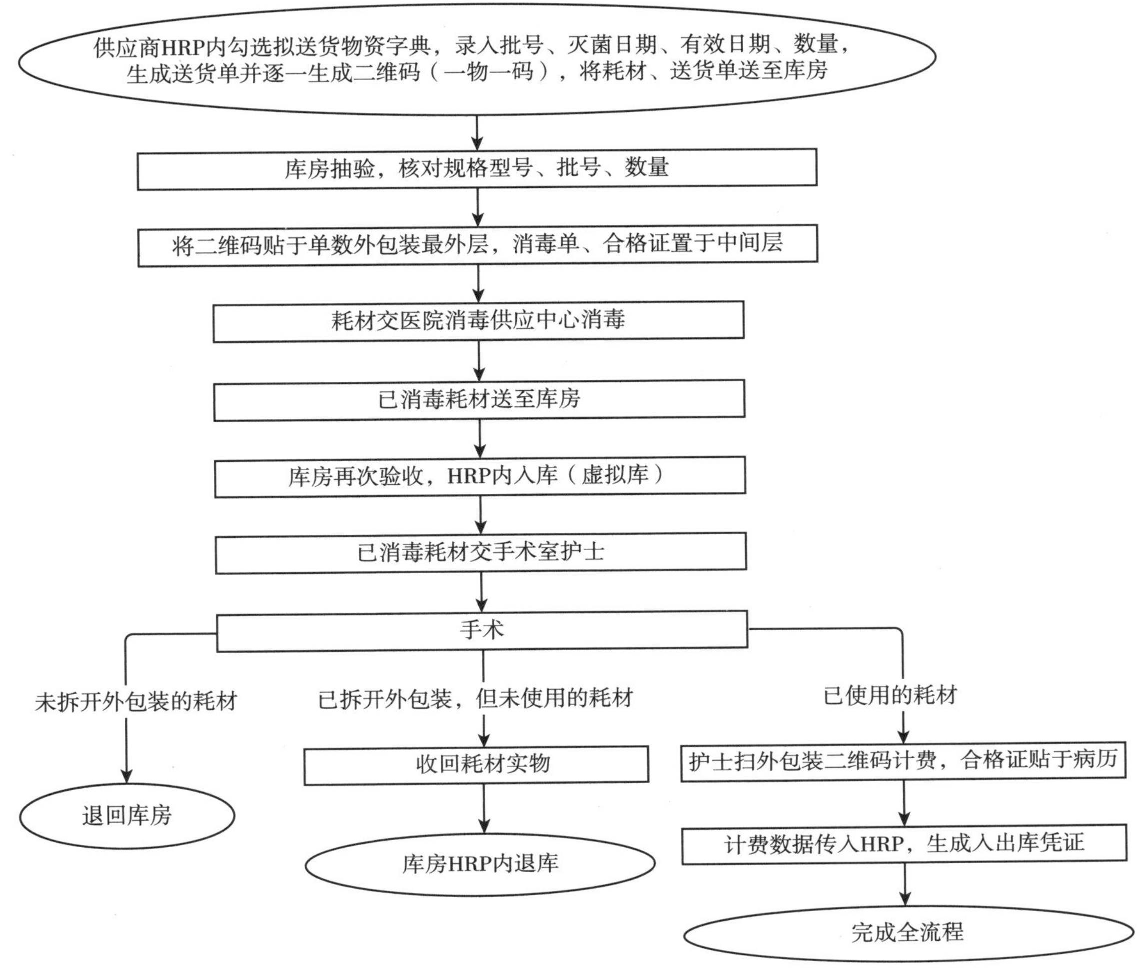

图 1　基于五码合一的骨科耗材管理流程

基于五码合一体系的高值耗材溯源体系覆盖院内高值耗材全品类，实现了高值耗材的全流程信息化追溯，为后续使用监管评价工作奠定了数据基础。

3. 构建院内科室二级库自动物流管理模式。针对低值耗材，我们通过以护理单元为单位，建立临床科室二级库，根据每一护理单元内二级库耗材品项、需求特点，分别设立安全基数及补货点（触发配送至安全基数的库存数量），实现达到补货点时，HRP 系统内自动触发科室领用申请，同时 HRP 内自动汇总需配送物资清单，一级库按申请耗材科室耗材品项、数量，每天以住院楼为单位，制定配送时间及配送路线及时配送，将科室耗材补充至安全基数水平（见图 2）。

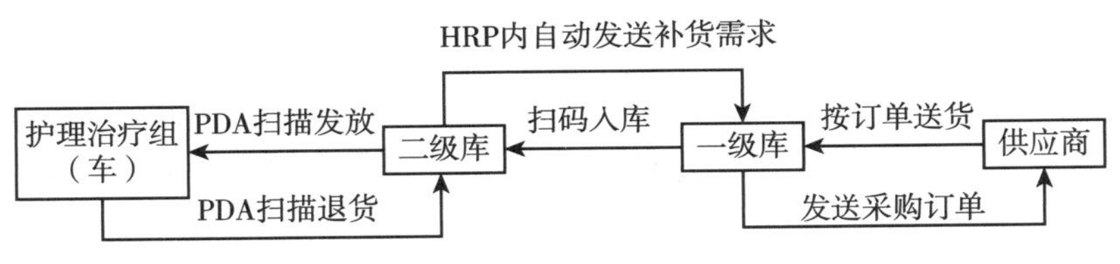

图 2　院内二级库自动物流管理

同时，该项目在国内率先开展基于综合物联网技术的智能二级库管理方案，实现无人值守的低值耗材库房管理模式。通过重力感应货架机制，识别临床医护人员物资拿取种类及数量，利用多功能摄像头，跟踪、采集、区分人流、物流，分析人体行为，临床医护人员可随拿随取随用耗材。同时，能实时更新库存情况，达到补货点实现自动补货，详细记录每一环节业务流，满足精细化管理要求。

此外，在构建院内科室二级库自动物流的基础上，结合五码合一体系，低值耗材通过扫描产品外包装的UDI编码和患者腕带，临床护理人员即可完成该患者使用耗材的计费操作，保障了计费的准确性，极大地减轻了护理人员的手工计费工作量。

4.创新发票智能化管理模式。为减少廉政风险，提升发票管理的准确性和效率，项目团队多方细化流程，明确发票管理的需求，结合医工+信息+制造的三方联动，自主研发和研制出了一套集自动收纳、校验、查询、预警为一体化发票智慧化管理产品，覆盖设计票据递送装置、进给装置、收纳装置、打印装置、PLC中控和工业相机，产品高度集成，实现无人值守功能。现场反馈发票审核结果，避免了设备部、财务部、供应商反复交互，同时国家税务发票查验平台联网，自动核对发票真实性。此外，电气自动化技术实现大批量票据自动接收、打印、存储（票据平整、无皱褶、无破损），账号登录，全程操作留痕，发票与入库单、送货单关联比对，避免多交、乱交发票。

5.实施过程中的问题及解决方案。

（1）“五码合一”后，基础数据量增大，尤其是骨科耗材，从原有的套包扩展至每一部件，系统物资编码、计费编码等条码数量明显增多，对后续数据的维护提出了新要求。

（2）骨科耗材单包装，涉及医生、护士使用习惯改变及备货方式改变，院内智慧二级库管理也涉及护士等物资管理人员工作习惯改变。

（3）低值耗材扫描UDI码计费，需耗材生产厂家配合，在最小外包装上打印UDI码，院内仍有部分低值耗材厂家并未印制UDI编码在外包装，导致无法进行五码合一联动及扫码计费。

（4）发票系统涉及供应商提交发票流程改变，设备物资部与财务部的发票审核、递交流程也相应发生变化。

相应的解决方案为：一是加强信息化建设，做好硬件、网络设备支撑保障工作，专设信息专员、物价审核专员等持续推进五码合一的维护工作；联合主管部门、行业学会等，推动耗材外包装打印UDI全面上线。二是增强人员培训工作，对临床医生、护理人员加强领用物资、扫码计费等流程环节的培训，加强库房管理人员在下单采购、验收、入库等库房管理流程的培训。

三、数智赋能，实现医用耗材精益管理

华西医院基于精益六西格玛管理理论，已完成设定目标，建立了基于物联网的高值耗材溯源体系，实现了手术室高值耗材一物一码覆盖全品类，建设了基于HRP的科室二级库自动物流管理实践，提高医院物流运行效率，提升了低值耗材计费的精细化管理水平，促进了医用耗材发票的智慧化管理，保障发票全程可查、可控、可追溯、可分析，实现医用耗材数字化与数智化管理。

（一）推动供应商管理规范化，保障产品信息录入准确

基于HRP系统建立供应商平台，一方面减少了库房管理人员的工作量，提高了工作效率，保证

了人库产品信息录入的完整、准确，为耗材全程溯源提供了良好基础；另一方面，通过加强对供应商资质证照等的信息化管理，到期资质文件设立预警机制，有利于保障耗材供应的安全性。目前，医院有近500家耗材供应商已全部加入供应商平台，共计负责在院2.5万余项耗材资质证照维护、日常耗材送货信息录入等工作，节约了库房管理人员约1/3的工作量，节约采购人员约1/4的工作量，准确性也极大提高。

（二）高值耗材实现100%一物一码全覆盖，实现耗材全程数据可追溯

五码合一后，骨科耗材从30余条套包式物资编码拆分扩展为10528条物资编码，单包装后，骨科耗材反复消毒率减少30%，降低了消毒费用成本，进一步降低了医院运营成本。需追溯高值耗材耗材使用情况时，尤其是骨科耗材，相关人员可在HRP、HIS系统内，通过院内物资编码追踪每一部件的批号、效期、入出库记录、使用患者信息、医生信息等，溯源只需在系统内操作，避免了原有需要手工翻查病历并需结合病历中粘贴的合格证进行人工追溯的管理模式，追溯时间至少缩短1天，极大地提升了管理效率，同时可以实现每个耗材在信息系统中都有留痕，有利于根据追溯信息进行使用管控，同时进行定期耗材异动分析，严格执行高值材料不超适应症使用的管理要求，有力地规范了耗材使用的规范性。

（三）临床二级库物资周转率提高，UDI扫码计费准确

通过采取基于HRP的二级库自动物流管理方式，利用PDA扫码，HRP系统内可以方便、快速记录二级库耗材进销存数据，平均临床收货时间降幅高达68.42%，台账数据完整有效，二级库实时库存量可查；通过更新二级库标准化货架，优化了二级库空间利用率，空间摆放更加合理，更加易于临床领取耗材，也有效避免了货物积压风险，有利于减少资金利息占用，临床科室二级库平均库存存量降幅达13.72%，配送人员的日均配送次数也下降了56.25%；借助信息化手段，实现二级库耗材自动补货，达到科室二级库只做入出库，不做申领操作，取消月计划、零星领用，由改进前10.63小时/月的申请时间直接变更为0小时/月。此外，低值耗材计费实现超市化的计费模式，极大提升了护理人员的计费准确性，减轻了其临床工作量。

（四）发票管理实现可视、可管、可控、可分析

一是在人力资源方面，实现无人值守接收发票，节约人员1名、节约年成本约20万元；二是在时间成本方面，发票审核包括发票递送、后台数据比对、发票对应的入库清单核对再打印、相关单据递送等流程，整体审核时间由40秒缩短至17秒，发票审核效率总体提升57.5%；三是审核质量提升，可达到100%准确性。

项目启动初期，医院对项目背景、项目目标、项目范围、项目人员等进行了清晰的界定，整个项目的开展过程均严格按照项目管理的方法，并运用适当有效的管理工具，这是取得成效的基本条件。此外，项目得到了医院领导的鼎力支持和悉心指导，在项目实施过程中，定期反馈监控，各部门通力协作，使得项目方案在各环节上均能够实现、发挥最大的作用，这是取得成效的关键因素。另外，在普及推广应用方面，需注意以下几方面：（1）在项目选择阶段，需在日常管理中发现需求，基于实践、用于实践，为临床服好务。（2）在项目方案设计阶段，需明确目标，围绕目标制定完整管理思路流程及框架，运用科学的管理工具，制定贴合实际的具体实施方案。（3）在项目实施阶

段，需多调研，多讨论，加强团队协作，同时借助信息化支撑保障，善于运用信息化手段提质增效。（4）项目结果检查反馈阶段，需基于过程数据不断复盘，查找项目方案遗漏点并改进。（5）项目成果常态化落地阶段，需建立常态化机制，形成标准化制度、流程，强化监督执行。

此外，该项目经中央改革办督促组、四川省委改革办、上海市医疗保障局、四川省医疗保障局、中国物品编码中心、南通市卫生健康系统等多部门实地参观调研后，得到了上级部门及其他医院的广泛好评与认可。

参考文献

[1] 中华人民共和国国务院.医疗器械监督管理条例［Z］.2021-06-01

[2] 卫生健康委，中医药局.医用耗材管理办法（试行）.（2019-06-06），https：//www.gov.cn/gongbao/content/2019/content_5442286.htm.

[3] 曲松涛，王晓鹏，孙希昌等.基于精益六西格玛的医用耗材供配流程改造［J］.中国卫生经济，2011，30（12）：67-69.

[4] 罗冰洁，吴晓东，雍鑫.基于五码合一的骨科医用耗材创新管理实践［J］.中国医院建筑与装备，2023，24（08）：3-7.

[5] 罗冰洁，黄进，吴晓东.基于HRP的医院科室二级库耗材自动补货管理［J］.中国医疗设备，2019，34（01）：137-139.

[6] 罗冰洁.基于供应商平台的医院耗材管理方案研究［J］.中国数字医学，2018，13（12）：82-83，95.

华中科技大学同济医学院附属协和医院：精益绩效运营管理驱动的医院高质量发展

李敏　戈姗姗　向御婷　陈信　齐磊　崔敏

武汉协和医院基于国家政策导向、结合医院发展实际需要，以精益管理思想为指导，于2018~2022年顺利完成了医护技管分序列绩效改革，建立一套主要体现岗位和风险差异、以知识价值为导向的绩效考核与薪酬分配体系。通过"绩效指挥棒"，引导医务人员降本增效，积极适应支付制度改革，推动医院转型和高质量发展，实现医院效益和职工满意度的双提升。改革经验在卫生健康行业进行分享和交流，被多家医院进行学习和推广，并获得了各项科研成果，具有较强的理论和实践意义。

一、改革实施背景

当前公立医院已经进入从"量的积累"转向"质的提升"的关键期，必须把发展的着力点放到提升质量和效率上，实现高质量发展：即发展方式从规模扩张转向提质增效、运行模式从粗放管理转向精细化管理、资源配置从注重物质要素转向更加注重人才技术要素。

人才是公立医院发展的第一要素，薪酬制度是公立医院实现高质量发展的内生动力，是医药卫生体制改革的"最后一公里"。2016年8月，习近平总书记在全国卫生与健康大会上首次提出"两个允许"，拉开公立医院薪酬制度改革的序幕。2017年1月，人力资源社会保障部等四部门联合发布《关于开展公立医院薪酬制度改革试点工作的指导意见》，正式启动公立医院薪酬制度改革试点工作。各地积极进行探索和实践，形成了福建省和三明市、深圳及宁夏等地可复制、可推广的经验做法。2021年7月，人力资源社会保障部等五部门正式颁布《关于深化公立医院薪酬制度改革的指导意见》，全面深化公立医院薪酬制度改革。因此，探索建立符合医护技管岗位特点的考核体系和薪酬分配制度，是推动公立医院高质量发展的重要保障，是实现激活医院人力发展动力、资源优化配置、降本增效的重要支撑，是实施健康中国战略、深化医药卫生体制改革、建立现代医院的重要部署。

二、改革总体策略

（一）成立工作小组

为顺利实施新一轮分序列绩效改革，武汉协和医院成立绩效改革领导小组，院长、书记担任组长，总会计师担任副组长，运营管理部牵头，主要职能部门（包括组织部、医务处、护理部、人事处、门诊办公室、信息与数据中心）共同参与、集体决策、协同发力。

（二）总体思路与框架

1. 总体思路。以价值医疗思想为指导，注重建立科学的价值评价体系和合理的价值分配体系。新一轮绩效改革以“维持稳定性、确保公平性、调动积极性”为目标，充分发挥绩效的激励和导向作用，推动医院转型和高质量发展，实现医院和职工效益“双提升”（见图1）。

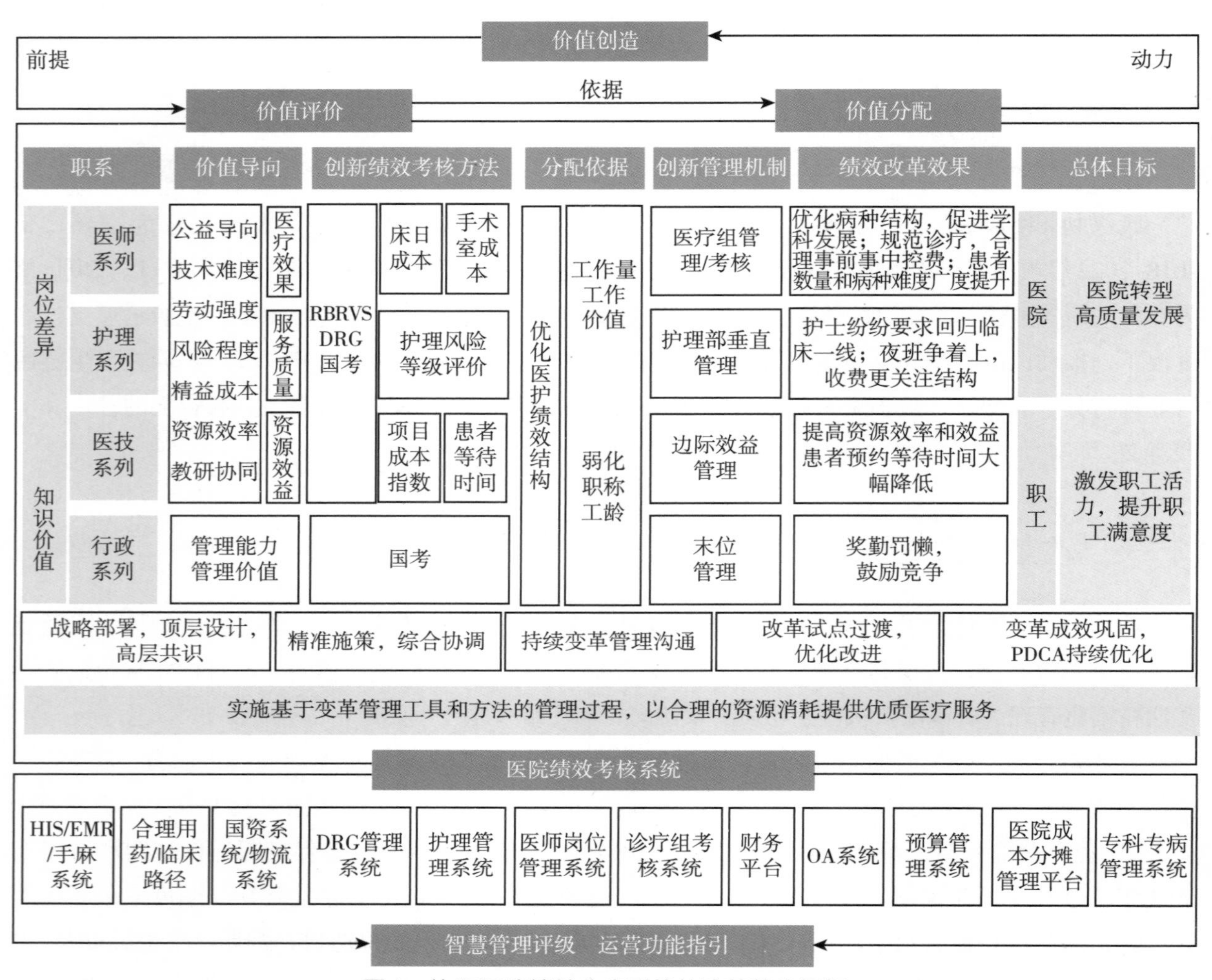

图1　协和医院精益分序列绩效改革整体框架

2. 总体框架。（1）坚持公益性为主，构建医、护、技、管分序列绩效考核体系，突出不同序列不同岗位价值特点；（2）体现价值导向，以RBRVS和DRG为主要考核工具，着力体现医务人员技术劳务价值和收治患者的难度和风险差异；（3）创新绩效考核方法，整合使用RBRVS和DRG为考核工具；（4）突出资源效益考核，对人力、床位、手术间、平台科室、设备等资源成本进行精细化考核，引入护理风险等级评价系数，对医技科室开展预约等待时间考核，引导医务人员合理诊疗、降本控费、提质增效；（5）深化绩效分配改革，“一次分配为主，二次分配为辅”，绩效分配以岗位工作量和价值为主导，弱化职称和工龄，效率优先，拉开岗位差距，体现多劳多得、优绩优酬；（6）实施预算总额控制，建立动态预算调整机制。实施增量绩效改革，稳步提升医务人员薪酬水平。

三、改革落地实施

（一）分序列绩效改革实施路径

1.领导重视，组织保障。医院建立了完善的“战略层-决策层-实施层”等多层级组织体系，通过医院战略研讨会、绩效改革领导小组会、科室核心小组会、绩效改革动员会、专项宣讲培训会等，确保全院上下统一思想，理解和支持改革（见图2）。

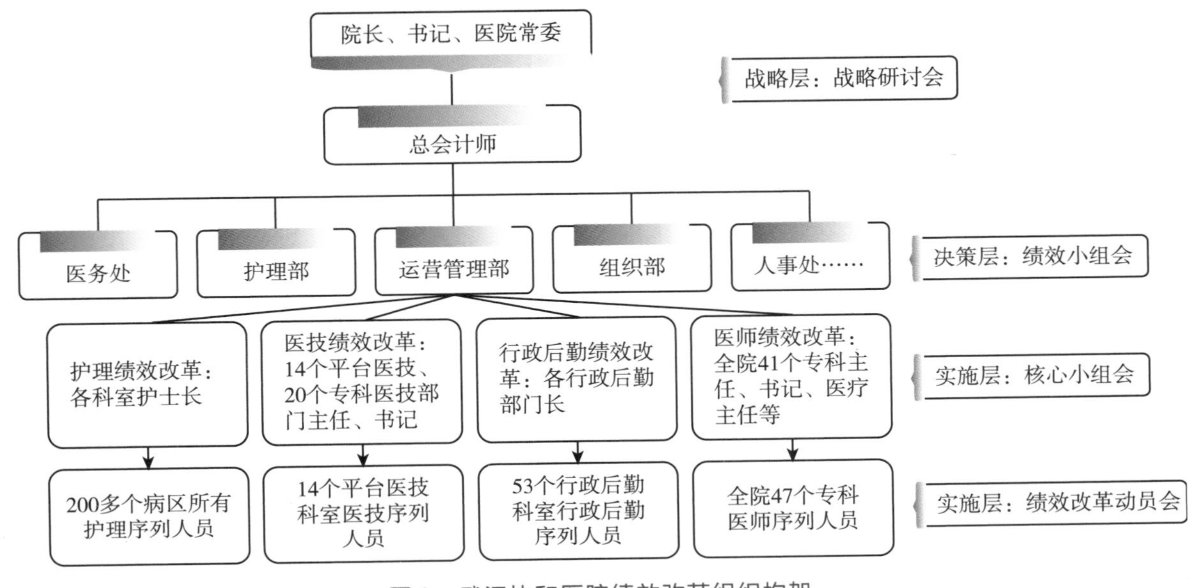

图2 武汉协和医院绩效改革组织构架

2.坚持精准施策，综合协调。运营管理部联合各职能部门（医务、门办、病案、医保、人事、科研、教学等）制定优化绩效方案，使医院的关键管理工作都可通过绩效落实、落地；走访相关科室，充分沟通绩效方案及测算结果，充分征求意见，提前获得各级各类职工的认同；召开全院绩效改革动员大会和科室宣讲会，将改革精神落实到每一个人员。

3.注重调研和访谈，开展科学精细化测算，确保平稳过渡。开展内外部调研，结合医院实际及存在问题，制定绩效改革方案；通过开展精细化数据测算，以结果为导向不断优化调整改革方案；通过4次战略研讨会，7次办公会、常委会，12次绩效小组会反复予以研讨，确保改革平稳过渡；注重沟通反馈，通过开展一对一访谈、问题科室专项访谈等多种渠道予以沟通；开展半年试行期，稳定后形成医院管理制度。

4.开展PDCA，持续优化、巩固改革成效。建立以“流程+信息”双驱动的持续改进（PDCA）工作体系。坚持“分析问题、发现问题、给出方案、数据反馈、持续优化”的步骤推进项目实施。完善绩效沟通反馈机制，不断搜集科室反馈意见及建议，持续优化绩效方案；实行动态数据驱动管理分析决策，对绩效评价流程、结果进行监测，绩效指标进行动态调整，持续保证绩效改革效果。

5.加强信息化支撑。以绩效改革为契机，全面梳理医院数据质量，推进医院信息化、数据一体化建设进展。对医院绩效考核涉及的财务核算系统、电子病历系统、HIS系统、影像系统、手麻系统进行标准规范、数据清洗、互联互通，促进医院数据互联互通和质量提升；专门研发了协和医院绩效管理信息系统，实现绩效核算智能化，绩效分析智慧化，为提高绩效管理水平提供强有力的保障。

（二）分序列绩效改革实施进度安排

坚持“战略部署、顶层设计、分步实施、稳步推进”。分序列绩效改革以医院战略为导向，医院领导专门开战略研讨会讨论绩效改革框架，做好顶层设计；分四步实施，先后完成护理、医技、管理、医师绩效改革，稳步推进。

1. 第一阶段：完成护理绩效改革（2019年）。完成分序列绩效改革整体方案设计；实现医护分离、护理垂直管理；完成护理序列一、二次分配改革。

2. 第二阶段：完成医技绩效改革（2020年）。完成以提高资源边际利用效率为主的医技序列绩效改革；完成各医技科室二次分配方案改革。

3. 第三阶段：完成管理绩效改革（2021年）。完成以提高资源边际利用效率为主的医技序列绩效改革；启动医师绩效改革方案设计、精细化成本核算、数据测算工作。

4. 第四阶段：完成医师绩效改革（2022年）。完成诊疗组下的精益医师绩效改革；开展PDCA，优化护理、医技绩效改革方案，探索以工作量为主的护理二次分配（见图3）。

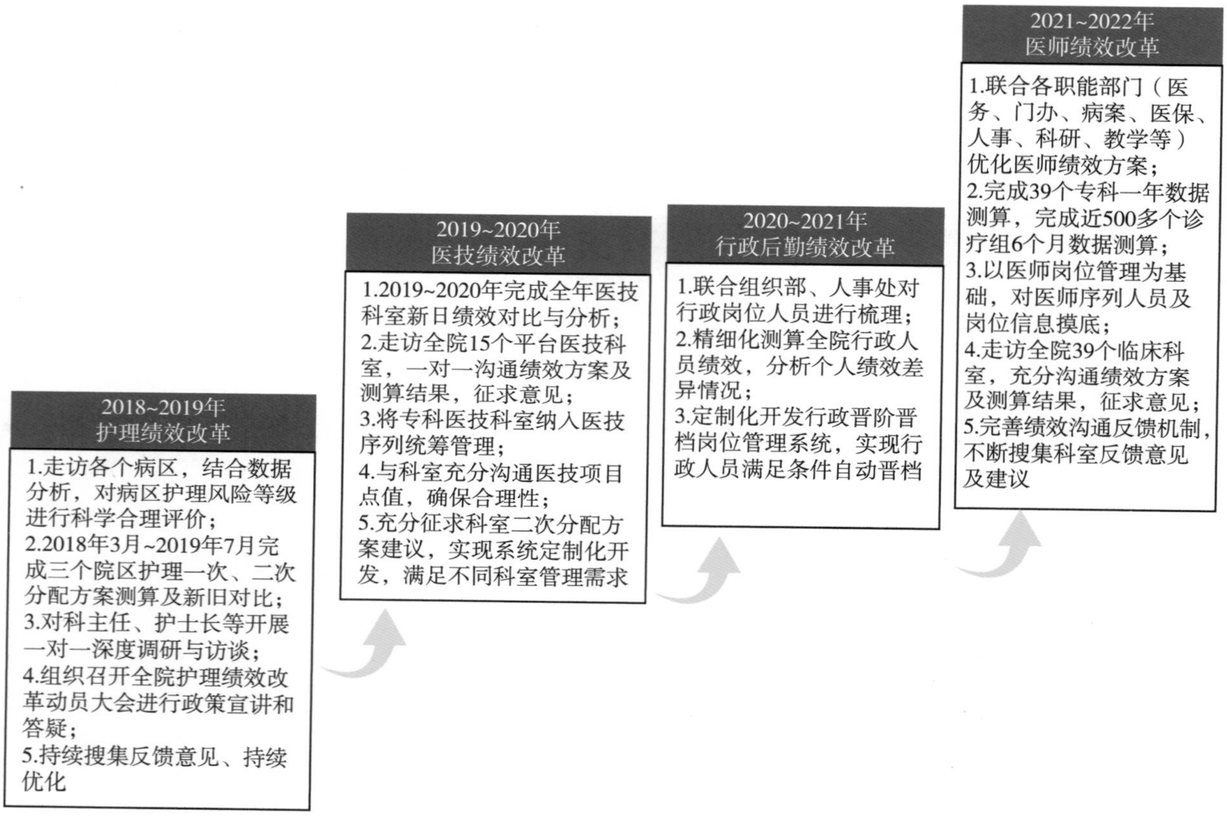

2018~2019年
护理绩效改革

1.走访各个病区，结合数据分析，对病区护理风险等级进行科学合理评价；
2.2018年3月~2019年7月完成三个院区护理一次、二次分配方案测算及新旧对比；
3.对科主任、护士长等开展一对一深度调研与访谈；
4.组织召开全院护理绩效改革动员大会进行政策宣讲和答疑；
5.持续搜集反馈意见、持续优化

2019~2020年
医技绩效改革

1.2019~2020年完成全年医技科室新日绩效对比与分析；
2.走访全院15个平台医技科室，一对一沟通绩效方案及测算结果，征求意见；
3.将专科医技科室纳入医技序列统筹管理；
4.与科室充分沟通医技项目点值，确保合理性；
5.充分征求科室二次分配方案建议，实现系统定制化开发，满足不同科室管理需求

2020~2021年
行政后勤绩效改革

1.联合组织部、人事处对行政岗位人员进行梳理；
2.精细化测算全院行政人员绩效，分析个人绩效差异情况；
3.定制化开发行政晋阶晋档岗位管理系统，实现行政人员满足条件自动晋档

2021~2022年
医师绩效改革

1.联合各职能部门（医务、门办、病案、医保、人事、科研、教学等）优化医师绩效方案；
2.完成39个专科一年数据测算，完成近500多个诊疗组6个月数据测算；
3.以医师岗位管理为基础，对医师序列人员及岗位信息摸底；
4.走访全院39个临床科室，充分沟通绩效方案及测算结果，征求意见；
5.完善绩效沟通反馈机制，不断搜集科室反馈意见及建议

图3 分序列绩效改革具体实施路径

（三）改革中存在问题分析

1. 医院运营发展存在问题分析。一是主要依靠资源投入的粗放的规模扩张式发展模式在新形势下难以支持医院可持续发展，医院运营压力较大；二是长期市场趋利环境的习惯管理方法对新的补偿机制、支付改革、绩效考核等不适应；三是人、床、设备、手术间等资源配置不均衡、资源效益

和医疗服务效率低下的现象广泛存在；四是传统的经验式管理方式不能满足日益复杂的经济运营管理需求。

2. 医院绩效考核及分配存在的问题分析。一是以科室整体效益考核为主的绩效考核模式，无法实现工作量价值导向，不能真正凸显医务人员知识、技术劳务价值及岗位工作特点；二是科主任负责制下院科二级分配体系存在弊端，不能突出医师在诊疗中的不同能力和主体地位，不能形成良好的竞争机制；医护统一核算与分配，医师价值难以凸显，部分科室医护矛盾突出，医护绩效倒挂，不利于调动医师工作积极性、提升医疗技术水平；三是绩效分配脱离医务人员劳动价值，与实际风险、难度、负荷不相符，如门诊护理、医技护理、行政岗护理人员（如科室助理、实验室助理、技术员等）高于从事临床业务护理人员，影响工作积极性；四是未真正实行岗位管理，无法凸显各岗位价值。

（四）针对改革问题制定对策

1. 整合使用RBRVS与DRG为考核工具，构建精益绩效考核体系。绩效改革坚持问题导向，重点考核与解决运营管理存在的突出问题（见图4）。

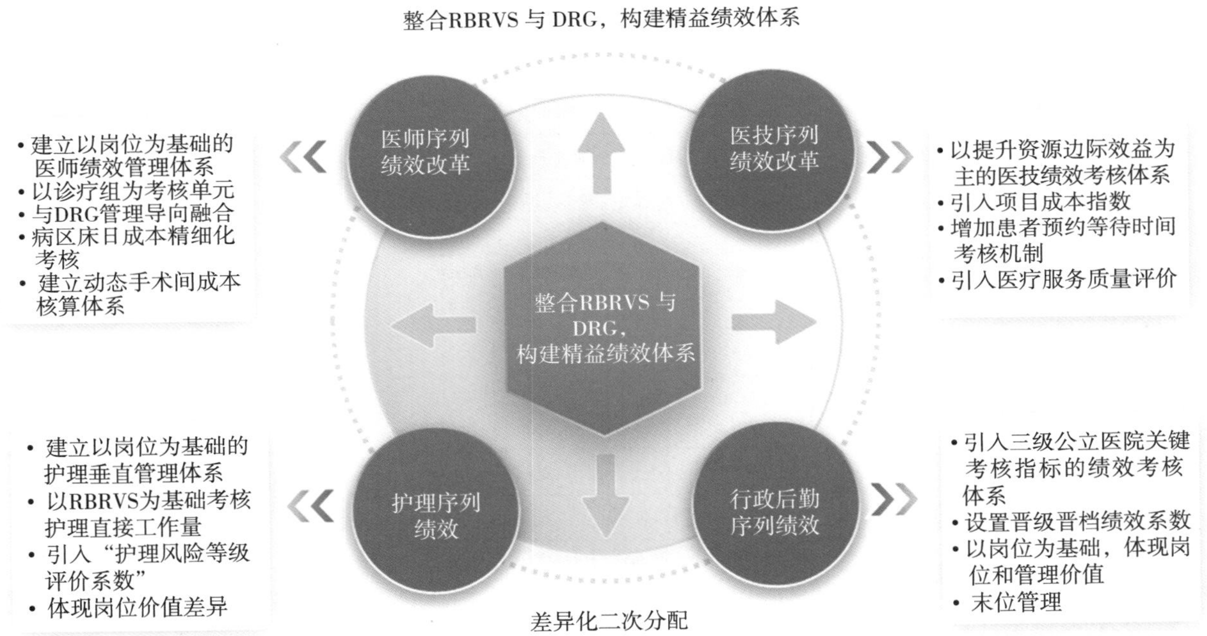

图4 分序列绩效考核体系

2. 破旧立新，建立更加高效的管理体制。

（1）实施科主任领导下诊疗组长负责制。加速推进诊疗小组改革，构建“权责清晰、奖惩对应、提升绩效、促进发展”的长效管理机制。对诊疗组长开展目标考核，考核结果与诊疗组床位、手术间、人力资源配置、诊疗组组长聘任、诊疗组绩效等挂钩，充分调动诊疗组长的主观能动性和创造性。

（2）探索“自下而上”的诊疗组目标管理体系（OKR）。由科室和诊疗组长根据收治患者能力和资源情况上报医疗目标，“以目标定任务、以任务配资源、以资源定绩效、以绩效提质量”，调动各级医务人员的主观能动性，强化管理责任与压力，形成有激励、可评价的资源分配机制和更加高效的竞争机制。

（3）实施医护分离、护理垂直管理。建立了以护理部–总护士长–科护士长–护士长为主线的管理体制。强调护理部对护理岗位设置、人员调配的垂直统一管理，保持各护理病区绩效考核与分配的自主权限。

3.探索岗位分类分级管理，突出不同序列不同岗位价值特点。

（1）以绩效改革为契机，完善岗位管理。全面梳理各序列人员，细化岗位分类，明确岗位职责，因需设岗、以岗择人、按岗聘用、科学管理（见表1）。

表1 岗位分类分级管理

考核序列	岗位类别	岗位内容	备注
医师序列	住院入组	诊疗组长、主治医师、住院医师，“三级五档”	关键岗位，占比80%以上
	其他医疗岗位	专职门诊、专科医技、专科平台	
	非护理岗位	从事科室秘书、医技检查、科研助手、医疗辅助等临床非护理工作	35岁以下人员无条件返回临床、35岁以上人员转出护理序列，并实施控薪政策
	教学科研岗位	脱产科研、脱产教学、兼职教学	
	其他岗位	对外支援、外出进修、辅助管理	
护理序列	病区护理	专科护士、高级护士、中级护士、初级护士、规培护士	关键岗位，占比95%及以上
	门诊护理	导诊护士、助诊护士	定编定岗，严格控制人员规模
	医技护理	麻醉、检验、CT、磁共振、介入平台护士	
	辅助护理	供应室、体检中心、院感、静配等护士	
	护理管理	护理部主任、副主任、总护士长、护理干事	
医技序列	报告医师	负责病情诊断、报告签发	核心岗位
	检查技师	负责操作相关设备，开展检查检验	关键岗位
	辅助岗位	工程师、专职教辅、文员、登记员	
行政后勤序列	领导干部	副厅级、正处级、副处级、正科级、副科级	六级五档
	普通职员	一、二、三、四、五档岗位	

（2）绩效分配拉开岗位差异，突出岗位职责履行，充分体现岗位价值导向。以护理绩效为例：绩效分配向临床护理岗位倾斜，降低门诊及医技护理人员绩效水平，门诊导诊护士统一按照最低水平进行定薪，医技护理岗位实施控薪，非护理岗位护士转岗控薪，行政护理岗位转出护理编制，扭转以前护理绩效不公平现象。

四、改革实施执行阶段

1.第一阶段：（2018~2019年）。

（1）建立以岗位为基础的护理垂直管理体系。全面梳理全院所有护士编制和护理岗位；完善护理岗位管理制度，坚持“因需设岗、以岗择人、按岗聘用、科学管理”；以满足临床需要为主；拉开护理岗位绩效差距，充分体现临床护理岗位工作价值；开发护理管理系统，对护理人力资源进行统一调配，创新护理用工模式，开启护理规培新模式，优化人力资源配比。

（2）护理绩效考核体现工作价值和风险差异。

① 体现护理工作价值差异。以RBRVS点值法主考核护理直接工作量，风险高、难度大、花费时间长的护理项目点值高；工作负荷大、劳动强度大、风险较高的科室倾斜的科室绩效水平高。

② 体现病区护理风险差异。引入“护理风险等级评价系数”，考核护理间接工作量，提高原来的风险高而护理绩效水平低的科室（如ICU、心外科、神经外科等）护士绩效水平，让其价值得到合理回归。

③ 体现护理岗位价值差异。绩效分配向临床护理岗位倾斜；降低门诊及医技护理人员绩效水平；门诊导诊护士统一按照最低水平进行定薪；医技护理岗位实施控薪；非护理岗位护士转岗控薪；行政护理岗位转出护理编制。

（3）实施护理二次分配改革。全院制定统一分配方案，80%到个人，确保二次分配公开公平公正。注重岗位能力，以护理层级系数为主，淡化职称年资，向工作量大、风险系数高、技术性强以及夜班等岗位倾斜，充分体现护士个人工作价值。

2.第二阶段：（2020年）。

（1）建立医技绩效考核体系。医技绩效考核方案主要以提高资源边际效益为目标，围绕难度大、数量多、效率快、成本省、质量好等五个维度展开设计，绩效核算过程中，以RBRVS工作量为基础，体现医技项目相对价值；增加平台医技科室预约等待时长和工作质量考核，引导医技科室提升效率和质量，实现边际效益最大化。

（2）各科室实施工作价值导向的差异化分配方案。根据各医技科室工作特点制定差异化绩效分配方案；绩效分配向医师岗位倾斜，拉开医师、技师分配差距；以个人工作量和岗位风险为主要依据，实现“多劳多得、优绩优酬”。

3.第三阶段：（2021年）。建立管理绩效考核体系，一是引入三级公立医院考核等关键考核指标与绩效挂钩，突出岗位职责履行、压实部门管理责任；二是设置晋级晋档绩效系数，充分体现岗位和管理价值，发挥绩效的激励作用；三是实施末位管理：年度考核末位5%、基本合格、不合格的，当年不予累计年限；四是绩效分配突破大锅饭，20%可由分管院领导及部门长进行差异化分配，奖勤罚懒，激发活力。

4.第四阶段：（2022年）。

（1）建立诊疗组下的医师绩效考核体系。将绩效考核的基础细化到诊疗组和重点病种，可精益核算出收治每位患者产生的绩效。以RBRVS点值法考核直接工作量，体现医务人员技术劳务价值和风险差异；以DRG为考核工具，体现收治患者的难度差异；加大对疑难病症和三四级手术及操作奖励，加强公立医院功能定位；对医疗组占用人力成本、病区床位、手术间、平台科室等进行精细化考核，将成本核算精准到每床日和每台手术分钟成本，引导医疗效率和资源效益的提升；实施DRG结余奖励，超支和违规予以扣款。医师绩效考核以优化病种结构为导向，强调重视疑难病症及高难度手术价值，提高低难度病种诊疗效率，持续打造高水平医疗服务平台。

（2）开展医师绩效分配改革。一次分配根据三级医师设置了“三级五档”系数，与岗位职责、工作业绩、实际贡献紧密联系，弱化职称和工龄，效率优先，拉开岗位差距，避免“大锅饭”、平均主义；二次分配以医疗工作为主，但考虑亚专业发展、高精尖技术激励、医教研平衡、人才培养、公益事业支持等。

（3）护理PDCA持续改进。一是在前期测算的固定风险系数等级的基础上，结合临床指征、护理评估、CMI等指标，动态测算科室护理风险等级变化，动态反映科室护理难度变化情况，优化绩效分配方案，使绩效向难度大、风险高的科室倾斜；二是开展以工作量为主的护理二次分配改革，根据班次特点，将班次分为扫码类和非扫码类班次，从移动护理抓取护士关键工作量，以体现同一班次、照护不同患者护理人员所付出的工作量差异。

五、改革成效

通过推动薪酬制度改革，推动医院转变管理机制和运行模式，提升了精细化管理水平，助力医院资源科学合理配置，加快建立现代医院管理制度，实现转型和高质量发展。

1.医务人员薪酬绩效稳步增长，绩效结构更加合理，全面激发人力资源新动力。改革后，人均绩效增长12.5%；绩效评价和分配与医务人员劳动价值，与实际风险、难度、负荷相符，体现岗位价值差异，绩效结构更加公平合理。

2.资源分配更加科学，建立了公平、高效、科学的长效管理机制。改革实现了对医疗资源（人力、床位、手术间）的再分配，打破了原来资源分配不均衡的现象；并且可根据医疗组和手术间运营数据监测结果，动态调整资源分配。

3.服务能力进一步提升。（1）2022年门诊量同比增长12.99%，出院人次同比增长7.63%，手术人次同比增长7%；（2）同时，医院资源效率进一步提升，平均住院日下降近1天，术前平均住院日下降0.7天；（3）医院CMI提升至1.69，同比上升0.03，三、四级手术率增长5.19%；（4）药耗费用管控成效显著，每CMI次均费用减少2163元，每CMI次均药耗费用减少1388元。

4.医院综合排名稳步提升。2021年，医院复旦排行榜科技量值榜双双进入第七名，8个专科名列全国前十；连续3年“国考”获得A+。

六、改革经验总结

武汉协和医院分序列绩效改革是医院在建立现代医院管理制度、实现转型和高质量发展的道路上做出的管理探索和创新，改革力度大、范围广、影响深，对提升医院运营管理、调动职工积极性、提升效率和质量均有较大的促进作用。总结来看，本案例创新点和值得借鉴的经验主要如下：

（一）以价值医疗为指导思想，契合高质量发展思路和国家医改方向

绩效改革不仅重视价值评价，更重视价值分配，医院一、二次分配方案同步予以改革，改革比较彻底，将改革红利传达至一线医务人员，充分调动一线职工的工作积极性。

（二）拓展了绩效管理的内涵和外延

绩效改革不单纯是绩效考核方案的变革，而是以改革为契机，打破医院原有的管理体制和运营机制。一是探索建立科主任领导下的诊疗组长负责制，建立诊疗组“OKR”管理体系，对诊疗组开

展目标考核，并与诊疗组长聘任、资源分配和绩效挂钩，全面激活诊疗组长主观能动性和创造性。二是建立护理垂直管理新模式，注重理顺科室主任、护士长、护理部、绩效管理部门的责、权、利。科主任只负责管理护士长30%考核，不负责普通护士岗位调配、绩效分配；护理部负责全院护士统一调配和管理、护士长70%考核、护理风险评价、护理质控考核，参与制定护士绩效一、二次分配方案，但是不负责全院护士绩效具体分配；绩效管理部门负责护理绩效核算、分析及发放。护士长负责普通护士统筹部分绩效考核及分配。强调改革后医护仍是利益共同体，绩效均与科室工作量、工作效率和成本控制有关，强化医护协作。

（三）精益绩效考核助力医院精益管理

以绩效改革为契机，将绩效考核单元从科室精细化到诊疗组，将绩效核算对象细化到每份病例，将绩效分配精准到每个医务人员，考核指标反映工作量、资源效率、成本控制、难度和风险、医疗质量等多个维度。每月可全面评价科室、亚专业、诊疗组和病种绩效和运营效益，为科主任智慧决策、资源分配提供科学客观全面的数据询证支持，有助于全面提升科室及学科发展水平；为诊疗组长改善运营、规范诊疗行为、降本控费提供有力指导；精细化核算病种绩效，为科室优化病种结构提供数据支持。

（四）多维精细化成本考核助力医院资源效益提升

建立管理用成本考核体系，通过绩效考核引导效率提升、资源优化配置和效益提升。对人力、床位、手术间、平台科室、设备等资源成本进行精细化考核，将成本核算精准到每床日和每台手术分钟成本，引导医生加快周转、提升效率；通过设置差异化、分时段成本扣除方案，以此来加强首台手术准时开台管理、鼓励错峰手术、体现不同时间段的手术间利用价值、降低手术间闲置成本等。

（五）行政绩效与国考指标结合提高医院管理效率

医院顺应国家提高医院管理效率的大背景，创新性将行政绩效改革与国考指标结合，以三级公立医院绩效考核的相关指标作为考评依据，避免了以往基于岗位价值的多维度考核评分主观性和内部考核局限性的弊端。

七、结语

武汉协和医院分序列绩效改革是医院根据宏观政策导向，针对运营发展面临的实际问题，以精益思想为核心，建立的一套主要体现岗位和风险差异、以知识价值为导向的绩效考核与薪酬分配体系。2019~2022年历经四年精耕细作，顺利完成了护理、医技、管理、医师四大序列绩效改革，改革力度大、范围广、影响深。该基于精益管理绩效体系的全面落地实施，不仅有助于合理引导医务人员降本增效，适应DRG支付制度改革，实现医疗效率和资源效益的双提升，全面激发医务人员发展动力；更有助于全院树立精细化运营理念，调整资源分配，优化病组结构，促进学科纵深发展并提高医院运行效率。改革经验在卫生健康行业进行分享和交流，被多家医院进行学习和推广，并获得了各项科研成果，具有较强的理论和实践意义。

郑州大学第一附属医院：数字强基　精益赋能提升供应链管理新效能

赵祖桉　王思萌　岳玲　张瀚文　贺强　李镇

随着医疗改革的不断深化，国家对医疗耗材规范化管理的要求越来越高。传统的供应链管理模式存在诸多弊端，已然不适应新趋势和新要求。将先进信息技术与管理融合，可以使耗材管理更加规范化、合理化、精细化，契合了医疗机构供应链管理的核心诉求。

当前，供应链转型处于关键期，郑州大学第一附属医院持续完善标准制度和优化管理流程，并依托先进信息技术建立“五优”智慧供应链管理体系，重构医院物资耗材管理和服务模式，打破了信息孤岛，实现了降本增效。高效的供应链管理体系为医院整体高质量发展，以及发挥国家区域医疗中心角色奠定了坚实基础。

一、多重压力叠加，供应链管理亟待升级

新的医改政策出台、医院自身精益管理及高质量发展的需求，以及信息技术的迅速发展，使医院的经营面临着前所未有的压力和挑战。作为医院运营管理中的重要组成部分，供应链管理改革升级迫在眉睫。基于新形势，郑州大学第一附属医院立目标、理思路，利用创新方法推动供应链管理改革升级。

（一）供应链改革背景

1. 国家政策驱动。2014年，国务院颁布了《医疗器械监督管理条例》，这是医疗器械领域的最高行政法规，其中明确规定医疗器械使用机构在购进医疗器械时，应当查验包括厂家、供应商和耗材本身在内的相关资质证明文件，并建立查验记录制度。2019年6月，国家卫生健康委与国家中医药局联合印发《医疗机构医用耗材管理办法（试行）》，进一步明确医疗机构应当逐步建立医用耗材信息化管理制度和系统，要求医疗机构耗材管理信息系统应当与医疗机构其他相关信息系统整合，做到信息互联互通；医疗机构耗材管理信息系统应当覆盖医用耗材遴选、采购、验收、入库、储存、盘点、申领、出库、临床使用、质量安全事件报告、不良反应监测、重点监控、超常预警、点评等各环节，实现每一医用耗材全生命周期的可追溯。

2. 医院管理需求。随着医药卫生体制改革的深入推进，医疗卫生行业正经历着剧烈变革，破除以药养医机制，控制过度医疗，深化改革医保支付方式，深入推进分级诊疗制度建设，以及医院高质量发展的需求。面对这些新的发展趋势和挑战，传统的医疗耗材管理模式逐渐显露出诸如科学

性不足、规范性不够、粗放管理、内控机制缺失、质量安全隐患等问题。因此，迫切需要寻求一种新的耗材管理模式，以适应医院精益化、合规化管理的新要求，确保医疗卫生行业的持续健康发展。

3.科学技术发展。在互联网和大数据的浪潮下，医用耗材管理领域紧跟信息技术的步伐，PDA和UDI、条形码等技术的运用极大提高了数据采集的效率和准确性，确保了医疗器械的安全性和唯一性，有效减少了人力成本，同时避免了人为操作的错误。这些先进的信息技术在管理过程中不仅增强了耗材管理部门和医护人员的管理意识，更明确了各自的职责，显著提升了管理效率，降低了成本。此外，在保障医疗活动安全，减少医疗事故发生率，构建和谐医患关系方面发挥了重要作用。

（二）供应链改革方案

1.确立“供应链”建设的总体目标。在制定“供应链”的总体建设目标方面，紧密结合《医疗机构医用耗材管理办法（试行）》等相关制度要求，以及医院管理的核心诉求，明确了以下主要建设目标。

（1）建立标准规范化的基础数据。建立财务、业务共享的树状结构科室编码体系，可以对科室分类、分级管理，设置归口部门才可以对科室进行新增、合并、缩减等调整，从而实现基础数据的统一和流程的规范化管理。

（2）满足耗材集中管控，统一采购需要。优化功能布局，加快“一院四区”资源整合，确保“一院四区”物资统一采购供应，降低医院成本，保障医疗物资质量，促进医疗事业健康发展，实现高质量发展、同质化管理、标准化建设和规范化运营。

（3）耗材全程线上管理，高值耗材全程可追溯。通过线上完成普通耗材报货、审核、采购、送货、结算等，实现全流程精细化管理。对于高值耗材，则采用扫码验收、领取、使用、计费等方式，确保其全程可追溯。此外，构建供应商资质在线管理功能，减少医院对供应商资质管理的疏漏，从而避免证件失效带来的安全隐患，从源头确保医疗安全。

（4）构建“五优”智慧供应链管理模式。依据现代医院供应链管理“五优”服务方案（即“优选、优采、优供、优管、优评”），建立医院供应链管理采购寻源的科学合规、物资供采的高效协同、物资耗材的全程可溯、全链条管理的可评可控，助力医院在面对医保DRG/DIP支付背景下降本增效，推进医院精细化管理和高质量发展。

（5）促进财务信息化管理水平。在满足财务审计及内控管理制度要求前提下，实现耗材入库单生成结算单及付款报账单，耗材入库单及付款报账单自动生成会计凭证，有效降低财务人员工作量，提升工作效率和准确性。打通供应链模块、会计核算模块、智能报销模块、税务平台，实现耗材入库单、结算单、付款报账单、发票、会计凭证等相关单据进行影像化，解决实际业务中电子流凭证的生成、收集、传递、关联、核算、归档问题，并分类存储和管理，便于后续调阅和保管，提升电子档案的管理效率。

2.厘清“供应链”建设的总体思路。根据“供应链”总体流程所涉及的部门、院内院外信息交互的内容，再结合医院内控管理要求，确立了“供应链”建设的总体思路。

（1）引入先进的信息技术。引入UDI（医疗器械唯一标识），为每个高值耗材赋予一个唯一的识别码，可以实现高值耗材的全流程可追溯管理；通过使用PDA手持终端，可以方便地对高值耗材进行发放和回收操作；通过OCR技术，简化报销流程，减少员工在报销过程中的烦琐操作，增强财务监管，防范电子发票重复报销和虚假发票的流入；构建电子影像系统，实现票据信息的电子化采集、存储、管理和审核，同时对接电子档案系统，将处于归档范围内的单据影像传递至电子档案系统进行归档管理。

（2）建立标准化、规范化的管理流程。通过管理制度化、制度流程化、流程表单化、表单数据化、数据标准化等规则完善制度、梳理流程、设置功能、标化数据，建立标准化、规范化的管理流程。

（3）构建一个集成的供应链平台。采用统一的信息平台，使医院内部各部门及医院跟供应商之间在同一平台操作相关业务，平台数据自动流转，确保物资需求、库存信息、订单状态等数据能够实时、准确地传递给相关部门和供应商，实现医院内部各部门之间以及与供应商之间的信息共享和协同工作，从而保障多院区物资供应。

（4）采用模块化设计系统功能。根据各部门管理的业务范围，采用模块化设计系统功能，使系统能够灵活应对不同部门的具体需求和变化。

（5）核心基础数据统一管理。对于科室、职工、用户、物资字典等核心的基础数据进行统一管理，制定统一的数据标准和规范，包括数据的名称、格式、编码等，进行全局化应用，确保数据的一致性。

（6）实现业财融合。通过搭建医用耗材智慧供应链管理平台，可以将业务与财务信息进行有效整合，实现业务决策与财务管理的紧密结合，可以更好地管理医用耗材的采购、库存、配送等业务流程，同时财务部门也可以更准确地掌握医用耗材的消耗和成本情况，为医院的经营决策提供有力支持，同时通过业财融合推动单位对电子档案的管理和应用。

3.掌握“供应链”建设的创新方法。

（1）技术创新。充分利用现阶段先进成熟的信息技术，并将其融入医疗场景，实现智能物联网技术在医院供应链管理的应用。例如：通过引入UDI（医疗器械唯一标识），为每个高值耗材赋予一个唯一的识别码，可以实现高值耗材的全流程可追溯管理；通过使用PDA手持终端，可以方便地对高值耗材进行发放和回收操作；通过使用扫码枪，可以对物资进行快速、准确地验收、办理出入库、完成高值耗材计费等操作。

（2）模式创新。通过近几年的研究与实践，医院已经构建了一个基于物联网技术的医用耗材全流程精益管理体系，这一体系实现了内外供采协同、深度业财融合，具备有效的内部控制和高效的决策支持功能；构建了覆盖物资耗材遴选、采购、验收、入库、存储、盘点、申领、计费、出库、临床使用、质量安全事件报告、不良反应监测、重点监控、超常预警、分析点评等全流程的医用耗材高效运营管理信息化系统；并引入UDI、高值耗材箱、PDA、扫码枪等智能化设备，利用数字化手段重构医院物资耗材管理和服务模式。

二、主打稳健务实 构建供应链管理新模式

（一）组建项目建设工作小组

在院党委的领导下，由总会计师、医学装备部主管院长、信息处主管院长三人成立工作小组，

负责项目的推动工作。由医学装备部、财务处、信息处在规定的时间拿出实施方案和工作计划，并评价方案的可实施性。财务处负责项目的总体设计；医学装备部负责物流系统的具体实施细节；信息处为院内各信息系统对接提供技术支持。各部门一把手定期向工作小组汇报进度，并根据工作需要至少安排本部门一名专职人员具体负责项目的实施对接工作。各部门专职人员与第三方工程师进行集中办公深度交流，保证信息流通的准确性和及时性，减少沟通误差，确保工作有序推进。

（二）制订项目建设计划及目标

项目组制订供应链系统建设阶段计划及阶段目标，要求各部门按照计划推动工作，有问题及时向项目组领导提出，保障项目进度。

第一阶段：完成医用耗材管理需求调研及顶层设计，明确“一院四区协同发展、集中管控、统一采购、统一规范基础数据、全流程线上管理、全生命周期可溯源”的医用耗材高效运营管理信息化建设目标，实现全院低值耗材在线报货、库房集中审核、集中下达采购计划、供应商送货、验收入库、出库、财务核算的全流程在线管理。

第二阶段：配置硬件环境，通过对业务范围、业务场景、业务流程梳理，以及对业务量、数据量充分评估配置网络环境，制定明确的安全策略和流程，规范内外网交互的行为和操作，评估安全策略和流程的有效性，按照流程采购所需服务器和安全防护硬件资源。

第三阶段：打造院内SPD，利用互联网+、大数据、物联网、人工智能等信息化技术和智能自动化硬件设备，实现高值耗材、口腔耗材、骨科耗材从需求、采购、送货、入库、发放、计费、追溯、结算的全流程智慧管理，具有实时动态监管、溯源跟踪、院内院外闭环流通、智能决策等精细化管理功能。

第四阶段：推进业财深度融合，主要扩展供应链系统涉及的业务范围及高新技术的深度应用，包括：深度应用UDI、PDA、OCR等新技术，提升供应链管理效率；供应链系统向业务前端扩展，对接合同模块，打通耗材从申请、论证、审核、招采全流程的自动化和实时同步；供应链系统向业务后端扩展，实现耗材采购资金支付全链条在线管理，并将业务场景中的电子流凭证进行收集、传递、关联、校对、归档，打通业财资税一体化的“最后一公里”。

（三）构建供应链管理体系

1.搭建多方协同的精细化管理平台。在搭建耗材管理系统之前，团队深入研读国家政策，院内多方沟通耗材管理诉求，梳理管理痛点。最终依托HRP平台，创建了临床科室、医学装备部、财务处、供应商多方协同工作的耗材管理系统平台（见图1），实现医用耗材采购部门与供应商之间供采协同、配送协同、结算协同，保证信息传递的及时性、准确性，降低沟通成本，提高运营效率。

2.建立精细化资质证件在线管理功能。医用耗材的资质一般包括耗材生产厂家的营业执照、生产许可证、生产备案信息表、供应商的营业执照、经营许可和授权、耗材的医疗器械注册证等资质证件。除一类、二类医疗器械的备案外，其余资质证件一般均有各自相应的有效期，该信息变化快、更新快，更新时间不统一，以纸质存放占空间、不易保存且查阅困难，相应审核工作量大且烦琐。除了备案时的审核工作，医用耗材验收入库时，也需要查验注册证等证件，其时效性是非常关键的，否则就有可能将过期或无效证件的产品验收入库。

“供应链”采用供采协同的方式，通过内外网交互，在外网搭建供应商专属平台，供应商在平台注册账号，并与内网系统的供应商编码绑定，该供应商对应中标物资目录将会自动同步到其账号，供应商需按照物资目录绑定并上传相应的证件，医院对供应商证件审核通过后生效。供应商资质未审批或审批不通过时，供应商无法送货，这样可以避免证件不全或不合格带来的安全隐患（见图1）。

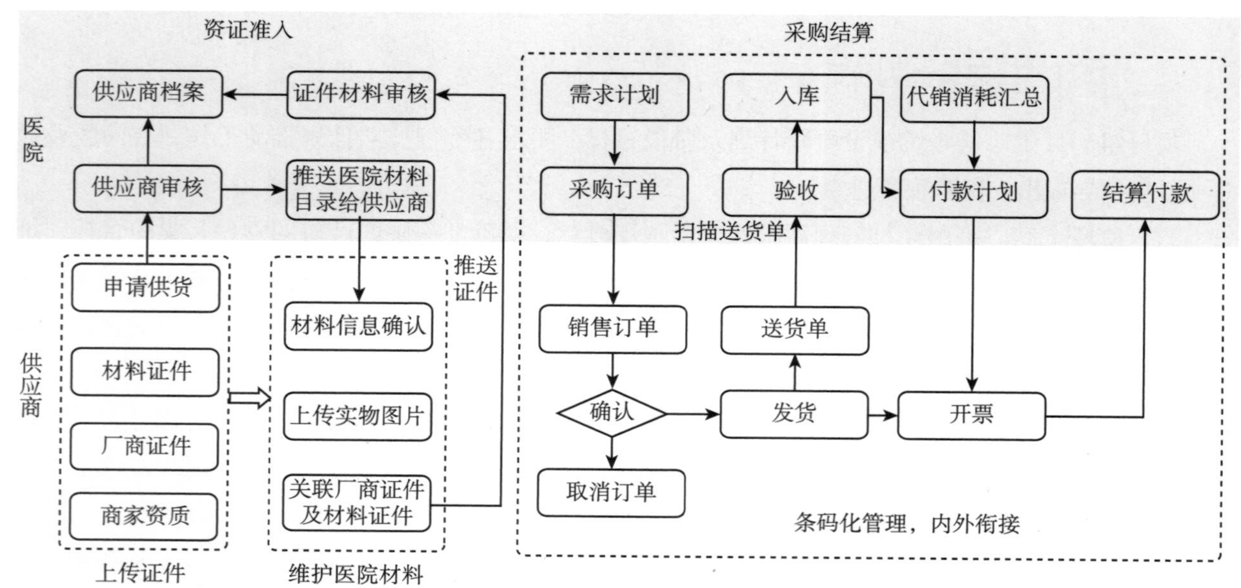

图1 供应链协同平台流程

3.搭建基于采购合同的价格管理平台。通常医院耗材价格由多个部门管理及维护，招采部门跟供应商签订合同时约定协议价格；医学装备部执行采购任务时维护采购价格；物价部门负责管理耗材计费价格。

传统模式下，招采部门签订完新品采购合同或在院耗材调价合同后，线下将合同转移至医学装备部，便于维护耗材的型号、规格、品牌、注册证及采购价格等信息；医学装备部根据旧价格库存消耗进度及新价格到货进度，线下通知物价管理部门调整HIS中耗材的计费价格。在此过程中容易出现信息传递不及时、偏差、遗漏及不同步情况，导致合同价格、采购价格、计费价格不一致，进而引起合同争议、经济损失、医患纠纷、审计不通过等严重后果。

借助耗材价格管理平台，招采部门签订采购合同后，将合同中的标的信息推送至医学装备部完善采购所需信息，再同步至医保办完善医保信息，最终由物价办确认是否需要收费及收费价格，同时自动更新HIS中收费价格，实现合同价格、采购价格和计费价格在线联动的效果，有效提升耗材价格管理水平和工作效率，如图2所示。

4.建立供采协同模式下医用耗材采购精细化管理流程。传统管理模式下，科室通过纸质申请、电话等方式申领物资，经常出现传递信息的不准确；医院跟供应商之间同样采用电话沟通，信息遗漏、偏差情况时有发生。供采协同的管理模式从科室到采购部门，再到供应商三方在线实时交互，实现供采协同。

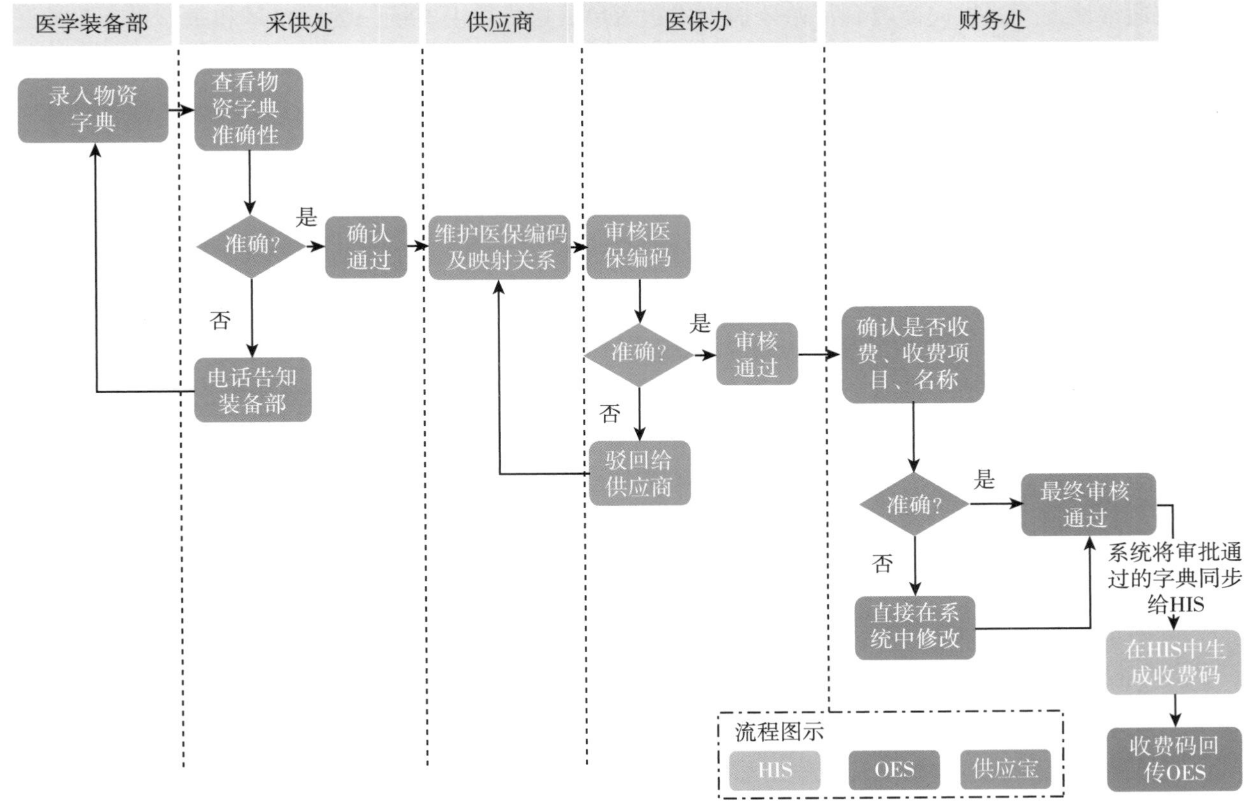

图 2 耗材价格管理平台

低值耗材由科室向各院区库房提交请领需求，库房在收到各科室请领需求后，由库管审核、汇总采购计划，向医学装备部采购员提交计划，采购员审核采购计划后，一键拆分成不同供应商对应的订单，提交相关负责人审核，审核批准后，该订单通过内外网交互将信息推送到供应商账号和微信号，供应商根据订单信息，选择相应的证件生成送货单，如图3所示。

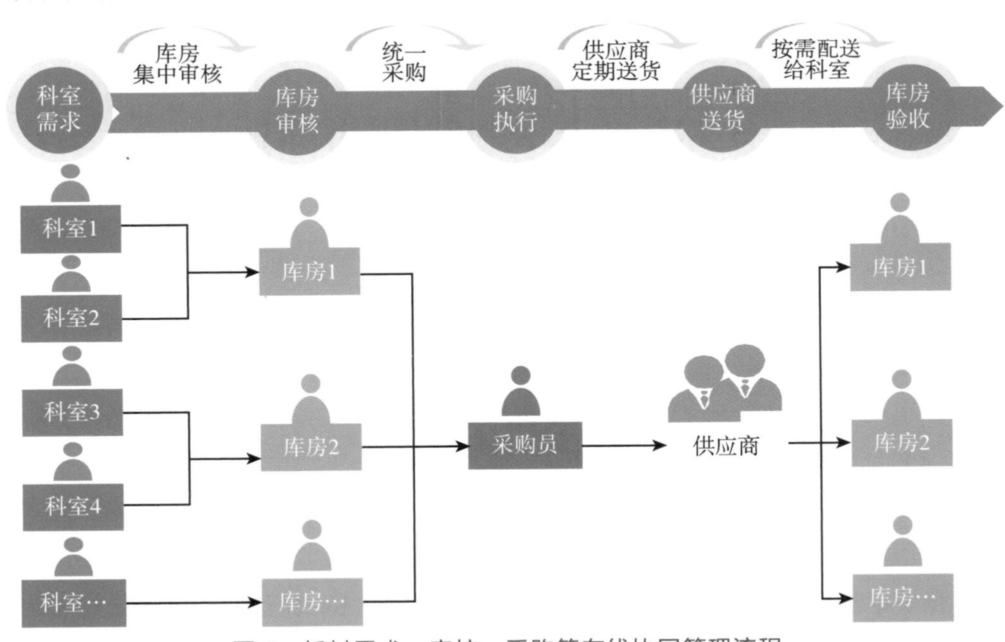

图 3 耗材需求、审核、采购等在线协同管理流程

在通常情况下，供应商收到订单才能生成送货单，送货单上有统一的订单号和条形码，此类订单以英文大写字母D开头。但是，在遇到急诊等特殊情形下，急需耗材且库房没有库存，供应商可在接到医院通知后，根据其客户端内物资字典选择生成S开头的送货单，此类送货单由供应商自主生成，职能部门后续再审核。

5.建立多种模式的存储及配送流程。根据医院普通耗材和高值耗材管理方式的不同，量身打造“供应链”管理系统，建立多种模式的存储及配送流程。

在普通耗材管理上，一部分耗材实行“零库存”管理，即科室提交申请，医院审核，供应商根据订单送货，经医院验收合格后办理出库送往申请科室。另一部分耗材库房有实际库存，系统上线后对该部分物资建立医学装备部常备库和消毒供应中心常备库，这部分物资由库管根据用量直接向供应商下达采购计划进行订货，物资到医院库房后，相当于暂存物资，实际仍为供应商资产。临床科室按照规定时间和频率上报使用计划，库房根据计划配送物资，配送物资办理出库手续后形成供应商结算单，库管根据结算单月底集中办理结算手续，这种模式体现了“零库存”管理的理念。

在高值耗材管理上，手术室、腔镜中心有独立的二级高值耗材库房，这部分库存物资实行“代销”模式，即供应商在收到医院订单后，通过系统的供应商端扫描解析耗材GS1（全球商品标识）条码生成送货单和医院内部条码，供应商将医院内部条码和高值耗材一物一码对应后送货至医院。高值耗材经医院验收到达二级库房后仍为供应商资产，直到患者使用耗材并扫码计费成功才生成“代销”出库信息，月底汇总出库信息时对这部分物资办理结算手续。各二级库房的库管，可以通过系统实时查看该库房使用的物资、未使用的物资和有效期预警等信息。同时，库管可以根据经验设定高低储值，实现自动报货。医院的高值耗材条形码由耗材的物资信息编号和耗材流水号组成，通过条形码技术实现临床科室高值耗材零库存管理，以及从厂家到消耗的全过程跟踪管理（见图4）。

材料名称:	外科生物补片	
规格型号:	片4.5cm×6cm	
批号/有效期:	4190128-3	2021-01-29
仓库:	东区手术部（2）5楼	

13070500001120190831000011

图4　高值耗材院内唯一条形码

6.实现高值耗材扫码计费及追溯管理。传统模式下，各腔镜中心和手术部的高值耗材虽然也是“代销”存于二级库房，但是每天手术室术中领用都是采取手工记录，计费系统与追溯系统分离，容易出现“跑冒滴漏”现象。“供应链”管理系统基于一物一码的高值耗材精细化管理模式，通过与HIS系统对接，扫码枪扫码即可解析完成计费。

“供应链”管理系统将手术室工作人员工号与手术间号关联，巡回护士领取耗材时必须使用PDA选择自己工号和房间号后，逐一扫描院内码领用自己需要的耗材。此时，耗材与领用人绑定，绑定后的耗材方可在手术间扫描计费，否则扫描院内码将无效。手术结束后，巡回护士扫码计费，“供应链”管理系统与HIS交互信息，提取患者信息同时完成计费，生成“高值耗材使用清单”，耗材的信息和患者信息均有显示，完成追溯。若术中有未使用的耗材，库管页面将显示“领取未归还”，耗材去向库管可追踪到人。

“领用模式”和院内码的管理模式，真正实现了高值耗材的精细化管理，从高值耗材的科室提交计划到供应商生成送货单，从装备部验收到二级库房入库，从领用人绑定领用到计费和归还，环环相扣，每个环节的负责人权责分明、各司其职，真正实现了耗材全生命周期的管理，如图5所示。

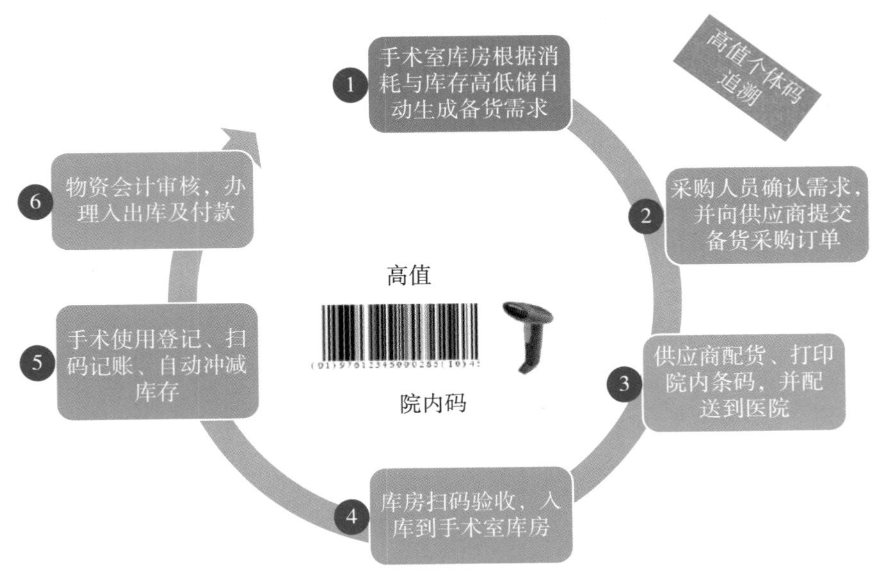

图5 医院高值耗材精细化闭环管理流程

7.建立组套包模式的骨科耗材管理流程。骨科耗材是医院医用耗材管理中的重点、难点，医院在制定骨科耗材管理方案时，经过充分沟通，多方研讨制定出了一套适合本院的业务流程，并通过“供应链”管理系统，实现信息流转自动化、操作智能化，极大提升了工作及时性及准确性。

在“供应链”管理系统中预先定义“耗材手术套包”，医生下手术申请单时，选择对应套包生成手术备货单，供应商根据手术备货单，通过扫描UDI的方式对骨科耗材进行备货。供应商也可以对标准的骨科手术提前备货，当收到手术备货单时，将提前备货的标准包跟手术备货单关联，可极大提升手术备货速度。手术后，巡回护士通过扫描UDI的方式，快速将所使用的骨科耗材办理计费等手续，简化了耗材人工录入计费环节，如图6所示。

8.数字化建设为财务决策提供重要支撑。随着数字化转型的持续推进，供应链系统正在全面整合前端合同模块与后端财务功能，包括会计核算、智慧报销以及电子会计档案。这一变革显著提升了财务管理的效率，加强了信息的透明度和可追溯性。前端合同模块借助数字化管理，极大地简化了合同的起草、审批和执行过程；后端则通过会计核算的自动化处理，关联耗材入库单、发票，通过OCR图像识别发票信息与税务系统票池进行发票比对，并收集税务系统票池中XML格式发票，待报账单审批完成后进行付款。最终，入库单、报销单、发票等原始凭证及会计分录等记账凭证通过接口传递到电子会计档案系统实现电子信息归档，实现耗材支付链相关单据、信息的归档和追溯。这种整合模式为单位提供了丰富的数据支持，对于财务决策具有重要意义，是单位财务数字化转型不可或缺的关键步骤。

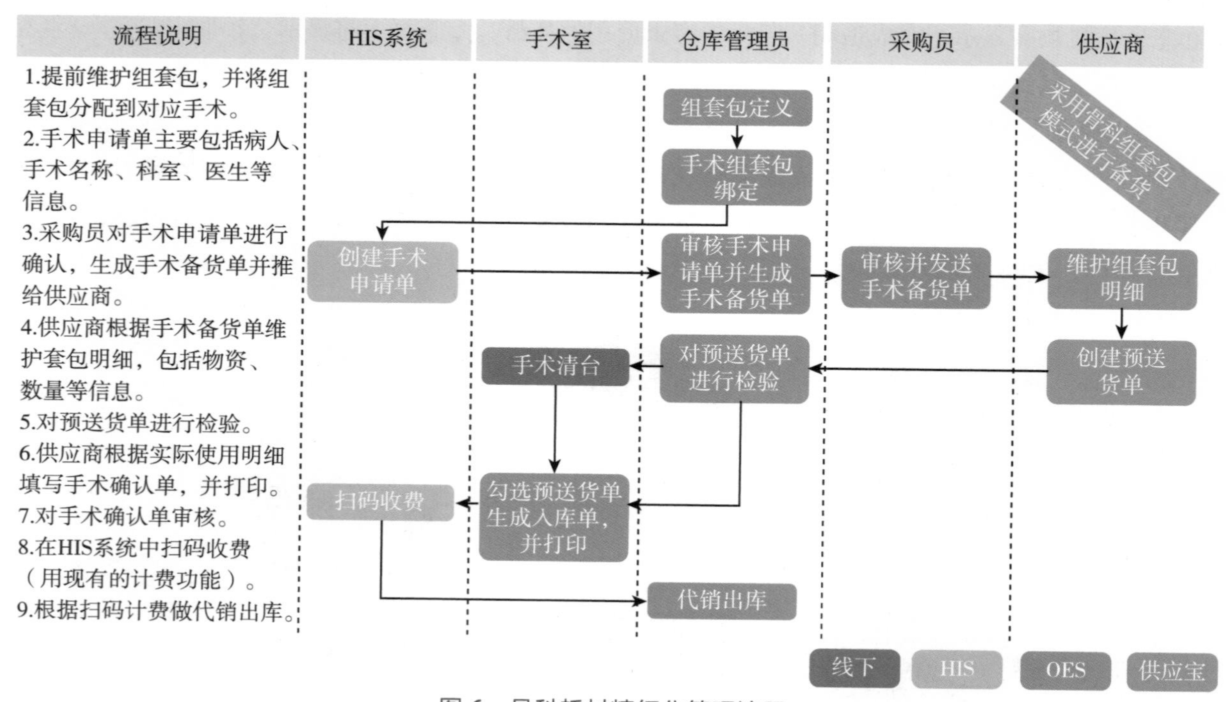

图 6　骨科耗材精细化管理流程

（四）统筹解决实施难点

在实施医用耗材管理信息化项目的过程中，面对医院庞大的规模、多个院区、耗材种类的复杂性以及巨大的使用量，项目组在初期遇到了一个关键性的挑战：是全面铺开推进项目上线，还是采取分阶段逐步实施。经过深入的调研并汲取业务科室的宝贵意见，项目组最终决定采用分步骤实施的方式。首先，着重于高值耗材、口腔耗材及骨科耗材流程再造和功能的开发。其次，选择2个试点科室实施高值耗材扫码计费、全生命周期可溯源等功能，探索出了一条医院与供应商之间高效协同、全流程闭环的管理模式，更好地延伸了医院供应链的管理范围。再次，深度应用UDI、PDA、OCR、APP等新技术，提升耗材管理效率。最后，供应链系统向前跟合同对接，确保供应链中的各个环节能够按照合同约定的条款和要求进行顺畅运作；以及向后跟会计核算、税务系统对接，在推动医用耗材供应链系统的优化升级过程中，致力于与会计核算和税务系统实现深度对接，逐步构建并完善电子会计档案系统，以此提升财务管理的智能化、规范化和效率化水平。

三、智慧管理，提升供应链新效能

（一）提升医院管理水平

构建“五优”智慧供应链管理体系，满足医院智慧管理评级要求，实现医院供应链管理采购寻源的科学合规、物资采供的高效协同、物资耗材的全程可溯、全链条管理的可评可控，助力医院在面对医保DRG/DIP支付背景下实现精细化管理和高质量发展。

通过建立分散提报需求、自动汇总需求、集中审批采购计划、自动推送订单、专项验收、分类存储、按需领用的管理流程，实现由归口部门统一采购、由专业人员验收、由对应库房存储的采、验、存分级管理的高效管理模式。

（二）优化库存管理效能

“供应链”建设的推进，使得临床科室、采购科室、库房和供应商之间实现了在线协同，确保了数据自动流转、实时共享和在线可视化管理。从科室提出耗材需求到供应商确认的时间由原来的8小时缩短至2小时，有效降低了医院运营成本，同时提高了医疗服务质量。

医院“供应链”管理系统和HIS等系统深度结合，形成医用耗材精细化管理模式，探索出一条医院与供应商高效协同、全流程闭环、供应商主动参与的管理模式，实现了医院供应链管理链条的延伸，帮助医院更好地管理和跟踪耗材的库存和使用情况，提高了耗材管理的效率和准确性，避免了因库存不足或过剩带来的问题。

（三）提升工作效率和降低运营风险

通过基于合同的耗材价格管理平台，医院采供处、医学装备部、医保办、物价办等院内部门及供应商可以在线协同作业，实现工作任务自动推送、数据自动流转。大量耗材集采背景下，从签订耗材调价合同到在HIS中调整完毕计费价格由原来需要3人、2天缩短至3人、0.5天，有效提升了工作效率。

在医用耗材零加成的政策背景下，通过耗材价格管理平台提取耗材合同价格生成采购价格，耗材采购价格自动同步到HIS中生成收费价格。通过应用耗材价格管理平台规避了由于信息传递不及时、偏差、遗漏等情况导致价格不一致的情况，有效降低了合同争议、经济损失、医患纠纷、审计不通过等运营风险。

（四）提高医疗安全和降低管理成本

“供应链”系统实时监控和追踪耗材的采购、配送、存储、领用和报废等环节，通过系统的记录和监控，及时发现异常情况，如耗材的过期、损坏、假冒等问题，从而减少因使用不合格耗材而引发的安全风险；可以对耗材进行质量管理，包括对供应商的质量评估、耗材的质量标准和检验要求等，避免使用质量不合格的耗材，降低医疗事故风险；通过对医疗机构的耗材使用情况进行分析和统计，了解各项耗材的使用情况和趋势，更好地控制耗材的用量，避免了因过度采购造成的资金浪费和过期耗材的浪费；“人工智能+医疗”为医护人员提供准确的耗材信息和使用指导，减少人为因素对耗材使用和管理的影响，从而提高医务人员的工作效率，减少烦琐的手工操作，避免因人为失误造成的医疗事故。

（五）提升业财融合与价值创造

通过供应链管理系统向前端及后端延展，建立了合同、价格、订单、入库单、发票、结算单、凭证等关键信息的关联关系，并可以根据其中一项信息检索出其他几项信息，实现信息透明化、可视化，降低内控风险，提升管理合规性。

财务部门及运营管理部门可以借助耗材“供应链”管理系统，及时、准确地统计出各科室、各病种的耗材成本构成明细，便于核算科室成本及项目成本，并以成本为抓手对科室进行绩效考核，有效引导科室合理使用耗材。

医院管理者借助精细化耗材管理系统，能实现耗材统计查询及深度分析。例如，通过将核医学领用的促甲状腺激素测定试剂盒数量与实际使用量做对比，可以分析当前库存是否合理，并进一步优化库存管理。同时，对比一定时期该试剂盒理论应检验病例数与实际收费病例数的差别，可以揭示当前试剂的损耗情况，分析损耗原因，从而使管理人员能有效控制耗材成本。

参考文献

［1］柳淑婧，温林．解读《医疗机构医用耗材管理办法》，探讨新形势下的医用耗材信息化建设［J］．医疗卫生装备，2019，40（11）：80-82，89.

［2］张红丽，朱亚红．基于SPD模式的骨科耗材精细化管理［J］．江苏卫生事业管理，2020，31（09）：1202-1204.

［3］张奕，沈晨阳，刘帆．医用高值耗材资质证件有效期的精细化管理［J］．中国医院管理，2012，32（04）：63-64.

［4］赵耀，杨保松．基于ERP系统物流模块的医用耗材精细化管理［J］．医疗装备，2016，29（22）：41-42.

［5］陈伟伟．基于层次分析法和模糊综合评价法的高值医用耗材管理软件采购评价方法研究［D］．南京：东南大学，2021.

［6］卫生健康委中医药局关于印发医疗机构医用耗材管理办法（试行）的通知［J］．中华人民共和国国务院公报，2019（29）：60-65.

［7］张健龙．关于完善公立医院经济责任审计对策的思考［J］．前进论坛，2023（12）：39-40.

［8］沈旭睿．医院高值耗材监管系统的研究与设计［D］．上海：上海交通大学，2014.

中国医科大学附属盛京医院：以绩效杠杆撬动管理质效全面提升

汤艳清　吴安华　薛满全　赵之滢

随着医疗卫生体制改革的持续推进，医院的经济运行压力逐渐加大。医院需要加快补齐运营管理短板，通过更精细化的管理放大效益，逐步迈向科学、现代化的医院运营管理之路。

中国医科大学附属盛京医院按照国家各项政策导向，明确高质量发展目标，以五大治理体系和十二大工程引领医院高质量发展战略布局，其中重点以医院内部绩效改革为突破口，推动医院精益化运营管理体系全面落地，进而推动医院向高质量发展目标迈进。

一、背景——内外部环境变化催生变革契机

近年来，盛京医院一直在持续深化改革，提升自身精益管理水平，究其原因有两点。

（一）变革的外部要求与内部需要

1.外部政策背景要求。随着国家医疗卫生事业新一轮改革不断深化，药品耗材零加成、医保支付制度改革、医疗服务价格改革等“组套式”举措逐步落地，公立医院全面高质量发展将是新医改的“最后一公里”，而数据赋能的医院运营精细化管理或将是撬动公立医院高质量发展的重要支点。

2.内部运营压力需要。除了面临外部政策监管及考核的压力外，在内部，医院在收支结构、薪酬制度方面也面临新压力。收支结构方面，尽管药耗加成已经取消、药耗占比有所下降，但医疗服务收入占比不高，收入结构有待优化；人员支出占业务支出比重待提升。其中，健全成本核算体系、赋能医院运营管理提升是医院重点规划工作。

（二）管理流程创新——构建大数据运营管理体系

盛京医院整合相关职能成立运营与绩效管理工作部，组建具备医疗、医保、财务、统计、计算机等多元化专业背景人才队伍；在职责上，将绩效管理与运营管理结合起来，有效发挥绩效管理在运营管理中的指挥棒作用。医院基于国家政策文件的指导意见，设计并构建了精细化运营管理体系（见图1）。

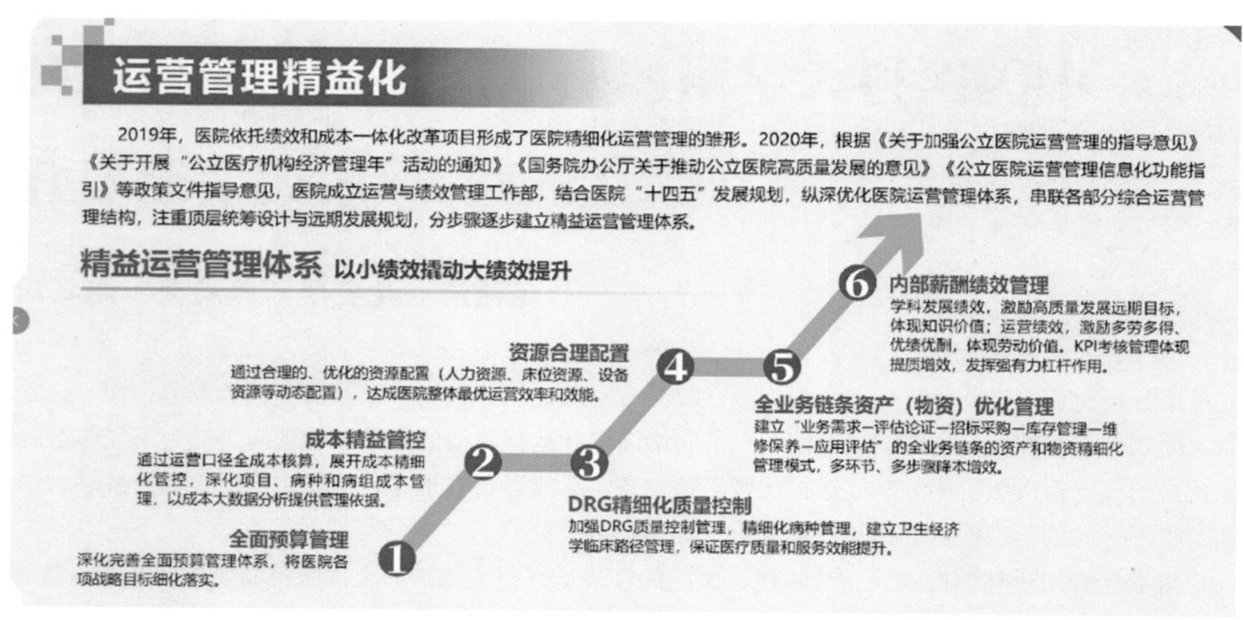

图 1 盛京医院精细化运营管理体系

结合医院“十四五”发展规划，纵深优化医院运营管理体系，串联各部分综合运营管理结构，注重顶层统筹设计与远期发展规划，分步骤逐步建立基于数据循证的医院运营管理决策体系。与传统公立医院粗放式管理时代下的运营管理体系相比，医院改革后的运营管理体系（见图2），更侧重于基于数据循证基础的精益运营管理，以精细化、规范化和科学化运营管理促进医院（区域医疗中心）高质量发展。

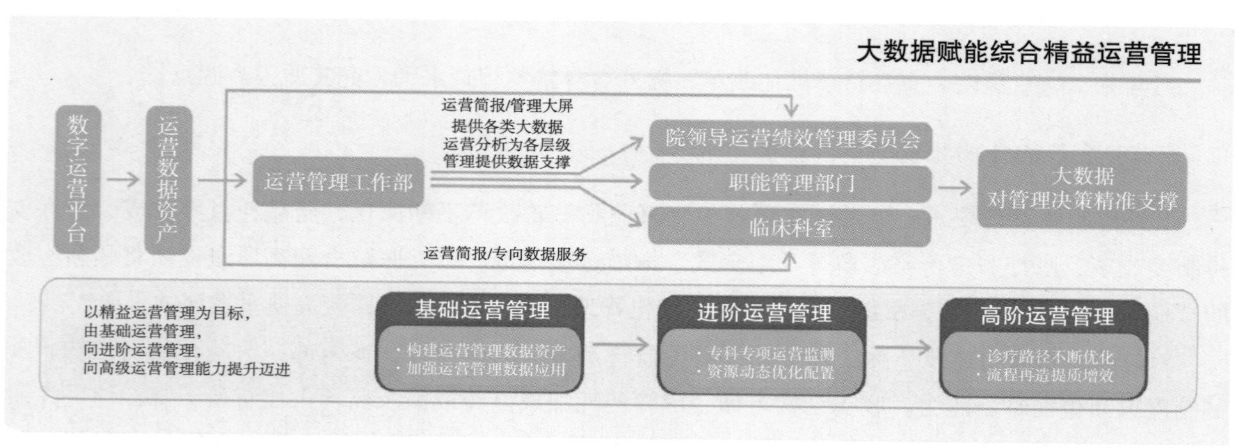

图 2 盛京医院大数据运营管理工作流程体系架构

二、策略——多措并举确保项目有效落地实施

在实施过程中，盛京医院领导层牵头、全院参与推进工作，通过创新薪酬结构及运营架构，建立评价指标体系、合理配置资源等一系列措施，推动项目顺利实施。

（一）人员与资源合理配置

本项目由院党委书记、院长牵头，为落实《国务院办公厅关于建立现代化医院管理制度的指导意见》《关于加强公立医院运营管理的指导意见》和《国务院办公厅关于推动公立医院高质量发展的意见》相关要求，推动医院高质量发展，推进管理模式和运行方式加快转变，进一步提高医院运营与绩效管理科学化、规范化、精细化、信息化水平，经医院党政联席会议研究，决定成立医院运营与绩效管理委员会，由院领导班子、相关职能科室主任以及全部二级学科主任组成。委员会是对医院精益化运营管理和绩效改革等各类事项进行综合论证和决议的医院决策机构。

为了顺利推进运营与绩效管理工作的开展，医院整合相关职能部门，成立运营与绩效管理委员会，委员会包括院领导班子、核心职能部门主任和临床各学科学术带头人，以高效的资源整合团队协同推进项目。与此同时，医院成立运营与绩效管理工作部，组建具有医疗、医保、财务、统计、计算机等专业背景高质量复合型运管团队。形成清晰的运营与绩效管理部门规范和交错配伍的岗位（含岗位职责）规划，包括运营收入核算及分析岗、运营成本核算及分析岗、项目/病种/病组及专病成本分析岗、院级及科室级经营分析岗、DRG管理及数据分析岗、绩效奖金核算及分析岗、公立医院绩效考核管理及分析岗、运营绩效专员联络岗以及运营与绩效大数据管理岗等。为了完善医院运营与绩效管理组织机构，医院选拔运管干部储备，形成运营管理专员团队，协助推动医院运营与绩效管理导向的落地实施。通过以上举措，医院形成了完备的“运营与绩效管理委员会–运营与绩效管理工作部–运营管理专员”的管理体系。

绩效改革以“智慧医院建设”规划下的医疗大数据中台建设为顶层设计有序推进，通过将前端业务平台和管理平台的互联互通，打通数据烟囱，建立医院精细化管理大数据资产。着力打造以成本精算、经营分析和绩效考核为基础的综合运营管理平台，构建智慧运营与绩效管理信息系统，从运营管理、成本精细化核算、绩效考核、DRG等维度进行科学化、规范化、体系化的数据挖掘与关联分析，为医院管理层决策提供数据支撑。以绩效改革作为精细化管理重要切入点，以精细化运管数据为基础，撬动医院整体精细化管理进程。

（二）勠力同心贯彻执行改革方案

1.团队组织及动员协调能力。

（1）项目负责人、牵头单位及协作单位明确。项目由院党委书记、院长为项目负责人，院领导班子、相关职能科室主任及所有二级学科主任组成的运营与绩效管理委员会管理，盛京医院为牵头单位，协同第三方具体进行项目系统实施。

（2）精准改革落地，稳定统揽全局。项目实施有计划、目标和时间表，且执行到位。在结合医院绩效改革一期已有方案基础上，实现了结合学科业绩与岗位价值的学科发展绩效考核和分配体系，以及结合了工作量、可控运营成本和关键指标考核引导的运营绩效考核和分配体系，实现精准改革落地，一方面保证改革彻底贯彻医院新时期发展导向，另一方面保证改革平稳落地，有序推进。定期进行全院数据分析，实时统揽全局，保障改革稳步进行

2.健全赋能精益运营的全成本核算体系。

（1）打破系统间信息传输壁垒，实现药耗成本权责发生制计量。成本核算与成本管控需要大量的数据支持，医院利用信息化手段通过视图接口将各系统归集的数据整合成逻辑统一、可比的数据，便于进行各科室之间及同一科室不同时期的数据对比、趋势分析；同时，通过平台的数据共享，药品、耗材等成本数据通过前端系统交互实现实时数据更新与汇集，更好地反映医院特定会计期间实际的财务状况和经营业绩。

（2）深入分析成本动因，提升成本分摊精细化程度。成本动因的准确性、多元性是确保成本分摊科学性的前提，医院通过梳理医疗业务性质、核算单元分类、成本要素种类等因素，编制的动因包括人员、面积、实际占用床日、服务量、工作量、收支配比、单收费材料收支配比、实际开放床位、材料领用金额、门急诊人次、出院人次、手术台次、消毒包（按金额）等30余种，使成本分摊更加贴合

医疗业务实质，确保成本核算数据客观反映各科室运营效益情况。成本分摊方案促进了科室成本管理工作的科学化开展，使得医院各项成本真实反映出客观情况，为医院经营战略的制定提供有力的参考。

（3）优化成本归集与分配原则。医院在科室分类的基础上，将业务活动费用归集和分配至各临床服务类、医疗技术类、医疗辅助类科室，将单位管理费用归集和分配至各行政后勤类科室。医院根据业务特点、重要性、可操作性等因素，选择合理的分配方法将科室间接费用分配至相关科室。如行政后勤类科室所发生的均为直接成本，按照人员参数、护士人数、材料领用金额等分摊参数向医辅、医技、临床进行分摊；医疗辅助类科室按照人员参数、开单收入、出院人数、消毒包（按金额）、门急诊人次等分摊参数向医技、临床科室进行分摊；医疗技术类科室按照收支配比、执行收入、手术台次、开单收入、单收费材料收支配比等分摊参数向临床科室进行分摊。

（4）运营成本管控与内部绩效有效结合。将运营成本管控融入医院绩效方案中，科室成本控制与运营绩效有机结合，鼓励科室开源节流、严控各类成本的不合理使用，通过向管理要质量、要效益、要发展，引导科室关注医保费用控制、注重科室领用物资合理化消耗、着力提升资源成本效率（设备成本、床位成本、人力资源成本等）。通过运营成本的精细化管控，进一步健全和完善了运营管理体系，促进了医院运行管理效率提升，推动了医疗资源的最大化效能，实现医院运行模式由粗放式管理向精细化管理的转变。

（5）推送运营简报，促进业财融合。运营与绩效管理工作部按月展示数据并跟进临床科室的数据反馈，临床科室通过运营数据总结其主要工作的着力点，以保证推出更加优质的医疗服务，提高科室效益。运营简报中的数据展示以国考的要求为标准，各临床科室可充分了解国考的评判要点，以国考指挥棒为导向，以高质量发展为目标，在提升医疗服务水平的同时，助力医院在今后的国考评价中取得更加傲人的成绩（见图3）。

>>>科室运营简报<<<

>>收入指标（元）

总收入	6,178,908.89	门诊收入	479,483.38	住院收入	5,699,425.51
有效医疗收入	2,553,431.30	床均有效医疗收入	56,742.92	医保超支额	

>>服务数量（人次/例）

门急诊人次	1550	出院人次	137	病案首页提交数	143

>>床位效率

平均住院日（天）	10.77	床位使用率	95.63%	床位周转率	3.04

>>次均费用（元）

门诊次均费用	309.34	住院次均费用	41601.65

>>手术例数（例）

四级手术例数	100	微创手术例数	20

核算口径：
1.有效医疗收入=医疗收入-药品收入-耗材收入-输血收入
2.床均有效医疗收入=有效医疗收入/开放床位数
3.床位使用率=实际占用的总床日数/实际开放的总床日数
4.床位周转率=出院人数/开放床位数
5.门诊次均费用=门急诊收入/同期门急诊人次
6.住院次均费用=住院收入/同期出院人数
7.四级手术、微创手术例数：按照国考目录和月提交病案为统计口径

注：该数据供运营参考，与绩效核算无直接相关性。

附件：

公立医院绩效考核四级手术目录（第2版）.pdf
公立医院绩效考核微创手术目录（第2版）.pdf
三级公立医院绩效考核日间手术目录（2022年版）.docx

图3　运营简报页面展示

科室KPI考核情况见表1。

表1 科室KPI考核情况

考核科室	指标性质	指标名称	考核得分	中位得分	最高得分
医务部	考核项	平均住院日	100.00	97.03	100.00
	考核项	临床路径实施比例	80.00	80.00	100.00
	考核项	住院药占比	100.00	98.83	100.00
	考核项	会诊完成率	99.34	85.00	99.59
	考核项	抗菌药物使用强度	100.00	100.00	100.00
	加分项	新技术开展评价	0.50	0.50	5.00
	考核项	耗占比	100.00	96.69	100.00
医疗保险工作部	考核项	药品消耗指数	100.00	100.00	100.00
	考核项	时间消耗指数	100.00	100.00	100.00
	考核项	费用消耗指数	100.00	99.53	100.00
	考核项	耗材消耗指数	100.00	99.85	100.00
门诊部	考核项	门诊病历质量合格率	99.73	98.06	100.00
	考核项	门诊药占比	80.00	100.00	100.00
	考核项	出诊纪律	89.21	93.18	100.00
纪委办公室/监察室	考核项	廉政违纪事件例数	0	0	0
党政办公室	考核项	服务对象满意度	89.36	91.51	100.00
病案室	考核项	病历首页驳回率	98.00	100.00	100.00
	考核项	病历7天回收率	90.00	95.00	100.00
毕业后培训部	考核项	科室带教质量	99.23	98.19	100.00

（6）提供专项数据服务，助力管理层决策。基于医院高效运营成本系统汇集的标准统一、业务逻辑统一的数据，运营与绩效管理工作部通过趋势分析、对比分析、本量利分析、回归分析等分析工具，面向临床科室和管理层提供专项数据服务，通过大数据分析，为临床科室探寻提质增效的关键点，为人、财、物、技等资源的配置、使用、评价提供决策依据，使得决策更为客观、科学、合理和有效。

三、成果——医院效率与效益实现双提升

通过激励制度创新，激活了精益运营与卓越绩效新动力。基于RBRVS与DRG的绩效激励模式创新，促进了医疗质量、运营效率、持续发展、满意度评价持续优化，提高了医疗服务能力与运营绩效，也促进了学科发展及创新动力提升。

以病理科冰冻效率提升为例：2024年3月中旬发现术中冰冻较2月明显延长，需分析其原因。取2024年1月~3月25日范围内，病理诊断系统中术中冰冻基础数据进行分析：根据冰冻送检时间以17：00为时间节点，分出“工作时间冰冻”“下班后冰冻”（剔除冰冻报告时间大于500分钟的异常值），其中17点前冰冻送检，17点后出报告的术中冰冻视为“交接班冰冻”（见表2、图4和图5）。

表 2　　　2024 年病理科冰冻报告时长统计

月份	时间节点	病理号	病理块数	冰冻报告时间（分）
1月	总计	2957	32443	46.16
	工作时间冰冻	2554	28400	45.41
	下班后冰冻	403	4043	50.97
	交接班冰冻	211	2534	62.27
2月	总计	1625	17457	43.23
	工作时间冰冻	1443	15915	43.83
	下班后冰冻	182	1542	38.50
	交接班冰冻	72	805	54.15
3月	总计	2416	27122	39.65
	工作时间冰冻	2036	23531	39.36
	下班后冰冻	380	3591	41.24
	交接班冰冻	135	1570	52.26

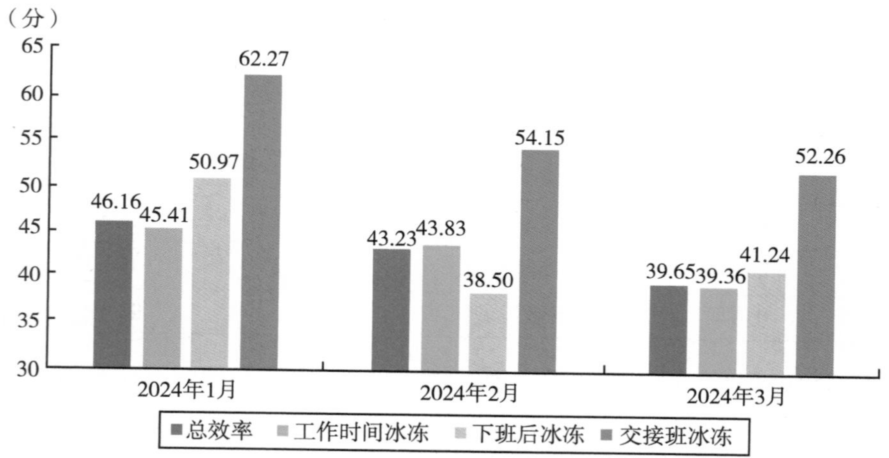

图 4　2024 年 1 月 1 日至 3 月 25 日病理科冰冻报告时长统计

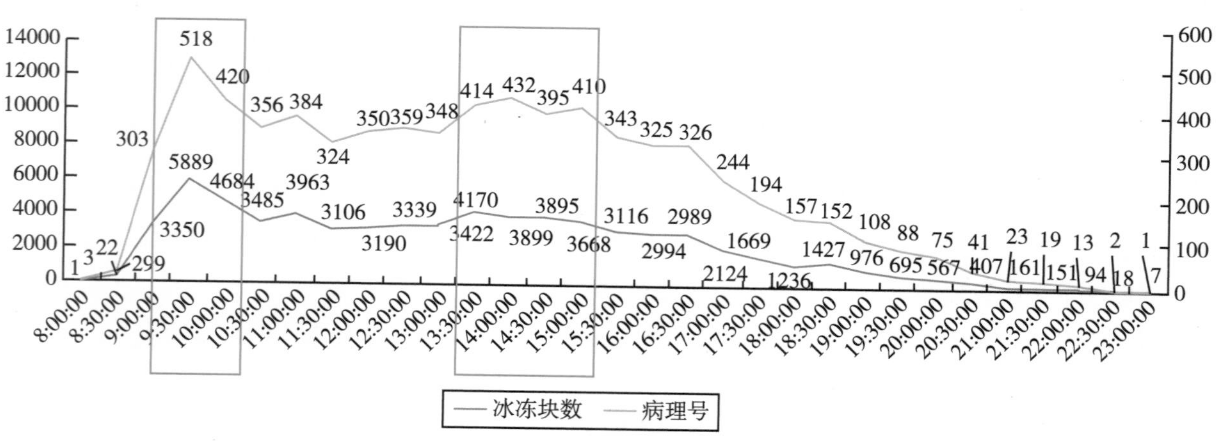

图 5　冰冻送检时间节点与报告时间关系

构建术中冰冻送检时间节点与报告时间关系模型，通过分析发现术中冰冻送检高峰在9点~10点半，以及13点半~15点，在交接班期间冰冻数量未有明显增加，但冰冻报告效率下降明显，于病理科协同术中冰冻运营方案调整。

目前医院手术量日创新高。日均手术大于500台，高峰接近600台。相应术中冰冻量也非常大，全院80多个手术间，日均冰冻病例超100例，切片数近300片。由于病理人员不足、空间也有限，在冰冻集中送检高峰、多例、多部位同时送检时间段，出现冰冻积压，报告延迟。特别是17点以后，人员更加短缺。2024年1~3月统计数据表明，平均冰冻报告时间为46分钟，个别时间段平均62分钟。

提高冰冻效率，缩短报告时间，更好地为临床和患者服务一直是病理人的努力方向。为了力争将冰冻平均报告时间缩短到40分钟之内，科室采取了一系列的积极举措：一是灵活调配人员，加大劳动强度。医院灵活调配人员安排，在冰冻高峰时间段增加冰冻人员，暂时搁置其他工作，以期保证冰冻时效。另外要求白班冰冻人员在17点交接班时段如遇冰冻高峰，要延迟下班，待冰冻高峰过后方可离岗；二是科室绩效二分方案向业余时间参与冰冻人员倾斜。对于参与午间、夜间、节假日冰冻的人员按冰冻时间、冰冻数量给予绩效奖励。三是重申冰冻临床送检规范。积极与职能部门及临床医生沟通宣传，减少无效冰冻送检、避免不合理占用冰冻资源、合理合规使用医保经费，加快冰冻报告速度。自2023年7月实施以来，不合理冰冻数量有明显下降，但仍存在一些不合理送检（见图6）。

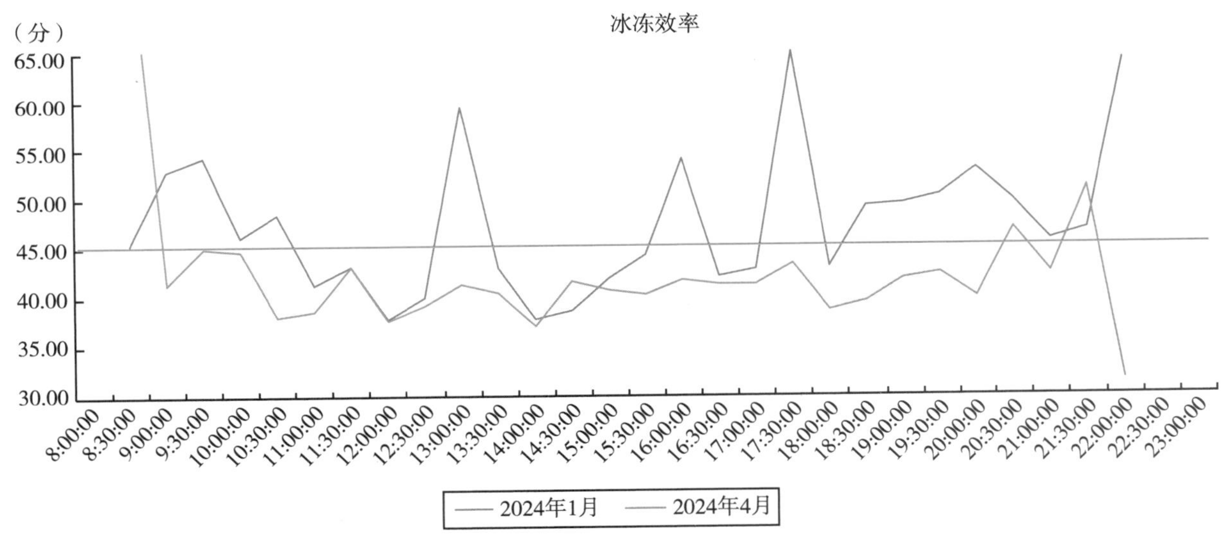

图6 4月病理科术中冰冻改革成效

分析4月（绿色折线）病理科术中冰冻改革成效，与2024年1月（蓝色折线）相较，冰冻数量明显增加的情况下、全流程冰冻时间基本控制在标准时间45分钟以下，术中冰冻高峰时段报告时间浮动在40分钟左右。医院手术室管理要求9点前开台，冰冻病理的效率增加显著支持手术效率提升，缩短医护人员手术室无效占台时间，降低手术室运营成本，增加患者就医满意度。

四、价值——数据赋能医院精益运营

盛京医院运营及绩效管理项目紧跟国家推动公立医院高质量发展一系列政策导向的实际要求，在院领导班子牵头、相关职能科室通力协作、全院职工的协同之下，有条不紊地推进。高效治理绩效及运营数据，以期基于运营数据的精益化医院管理。聚焦成本核算等运营重点难点问题，补齐短板弱项，着力推动面向管理的全成本核算体系建设，优化资源配置效率、赋能医院精益运营管理、促进医院高质量发展。

在实施过程中，设计与推动落实运营简报、学科业绩展示、KPI考核月度展示等管理机制，建设绩效考核管理系统、绩效分配管理系统、持续完善运营平台等管理举措积极推进。改革兼顾内涵发展激励和提质增效转变，改革体系适合公立医院高质量发展医院导向，已获得阶段性成绩成果，推广给其他公立医院，扩大"数据赋能精益运营"成果。

运营管理及绩效改革遵照公立医院高质量发展指导原则、在公立医院绩效考核重要指挥棒引导下，积极落实"三个转变、三个提高"，改革设计的绩效结构体系将原有绩效分为学科发展绩效和运营绩效两部分。学科发展绩效激励医院科、教等高质量发展远期目标，体现医务人员知识价值；占比较大的部分是运营绩效，关注医院月度提质增效目标考核，体现医务人员多劳多得和优绩优酬的劳动价值。医院绩效改革落实推进过程中，依托"智慧医院建设"整体规划下的医疗大数据中台，以前端业务平台和管理平台间数据互联互通，打通数据烟囱，建立医院精细化管理大数据资产，达成依托大数据循证基础的精细化运营数据体系，实现以"数据赋能"的医院"精益运营"管理进程，获得医院高质量发展提升。

广州医科大学附属第一医院：内控建设助力医院精益运营高质量发展

李小夏

作为“十四五”规划的重点内容，内控管理对推动医院高质量发展有着重大意义。内部控制是实现“推进公立医院从粗放型向集约化、精细化转变，向管理要效益，做到减耗、提质、增效”目标的合理保证，也是医院控制风险、保障医院可持续发展、实现医院总体目标强力有效的管理工具。近年来，广州医科大学附属第一医院持续完善运营管理机制，加强内部控制管理，探索出一条适应本院发展的内部控制管理路径，有效推进了医院运营精细化及高质量发展。

一、建立内控长效机制，推动高质量发展

近年来，《关于进一步加强公立医院内部控制建设的指导意见》《关于加强公立医院运营管理的指导意见》《公立医院内部控制管理办法》等制度办法陆续出台。随着国家医疗改革的不断深化，医保支付方式的改变，医院发展规模不断扩大，以及信息技术的迅速发展，使医院的经营面临着前所未有的压力和挑战。

随着医改进程的不断推进，公立医院深化改革成为重点工作。作为一家拥有120年历史的百年老院，广州医科大学附属第一医院以内部控制建设为契机，全面发力，推动医院运营管理精细化及高质量发展。

内部控制的建立健全和有效实施均实行院长负责制，建立了内控领导小组。财务、审计、纪检监察、总务、设备、信息等部门或岗位相互制约，联合发挥重要作用。经济活动决策、执行和监督相互分离，“三重一大”事项由单位领导班子集体研究决定；内控关键岗位职责明确，人员具备相应资格和能力，不相容岗位相互分离、相互制约和相互监督，并定期轮岗；下设内部控制工作小组，财务科具体负责医院内控制度的落实，并完善内部报告控制。内控措施责任到科室、人员，并随着内外部环境的变化和管理要求的提高，不断修订和完善。自2018年以来，医院陆续修订了三版内控手册，使全院上下充分认识到内控工作的重要性，保证内控工作真正落地见效。

（一）单位层面：多措并举落实内控管理

医院从单位层面及业务层面着手完善医院的内部控制建设。2023年年初发布了《广州医科大学附属第一医院内部控制制度》，明确了内控工作的具体内容及各部门的职责，规范了各项经济活动的风险评估工作细则和业务内涵，按照分事行权、分岗设权、分级授权的原则，在职责分工、业务流

程、关键岗位等方面规范授权和审批流程，规范内部权力运行，建立责任追踪制度。以风险评估报告、内部控制评价报告、专项审计为着力点，找出医院运营当中存在的风险点及关键环节，对医院短板、弱项进行补救、改进。

2021~2023年，医院进行了三个年度的专项审计工作，共整改了20多个突出问题。对药品、耗材管理流程进行重新规范和改进，对长期投资、挂账、借支等进行专项鉴定，出具审计报告，向上级主管部门提出专项资产资金报告，进行账务清查。鉴于现代医院快速发展，互联网诊疗、医联体管理、区域医疗中心等新开展业务，需更多监控，尽量把内控措施嵌入信息系统，防范系统性风险。

（二）业务层面：全面推进人财物精益管理

1.健全运营管理组织体系，建设完成智慧运营平台。医院于2021年10月成立了运营绩效部，于2022年10月成立了运营管理委员会。运营管理委员会统筹医院总体运营管理工作，负责建立完善医院运营管理组织框架体系和各项规章制度，制订医院运营管理年度工作目标、指标和计划，审议医院运营管理分析评价报告，对医院运营管理工作提出意见和改进措施。

医院运营绩效部配置工作人员10人，囊括不同专业包括会计学、信息、管理、统计学、经济学等；专业技术能力突出，具有高级职称2人，中级职称5人。在2024年进一步打造一支精通临床业务和数据分析能力强的运营助理团队。

运行模式要实现精细化管理，势必要走向内涵式的、集约性的、高效的管理，主要是通过信息化的手段来提高效率。

基于此，医院建设了智慧运营平台。目前智慧运营平台主要实现了以下功能和管理需求：

（1）实时监控医院的运行状态，建立可视化大屏。对接多个业务系统，经过多次论证，构建了院级、业务线、科室的实时监控大屏，主要建立了八个大屏，分别为综合大屏、门诊大屏、住院大屏、医技大屏、呼健院大屏等。

（2）数据融合与应用融合，建立院领导和主任驾驶舱。七大驾驶舱对应着院领导层、职能科室主任、临床科室主任三个角色的业务数据模块，驾驶舱里配置了领导决策时需要用的关键数据仪表，并且可以对异常的指标进行下钻分析。

（3）深入分析临床数据需求，构建运营报表体系。智慧运营平台建设是以需求为主导来设计系统模块和报表体系。在实施部署初期，进行了充分的调研和多轮科室访谈，同时整理了统计室多年收到的科室数据申请，建立了六大模块，上线了日报、周报、月报、省重点专科指标报表及广东最强科室评选指标报表，同时可自动生成科室文字版运营报告。

2.实现全面预算管理，实施预算绩效评价。2022年财务科重新构建全面预算管理体系，重新制定了《广州医科大学附属第一医院全面预算管理制度》，发布了全面预算管理实施方案和流程，并按制度规定建立由全面预算管理委员会、全面预算管理办公室、预算归口管理部门和预算科室组成的全面预算管理组织体系。以医院战略发展规划和年度计划目标为依据，将所有收支全部纳入预算范围，覆盖人、财、物全部资源，贯穿预算管理各环节。借助建设全面预算管理信息系统的契机，将预算管理工作重点契合在系统中。

在全面预算管理过程中，重点关注预算约束力，通过信息系统辅助，有效解决了预算控制滞后的难题，事中控制得以强化，现已实现可实时查询各预算项目的执行率、在途预占数、可用余额等。在会计报销时提供预警功能，在不同环节关键点设置保险措施，确保不发生超预算、无预算支出。预算绩效考核是预算执行的结果反馈，在预算监管过程中实行双监控，并执行定期分析反馈机制，在重要时点更会一对一进行监督指导，务必令预算项目按时按质完成。为加强信息数据监督力度，医院实行多种形式预算公开，务求令预决算更公开透明，增强各部门的责任意识。

全面预算在实施过程中还有很多细节问题待解决，如业务预算与财务预算如何结合，真正做到业财融合；财务科也积极探索如何完善预算绩效管理，下一步工作计划建立一套适合医院业务的绩效评价指标体系，协助预算经办人利用好每一笔预算，提高资金使用效率，也为医院资金预算做好统筹，将有限的资金用在刀刃上。未来将继续升级全面预算信息系统，彻底打通预算系统与网报系统、会计核算系统、合同管理系统、科研系统等，最终实现事前、事中、事后整个预算环节的全面控制。

3.加强成本管控，优化资源配置。2017年，以财务科为主导建立HRP医院管理系统，2024年对系统升级优化，财务、人力资源、物资、固定资产、合同、预算、成本、科研等一体化，实现业务互联互通，全面提升多院区管理效能。强化成本管控，对医疗设备使用率、药品占比、耗材占比等方面的情况进行监控，并把科室的绩效与科室成本控制密切挂钩，有效降低了医院成本。目前，医院已完成科室成本核算，为进一步深化成本管控，正在推进开展项目成本及病种成本核算。

4.强化绩效管理，提升经济运营效益。2020年11月至2022年4月，医院绩效改革历经18个月落地实施，新绩效方案经职代会审议决议，推进顺利。新绩效方案以RBRVS方法为基础，构建以岗位工作数量、工作质量、技术能力CMI指数，医德医风和满意度评价等相关指标为核心的考核方案。绩效改革亮点：

（1）构建医教研一体化绩效体系。医院的发展目标是建设以国家呼吸医学中心为主体的高水平综合性研究型医院，因此绩效改革以医教研一体化为基本框架，将临床科室工作数量、质量、科研成果、教学成绩融合。科室如果要争取好的绩效，医教研必须齐头并进。

（2）建立护理序列绩效垂直管理体系。为提升护理服务效率、提高医疗质量，建立护理序列三级垂直管理体系。

（3）建立绩效管理MDT。运营绩效部不定期召开绩效小组会，多部门共同讨论研究科室反馈的问题，从人事管理、医疗管理、学科发展、财务管理等多种角度考虑问题的普遍性和特殊性，以寻找最优解决方案。

新的绩效分配方案，进一步完善绩效薪酬制度，引导医务工作人员的医疗行为，体现优绩优酬，兼顾公平原则。配合国家医疗改革，尽力满足患者的就诊需要，充分体现医务人员的劳动技术价值，激发团队活力，助力医院内涵式发展。

5.强化资金管理，规范政府采购。为了资金的保值以及争取资源收益最大化，财务科加强资金管理，积极拓宽资金渠道，开展供应链、银行汇票等多种资金支付方式，提高资金利用效率，帮助中小企业解决资金周转困难，降低运营风险。

根据《政府采购法》及其实施条例、《政府采购货物和服务招标投标管理办法》等政府采购法律法规，本地区主管部门的管理规定和要求，以及项目所属行业的相关法规规定，通过定期对项目各流程环节的文件和操作执行等工作内容进行检查监督，发现采购项目实施过程中出现的问题与风险，引导项目实施人员系统学习和消化法规流程，规范地应用于项目执行过程中，增强项目经办人员法规意识、责任意识和风险防范意识，进一步落实采购制度化、流程规范化，加强政府采购管理能力，形成提高项目管理水平常态化，构建长效管理机制，确保项目运作和实施符合国家各项法律法规。

6.规范医保基金管理，提高患者满意度。建立医保基金管理制度，常态化规范基金的使用管理。（1）探索建立院内医保基金管理和督查制度，将国家公立医院绩效考核、DIP医保支付与医保基金使用监管相融合，医院成立了医疗保障基金使用管理领导小组和工作小组，制定医院的《医疗保障基金使用管理规定》和《医保基金使用常态化管理督查考核制度》。积极配合上级医保管理部门年度医保基金专项治理自查自纠和日常审核。（2）同时财务科物价组针对医保检查负面清单收费问题进行了价格政策培训，更好地指导临床科室下一步DIP管理工作开展和合理规范收费。（3）运用信息化手段提升管理水平，助力医保提质增效。医院结合DIP支付要点与医保智能审核、基金飞行检查等对医院医保DIP支付、智能审核等系统进行升级。建立DIP运营分析系统，实现实时、多维度、全方位病种质控监管及数据分析，引导学科良性发展、规范医疗服务行为；升级智能审核系统，做到事前预警、事中提醒、事后分析等，保障基金合理使用，助力医保病种成本费用控制。建立药事信息监管体系，智能拦截不合理用药，结合处方点评、处方审核等手段加强合理用药管理；升级医用耗材信息管理系统，形成耗材全生命周期监管，保障耗材合理规范管理与使用。保障医保基金的合理安全使用。

（三）内部控制建设实践成效

1.医院通过战略规划、政策引导、制度建设、单位层面内控建设、业务层面内控建设等一系列实践，带动了医院整体工作开展，取得突出成效，医院步入高质量发展的快车道。医院经济效益逐年攀升，医疗收入近三年保持双位数以上增幅；收入结构日趋合理，2023年药占比相较2021年下降4.5%，耗占比保持合理水平。人员支出占业务支出的比例2023年较2021年增长2%。通过强化内控管理，调整结构，保证了医疗收入良性增长，医疗结构更趋合理，经济运营步入良性轨道。

2.医院通过强化制度建设及落实、全过程闭环管理，开展廉政风险防控，加强内控信息化建设，加强纪检监察部门监督等举措强化医院内控管理，促进内控制度落实，多科室、多岗位、多角度落实内控要求，形成内控建设体系及长效机制。

3.以提升医疗品质和医疗服务为重点，深入推进医院质量与安全的持续改进，提升医院运营管理效能。

4.进一步规范医疗服务价格管理、医保基金使用管理，以患者为中心的服务满意度管理。

5.进一步健全成本核算体系，开展科室成本、项目成本、病种成本核算及分析，提升内部运营效率。

6.通过不同层次的培训，逐步建立一支高水平的人才队伍，提升医院的财务管理水平、整体竞争力，促进医院高质量发展。

二、耗材精细化管理助力医院增效降本

随着医疗改革步入深水区，医院管理水平也须采取更科学的手段、更适当的方法、更细致的管理模式，以适应大环境变化的浪潮。因此，医院管理层从几年前就提出精细化管理理念，要求职能科室改变管理思维，打破传统思想，建立并掌握科学、先进的管理方法，利用信息化系统重建业务流程，逐步实现业财融合，提高运营效率，达到提质增效的目标。

为推动目标的实现，广州医科大学附属第一医院从2019年起建立并健全医院治理体系，制定完

成《医院章程》，全面梳理医院内部管理机构、管理制度、议事规则、办事程序等。2020年至今，医院按照国家卫生健康委“公立医疗机构经济管理年”活动的指导思想，在职能管理部门中以点带面开展精细化管理，聚焦重点难点，找出管理突破口，积极引进优质的第三方公司，多方合力共同提升治理水平。

降本增效既是医院治理的目标，也是管理年活动关注的重要环节。医院从成本管控入手，将耗材管理作为一个突破口，通过建立和完善基于UDI的医疗器械全生命周期精细化、智能化、数字化管理体系，实现医用耗材的全域、全范围、全流程解决方案，构建涵盖从生产企业到患者使用的全链条覆盖的管理模式，实现医用耗材多院区一体化采购、使用、监管，不仅节约大量的人力成本和提高工作效率，而且有效的监管规范了高值耗材合理使用，保证临床安全使用，降低耗材成本，提升运营效率效益。除了采购部门发力外，医院绩效运营科也从绩效考核中合并发力，将成本纳入绩效考核，耗材占比作为科室绩效指标与绩效挂钩，发挥绩效指挥棒的指引作用，指导、规范临床科室医疗行为。最终实现真正的业管融合、业财融合。

（一）具体做法

1.找准耗材管理的短板及风险点。通过对原有工作流程的梳理，发现存在问题：海量发票信息录入、发票整理汇总工作纯手工操作，花费大量的人工，容易出现差错，工作效率低下。旧物资系统与HIS系统相互孤立，物资编码与收费编码相互独立，耗材物资名称与收费名称不一致，耗材纯手工收费，容易出现错收、漏收、套收等问题。植入物系列码手工录入，不准现象频现，记录工作量大，易出差错，高值追溯系统不完善。旧物资系统没有与患者信息、手术医生信息对接，使用数据做不到即时统计，很难开展使用数据分析。大量的证件管理工作：证件过期后更新不及时，授权的过期，联系人的信息，查找资料的工作烦锁，监管难度大。

2.引进第三方公司建立以UDI条码为核心，与医保码、收费编码与耗材编码多码贯联的编码体系。重新梳理医用耗材数据，建立以UDI条码为核心，与医保码、收费编码与耗材编码多码贯联的编码体系，确保收费链条的一致性。首先，采用了与国家局UDID（医疗器械唯一标识数据库）动态比对的怡道UDID三方中心数据平台，建立了医院定制化的本地医用耗材数据库，全面梳理在用医用耗材数据5万多条，建立全新的耗材院内编码。其次，进行新旧收费代码的更替，新建四千多条收费码，停用旧收费码五千多条，在物资系统中将收费代码和院内编码一一关联。最后，收费编码与耗材医保码关联，该系统通过UDI扫码收费，与HIS系统进行信息交互，HIS系统上传医保码到省医保信息平台，实现了UDI码、医保码、内部收费编码与耗材院内编码的多码映射。

3.实行UDI条码全环节一键扫码管理。通过UDI条码实现了供应商、配送商、采购部门、仓管部门、领用部门、使用部门的全面扫描出入库，大幅提升质量控制水平。配送企业通过供应链平台将耗材的配送订单，逐条扫描唯一性标识上传至院内精细化管理平台；验收员通过扫码枪扫描配送二维码，系统自动获取配送单的所有UDI条码，自动校对产品的效期、资质证照、订单匹配度等信息。临床条码扫描核验，保证科室使用的计划准确无误。使用环节扫描唯一性标识完成跟台、备货、自购的管理结算，系统根据临床申领计划，扫码配送单据条码，完成产品校验、计划校验，保证临床供应的及时准确。

通过UDI扫码收费的高值耗材，在HIS确认收费回传“上报状态”后，可自动形成术后登记医用耗材电子化条形码。该条码是耗材外包装原条码的再现，承载了原条码所有的信息，可进行耗材的有效溯源。已经实现了与病案系统的对接，术后登记医用耗材电子化条形码可直接传输至病案系统，提高工作效率。

4.借助UDI手段对耗材分类管理，重塑管理流程。医院按医用耗材的价值划分为高值、低值耗材，进行分类管理，确定不同颗粒度的管理要求和流程。

5.通过平台对企业和产品资质证件进行电子化监管，效期预警提示、实时更新。系统平台从上游生产企业的数据报送、产品授权开始，涵盖流通企业的产品授权，能够实现资质证照和授权数据的厂家质保，实现产品注册证资料、厂家证件资料、供应商资料电子化管理，及时更新，解决资质证照的维护难和效期预警问题，提高安全监管水平与效率。供应商将产品的合格证、质量检验报告、海关单上传至平台，与产品的采购订单关联，实现产品资质证件电子监管和向前追溯，有效解决了上级监管部门对医院检查中出现的证照不全或更新不及时问题，简化查找资料的流程，提高监管效率，降低人力监管成本。

6.针对耗材环节重点难点实行专项整治。有效的成本控制意味着医院盈利能力增强，耗材成本成为医院成本管控的重要一环，耗材管理的好坏，将对医院、科室运营效益带来直接的影响。有见及此，医院开展医用耗材管理专项工作，对高值耗材使用管理进行针对性措施。

7.职能科室联合发力，建立以耗占比动态监控为中心的医用耗材管控机制，实现业财融合。2022年，设备科与绩效运营科共同制定并通过了《广州医科大学附属第一医院关于实施医疗耗占比控制及绩效考核方案》，设立了奖惩措施，将临床科室耗占比的达标情况纳入绩效方案考核指标，统一由医院运营绩效管理部门直接考核与奖惩。通过控制耗材占比权重大的科室可有效降低整个医院的耗材成本，从而达到提高运营效率、降本增效的目的。

（二）取得的成效

医用耗材管理是医院物资管理的重要组成部分，医用耗材的精细化管理可实现耗材成本的有效管控，降低单病种的成本消耗，提升医院运营效率和效益。

1.实现医用耗材从粗放式管理到精细化管理的转变。在实施医疗器械全生命周期精细化管理体系前，医院医用耗材处于粗放式管理，手术所需耗材由科室直接与供应商联系、供应商直接送货到手术室，手术室手工登记使用记录和收费，部分高值耗材的使用数据次月给供应商进行开票结算，设备科凭签名发票和送货单手工录入系统。这一过程极容易出现差错，也无法对耗材进行有效地溯源。实施基于UDI的医疗器械全生命周期精细化、智能化、数字化管理体系后，全院100%医用耗材包括高值、低值耗材，全部纳入管理范畴，通过UDI载体结合信息系统，可进行医用耗材的准入遴选、申领、审批、采购、配送监控、智能化验收、库存管理、使用收费、付款、质量管理、追溯召回，整个过程形成严密的闭环，减少了许多人工操作和避免了人为错误，大幅提高了医院医用耗材精细化管理水平。

2.耗材改变了结算模式，不仅减轻仓库管理压力，而且还能有效减少医院资金占用，实现降本增益。此前，耗材基本采用进销存模式，耗材备库成本高，且管理层面无法把控科室耗材的有效使用率，容易导致耗材过期。现时高值耗材改为备货用后结算模式，耗材扫码使用后物权才确认转移，每月按使用量进行结算，降低医院的物资占用，避免耗材出现积压过期的情况。目前，采用用后结算耗材的总金额占可扫码耗材总金额的80%，有效地进行耗材成本管控，为医院增加效益。

3.医用耗材管理的工作效率大幅提升，有效节约了人力、物力。医用耗材信息化管理系统采用智能化设计，从生产企业到患者使用各个环节，尽可能地节省人力、物力，加快整个使用进程：（1）采用产品自身的UDI码，取消了入院后二次贴码的人力环节；（2）利用信息化技术完成产品智能校验，提高了产品验收效率及准确率，减轻了人工验收的工作量；（3）资质证照和产品授权电子化监管，且物资系统平台严格把控第一关，医院只需投入少量人力，即可达到有效管控；（4）术后登记高值耗材条码电子化，避免手工贴码的工作量，实现了无纸化管理模式的转变。

三、智慧财务收入管理体系建设实践

随着我国医疗保障制度的不断完善和医疗水平的提高，人民群众在医疗卫生方面的需求持续扩大，伴随着互联网技术的发展，人民群众在医院缴费的支付渠道数量也在不断增加，从而导致医院财务对账工作的复杂度在不断增加。公立医院智慧财务发展目前存在的问题主要有：医院对智慧财务体系缺乏顶层设计和全局规划，缺乏前瞻性；医院信息化系统不完善，与其他系统整合度低，处理数据能力较弱；传统财务模式下财务风险管理注重事后，缺乏对风险的事前预警和事中控制，缺乏动态的财务风险预警。如何结合互联网+、大数据、人工智能等信息技术，构建全面、高效的智慧财务收入管理体系，成为目前医院财务管理建设的趋势。

（一）医院财务对账困难重重

广州医科大学附属第一医院开设有三个院区，医院患者流量大，为减少患者排队时长，提高患者就医体验，医院开设了多种缴费入口，为患者提供线上线下结合的支付服务。由于支付途径过多等原因，医院在财务对账方面凸显出核算管理的困难。

1.多重支付渠道下的商户管理困难。目前，医院支付渠道已超过10种，收费入口商户多，在渠道与商户的管理上存在困难。如表1所示，医院有3个院区4个结算中心，各个院区支付渠道和结算银行不同，所有院区共同使用的主要是第三方支付方式，包括自助机、微信公众号等也是由不同银行进行结算，由此产生的商户号众多，会给商户的管理带来较大的困难（见表1）。

表1 医院现有支付渠道与商户信息汇总

院区	支付方式	支付渠道	商户号	结算银行
沿江院区柜台	收费窗口扫码支付	银联	89844****2AABW	JS银行
	POS机	银联	10344****621160	NY银行
穗联大厦柜台	收费窗口扫码支付	银联	89844****62AABY	GS银行
	POS机	银联	10344****621291	NY银行
海印院区	收费窗口扫码支付	银联	89844****62AACA	GS银行
	POS机	银联	10344****621160	NY银行
大坦沙院区柜台	收费窗口扫码支付	银联	QRA58****623N69	ZG银行
	收费窗口扫码支付	银联	QRA5****0623N6A	ZG银行
	POS机（住院处）	银联	10444****620714	ZG银行
	POS机（门诊）	银联	10444****620713	ZG银行
	自助机	微信	15222****1	PA银行

续表

院区	支付方式	支付渠道	商户号	结算银行
院区共用	长城自助机	聚合支付渠道	10500****625697	JS银行
	健康通	支付宝	20888****54882630156	ZS银行
	互联网医院	微信	15630****1	NY银行
	扫码平台	微信	15107****1	JS银行
	微信公众号	微信	14930****2	JS银行
	健康通	微信	12228****1	JS银行
	医程通（挂号）	微信	10544****629586	JS银行
	医程通（挂号）	微信	10544****629463	JS银行
	医程通（挂号）	微信	10544****629639	JS银行

2. 多重支付方式下的核算困难。在支付方式、支付渠道众多，且合作银行较多的情况下，支付和退费方式多种多样，传统的财务管理模式使得账务管理出现较大的困难。尤其是广州医科大学附属第一医院的收费及退费业务量大，医院实收金额与业务收退费情况是否相符，需要财务人员后期在对账环节来核对，医疗业务收入核算管理出现稽核难、效率低、内控不严等问题。

3. 烦琐流程难以准确对账。医院原有的对账流程采用手工对账为主，收费员需手动输入收款金额进行收费。每日封账后，收费员需要仔细核对小票、发票以及从各渠道获取的账单，然后提交给财务对账人员；对账人员会将这些渠道的账单与HIS系统的应收账单一一进行比对；最后，下载银行回单作为入账依据，再核对医院的实际收款金额和业务收退款项情况。如果出现差错，将对差错进行逐一排查和人工处理。如图1所示，医院原有的对账流程，依然是以人工操作为主，通过人工的方式获取账务数据，并与合作银行进行对账，这种财务管理方式对工作人员的责任感提出较高的要求，同时也对财务的准确性带来困难。

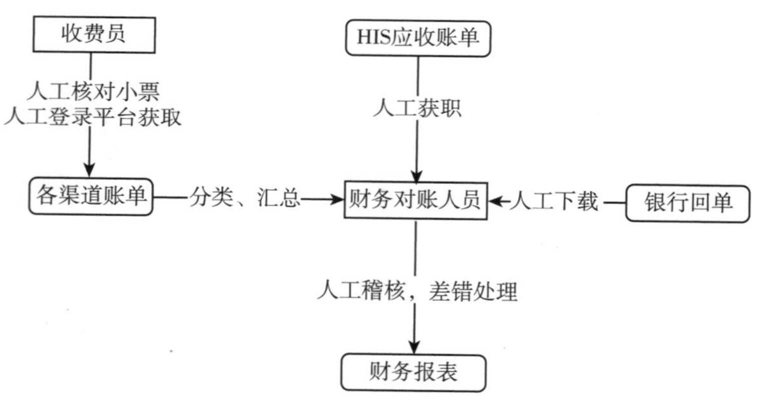

图1　原对账流程

HIS系统对账单的错账率有着直接影响，HIS系统中的数据存在错误或遗漏，那么财务对账时就会出现账单与实际收支不符的情况，导致错账率的上升。同时，医院不同的支付渠道具有不同的支付方式和结算周期，这直接影响到财务对账的完整性、准确性和时效性，且各支付渠道的手续费也可能对账单的错账率产生影响，不同的支付渠道对医院收入的扣费标准和结算方式各不相同，医院财务管理部门若未能准确核算各支付渠道的成本和收益，会导致对账时出现误差。

在对账过程中，财务人员会发现，由于存在收费员手工输入收费金额的情况，易受人为因素影响，导致HIS账单与所收金额不一致的问题。同时，医院的支付渠道众多，各个渠道的结算周期、手续费率和交易账单格式各不相同，账单数据庞大且繁杂。这些因素导致错账率较高，对最终的对账结果产生较大影响。

系统建设前，医院采用人工对账方式达到的对账效果不理想，各支付方式对账不平的现象常态化，人工进行账务核对难以发现对账不平的原因，也难以精准定位和处理异常账单，可能存在记账时以长短款净额入账的情况，给医院的财务管理带来资金安全隐患。

（二）医院财务收入管理存在多重风险

1.内部控制风险。医院支付渠道和支付方式的高度复杂性不仅给医院的日常运营带来了不便，还暴露出了潜在的风险。特别是在当前的系统架构中，部分支付渠道尚未实现与医院信息系统（HIS）和银行系统的互联互通，这意味着这些渠道的数据无法实时同步，导致医院在进行财务结算和业务管理时，面临着账务不一致的问题。此外，由于缺乏集中管理，医院难以全面监控和控制各种支付渠道的资金流动，这不仅影响了资金的安全性，也增加了内部控制的风险。

2.资金安全风险。为了减少人为错误（如数字录入错误或漏收款项）从而引发账目不一致的风险，医院应引入智能化的收费管理系统，利用自动化技术来提高数据录入的准确性，减少人为干预带来的错误。

为了减轻财务人员的负担，提高核对效率，医院应考虑采用电子管理系统，通过电子文档管理和自动化数据交换技术，自动记录和核对交易信息，从而减少手工录入的错误和时间成本。

财务人员在对账时面临的挑战也非常严峻。大量且格式不一致的账单报表需要财务人员投入大量的时间和精力进行手工整理、审核和对账。这不仅效率低下，而且容易出错。因此，医院应当引进智能化的财务软件，这些软件可以自动识别和匹配账单报表，简化对账流程，提高对账的速度和准确性。

当账务出现不平时，采用长短款相互冲抵的方式虽然可以暂时平衡账目，但这种做法可能掩盖了潜在的财务问题，如盗窃或误操作，导致问题无法得到根本解决。为了确保财务数据的准确性和完整性，医院需要建立更加严格的内部控制机制。

3.财务数据失真风险。在缺乏智能化管理的情况下，医院的财务运营分析面临诸多挑战。由于医疗收入报表的制作涉及复杂的支付处理、对账和记账步骤，传统的手工操作容易导致数据录入错误、信息更新滞后。这些问题直接影响报表的准确性，进而影响医院对财务状况的正确理解和分析。

为了降低这些风险，医院应引入智能化管理系统，利用现代信息技术来优化财务流程。智能化系统能够自动跟踪和记录所有支付和收入，实时生成准确的医疗收入报表，并通过高级分析工具提供深入的财务洞察。此外，智能化管理还能够通过自动化的对账和预警系统来预防和检测潜在的错误和欺诈行为。

（三）智慧财务收入体系建设势在必行

针对现状，医院全面梳理医疗业务收入对账工作流程，通过借助信息化技术，建设统一支付平台和智慧对账管理系统，进一步健全医院财务内部控制体系建设，提升医院财务管理精细化、智慧化水平。

1.智慧财务医疗收入管理体系。医院医疗收入管理体系主要包括收费入口、统一支付平台、智慧对账管理系统以及财务系统。

（1）收费入口是医院与患者之间进行交易的初始环节，确保患者能够方便快捷地完成支付。患者完成支付后的交易信息将同步记录至统一支付平台。

（2）统一支付平台对接医院的各个收费入口以及第三方支付系统，提供收费入口、支付渠道及支付商户的统一管理，获取收费入口的交易信息后，将支付信息回写进HIS系统，实现支付信息的共享及医院支付资金全流程、集中式监管。

（3）智慧对账管理系统能够跨系统汇聚HIS系统应收账单、第三方支付订单、银行回单等数据，进行系统自动化交易与资金对账，形成HIS业务、支付账单、资金流水一一关联的明细账，支持按科室、医生、时间、门诊/住院、费用类别等多维度查询报表数据，实时掌握医院财务收入数据，准确核算医疗业务收入。

（4）财务系统是医院财务管理的核心系统，负责全面管理医院的资金流动和财务状况，实时监控和管理财务数据，记录医院应收应付款项，对医院收入进行管理等。通过与智慧对账管理系统数据进行对接，可以自动完成记账。

统一支付平台、对账管理系统建设完成后，院内各个系统之间的关系如图2所示。

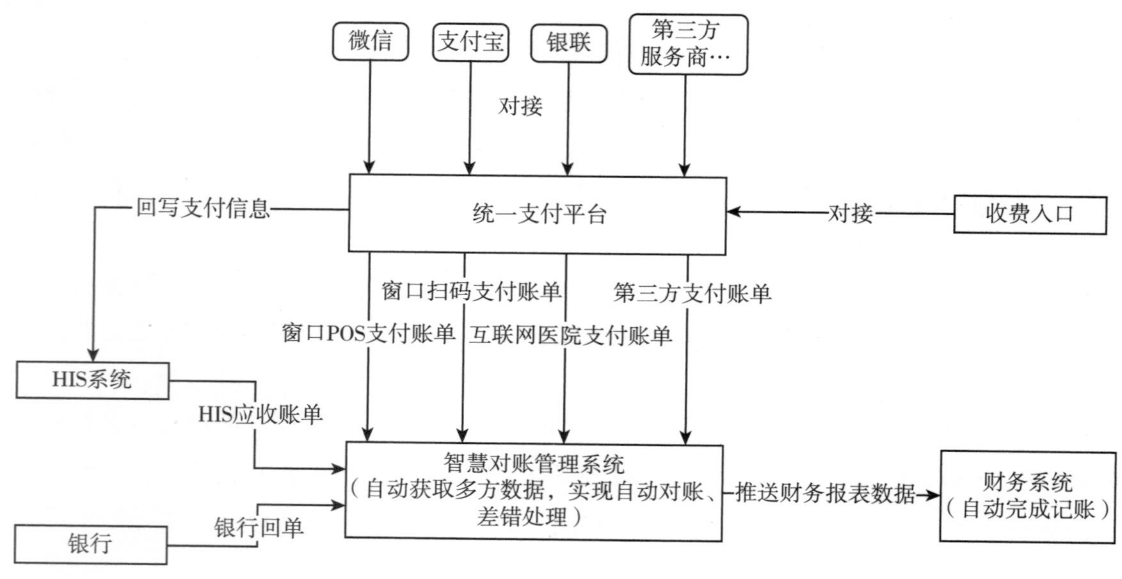

图2　收费－对账－记账流程各系统的关系

2.智慧对账管理系统的构建。智慧对账管理系统是财务收入管理系统的核心，涵盖多个智慧对账组件和基础管理系统，以实现自动化的对账管理。

系统通过不同模块实现对窗口POS、扫码付、互联网医院以及第三方支付（微信、支付宝等）多种支付方式的交易流水、HIS系统数据的唯一标识流水号，银行系统资金流水账单三方进行匹配和核对。可以实现自动对账、差异明细信息查询、差错处理和退款处理等功能，提高对账的效率和准确性。

该系统还为各类业务系统和支付渠道提供统一的管理平台，对业务系统、收费系统、支付渠道、科室信息、结算方式、报表生成等进行管理。

3.智慧对账的核心流程。医院智慧对账核心流程如图3所示。

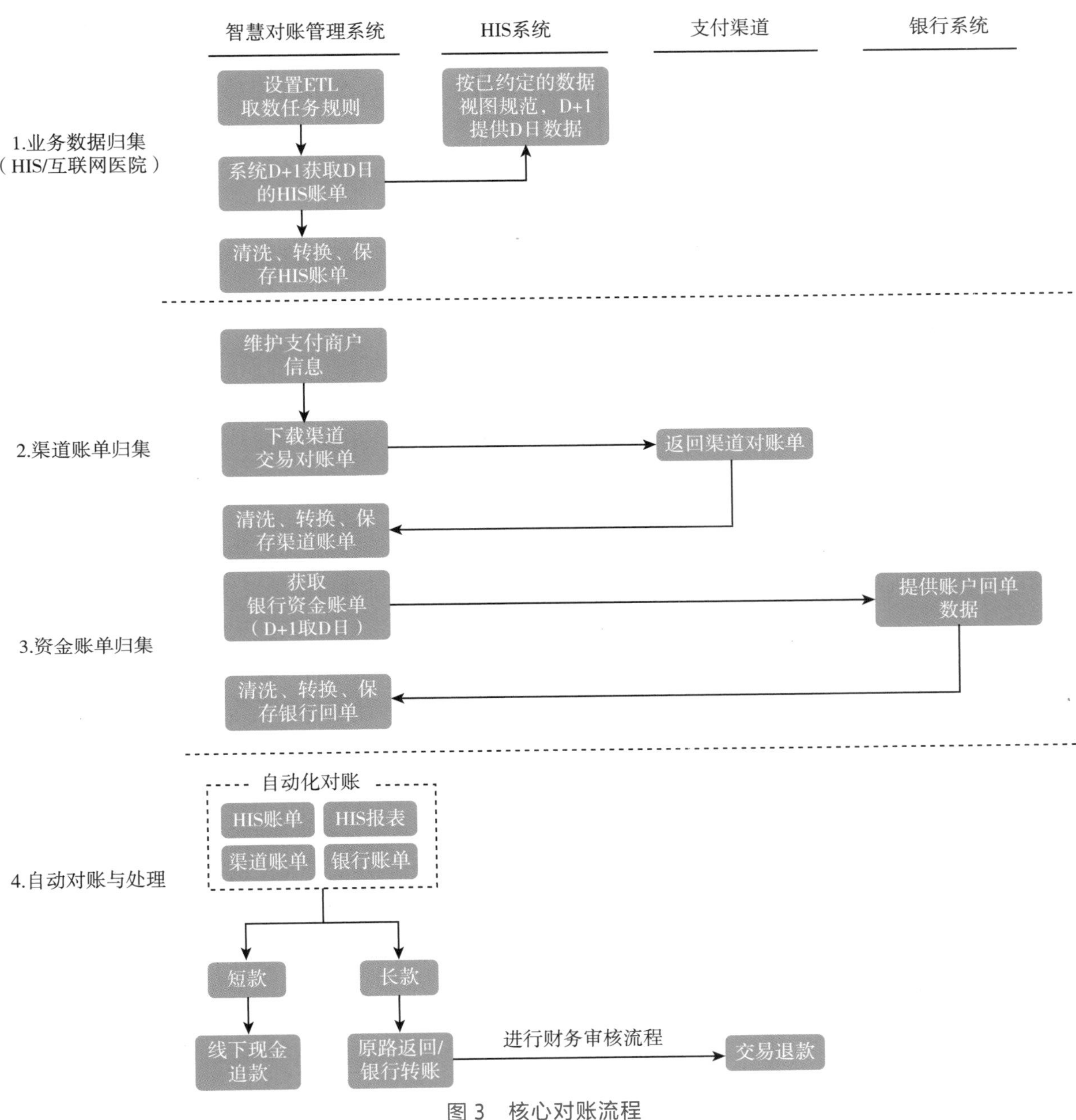

图3 核心对账流程

智慧对账管理系统在日终时自动获取业务系统账单（如HIS系统的账单、互联网医院的账单等）、支付账单（微信/支付宝渠道账单、银联刷卡账单）、银行资金账单的数据，实现业务账单、支付账单、银行资金账单的三方自动对账，可准确追踪并定位差异明细信息。

完成对账后，系统根据医院财务系统记账规则和要求生成财务报表数据，提供按照收入分类统计的报表数据，例如门诊财务汇总报表、住院财务汇总报表、预交金汇总报表等；或是所有对账明细数据以及明细的对账结果，包括业务类型、信息账单编号、患者姓名、门诊号/住院号、科室、金额、业务系统订单号、收费系统订单号（统一支付平台）、支付渠道订单号、交易参考号、结算方式等字段数据，对账系统将数据/报表推送至财务系统后，由财务系统自动生成财务记账凭证并完成记账动作。

4.对账难点及解决方案。智慧财务系统建设完成后，解决了医院较多的对账难点，具体方法如下：

（1）由于HIS系统记录数据不全问题导致的对账困难。智慧对账管理系统上线后发现，HIS系统存在字段缺失，即无法提供通常交易对账核对时所需的全部字段，导致业务数据与渠道交易流水无法准确关联，影响数据的完整性和准确性，在HIS系统导出对账单时，部分信息存在缺失，导致对账工作无法顺利进行。为解决这一问题，智慧对账管理系统通过梳理规则，采用不同的交易字段进行匹配来完成对账，并且对账准确率能接近100%。

（2）上线ZG银行扫码付对账时，进行资金对账后，发现银行提供的交易账单金额与资金流水不一致，经过仔细对比，发现摘要中包含“FEE”字样，即代表手续费。考虑到医院作为公益性单位，医院的医疗收费应该为零费率，后续确认为银行申请商户号费率取错而导致。针对此问题，将情况与银行沟通，银行取消了这部分手续费并进行退还，确保医院的资金得到合理、合规的处置，规避了这部分的资金流失。

（3）上线互联网医院对账时，智慧对账管理系统发现每天都有大量单边账（大于100笔），大部分为重复的10元、20元、30元等金额，通过与HIS系统、统一支付平台逐笔核查，发现是挂号费，接口出现问题，没有正确记录交易信息，导致产生大量单边账。通过资金对账，查找单边账产生的原因，查找资金对账异常的原因并督促改进，能够不断优化医院的系统对账环境。

（4）患者在自助机挂号后，到窗口向收款员要求退费，退款采取原路退回方式，HIS系统收款员日报表只统计窗口刷卡、现金等现场渠道资金情况，日终收款员依据日报表日结账务无误。但财务稽核依据门诊收款员汇总日报表进行核对，该报表是汇总所有收款员的收入及退费总额报表，包含微信、支付宝、自助机等各种渠道收退费金额，由于每日发生交易量很大，没有对账系统前，人工没有进行逐笔交易明细对账，容易将差额直接归入微信、支付宝等第三方支付渠道里轧差反映，导致收款员挂账、第三方支付方式挂账不符。通过智慧对账管理系统查清上述问题。

根据上述对账难点与问题解决，可见在收费、对账、记账的整个财务管理流程中，智慧对账管理系统承担重要角色，发现和定位影响对账的多方因素，帮助医院及时修复各种对账漏洞，规避医院的资金风险。

智慧对账管理系统上线后，医院能基于医疗收入数据闭环，以数据角度对医院医疗业务收入内控管理进行决策与分析，实现更智慧化、精细化的财务管理。

（四）智慧财务收入管理体系建设成效显著

医院建设实施智慧财务收入管理系统后，通过建立统一支付平台，能够对院内所有收费入口、支付渠道及商户进行统一管理，实现对医院支付资金全流程、集中式监管，加强收费流程财务内控。

通过建立智慧对账管理系统，能自动化完成多方对账，系统还能精准识别和定位真实长短款，帮助财务高效处理异常账单。

本次研究抽取部分数据，作为系统上线前后的对账效果对比参考，如表2、表3所示。

表 2 医院对账效果

支付方式	对账方式	对平比例（%）	发生笔数	发生金额合计（元）	真实长短款或数据异常总笔数	备注
ZG银行POS刷卡门诊	系统对账	98.93	5716	170278.17	61	真实长短款（已剔除住院预缴金误在门诊POS刷卡的7笔数据）
ZG银行扫码付	系统对账	99.80	10389	15842009.93	21	真实长短款
NY银行POS刷卡	系统对账	79.26	21350	3498365.46	4427	数据异常： 1.存在脱机数据导致无法对账（已有解决方案，待HIS改造） 2.住院结算尚未上线联动支付（已确定方案，待HIS改造）
互联网微信	系统对账	99.95	117197	22058302.63	55	真实长短款
互联网微信（医保）	系统对账	99.21	3780	476291.92	30	真实长短款
JS银行龙支付	系统对账	99.13	20554	16129359.87	178	真实长短款
PA自助机-扫码付	系统对账	97.43	819	358818.96	21	真实长短款

注：统计时长为2024年6月7~20日。

表 3 系统上线前后账务处理时效对比

（对账总笔数为表2中不含NY银行POS刷卡的发生笔数总和）

指标	系统上线前（2023年6月7~20日）		系统上线后（2024年6月7~20日）	
周期（天）	14		14	
对账总笔数（笔）	约130000		158455	
对平比率（%）	（无法获取）		99.7690	
真实长短款和异常笔数（笔）			366	
真实长短款和异常比率（%）			0.2310	
处理异常账务消耗人工（小时）	财务人员处理时长（财务人员每日手工对账、人工定位与处理异常账单所需时长约5小时）	约70	财务人员处理时长（每日查看系统自动对账结果、批量查看与处理异常账单所需时长约15分钟）	约3.5

智慧对账管理系统上线后，自动化完成对账，在2024年6月7~20日总计14天的统计时长内，表2中显示接入对账系统的支付方式除NY银行POS刷卡存在脱机数据导致数据异常无法对账之外，其他上线渠道均可通过系统智能识别真实长短款。

表2中还显示ZG银行POS刷卡门诊和NY银行POS刷卡、JS银行龙支付三种支付方式的对账长短款和数据异常总笔数占比较大，通过人工对系统汇总的异常数据进行原因分析和制定解决方案，在未来通过调试后，预计可以达到对平状态。智慧对账管理系统具有精准定位和显示异常账单、自动

化汇总异常数据的优势，打破传统对账工作模式下人工对账、定位异常耗时费力的困境，同时能够帮助医院不断修复和优化支付接口，持续协助医院提升支付数据质量。

表3显示，智慧对账管理系统上线前，20天内财务人员需手工对账、人工定位与处理异常账单耗时约为70小时，且人工难以排查和定位异常账单，财务人员工作量大、时效低。

系统上线后，在相同周期内，系统自动化对账总笔数为158455笔，对平比率为99.7690%。同时系统成功定位真实长短款和异常数据笔数为366笔（比率为0.2310%），财务人员查看系统自动对账结果、批量查看与处理异常账单所需时长约为3.5小时，与系统上线前对比，医院账务处理时效具有明显提升，有效减少财务人员的工作量和缩短处理时长。

（五）医院智慧财务管理实现精细化与智能化

医院基于智慧财务体系建设，有效提升了财务处理效率，优化了财务工作流程，保障了资金安全，并降低了内控风险，从而增强了医院内部管理的效能。未来，医院应继续完善财务收入管理系统，建立风险预警机制，并利用信息化和人工智能技术，实现财务数据的实时监控和分析，以精准识别和防范运营及财务风险。通过这些策略的实施，可以确保医疗收入资金的安全，并为医院智慧财务管理的稳定与发展奠定坚实基础，进而提升医院的运营效率。

未来，医院将持续升级智慧财务收入系统，建立非医疗收入、科教收入等风险管理，确保各类收入来源的合法合规性及可追溯性，以实现对财务数据的即时监控与深入分析。通过这种方式，风险防控体系能够从事后处理向前移至过程管理和风险预防，从而达到对运营和财务风险的精准识别与自动预警。

人工智能技术也将会得到更广泛的应用，包括医院财务管理场景。医院支付、对账、记账流程是智慧财务管理的基石，应用新技术为医院赋能，加强数据分析运用，智慧财务管理的基石将得到更稳固的支撑，稳固的财务管理基石将推动医院智慧财务管理的稳定、立体发展，提升医院运营效率和服务质量。

参考文献

［1］范卫东，任臻，代啊明.公立医院第三方支付对账相关问题及对策分析——基于上海某三甲医院［J］.会计师，2022（01）：124-126.

［2］高婧扬，李芳.公立医院智慧财务发展的研究与探索［J］.会计之友，2021（02）：128-132.

［3］黄圳林，王哲，巫志勇等.大数据技术下公立医院医疗收入智能稽核模型构建［J］.商业会计，2021（23）：83-86.

［4］尹熙.经济运营内控视角下公立医院智慧财务建设的实践探索［J］.投资与合作，2023（04）：91-93.

［5］孙可文."互联网+"背景下公立医院第三方支付应用研究［J］.现代医院管理，2023，21（03）.

［6］李小夏.公立医院智慧财务收入管理体系建设——以G医院为例［J］.会计之友，2024（12）：139-145.

北京安贞医院：创新十大机制打造经济运营闭环管理

王成　张乐　高雅楠

随着内外部环境变化及医改的不断深化，公立医院面临着巨大的“经济”压力。如何化“成本”为“收益”，缓解医院经济运营压力，考验着每一位医院管理者的智慧。

首都医科大学附属北京安贞医院在院领导班子的带领下，深化运营管理改革。通过创新十大核心机制，构建经济运营闭环管理体系，逐步形成“管理出效率，手段控成本，绩效促成果”的全员管理氛围，提升了精益运营管理水平，实现了降本增效，激活了人员积极性，推动了医院高质量发展。

一、经济运营压力下的必然之举

2016年，党中央、国务院《“健康中国2030”规划纲要》提出健康服务从规模扩张的粗放型发展转变到质量效益提升的绿色集约式发展。2020年，国家卫生健康委、国家中医药管理局发布的《关于加强公立医院运营管理的指导意见》提出，各级各类医院应构建运营管理组织体系、明确运营管理重点任务。2022年，国家卫生健康委财务司《关于在全国范围内持续开展“公立医疗机构经济管理年”活动的通知》提出，2022年底，实现全国三级公立医院全覆盖；2023年底，实现全国二级公立医院全覆盖，基层医疗机构运营管理能力明显提升。

在政策指引下，首都医科大学附属北京安贞医院（以下简称“安贞医院”）运营管理建设分为四个建设阶段：第一阶段，在2020年前，为运营管理基础建设阶段。安贞医院作为北京市医管中心“智慧财经项目建设试点单位”，积极探索“业财融合”模式，充分利用现代化信息技术，建设了智慧财经运营管理平台，为医院运营管理建设提供坚实有效的数据依据。第二阶段，在2021年，为安贞医院运营管理初步建设阶段。在该阶段，打破了医院各职能科室、临床科室独立运营的壁垒，在医院党委领导下融合各层级、各科室运营管理需求，统一开展医院运营管理工作。第三阶段，在2022~2023年，为安贞医院运营管理深入发展阶段。在医院运营管理能力显著提升之后，深入精细化开展运营管理工作。第四阶段，在2024年之后，为运营管理工作常规精细化开展阶段。在该阶段安贞医院经济运营闭环管理模式已运转成熟，长效的运营管理工作开展是医院可持续高质量发展的关键。

针对安贞医院在深化医药卫生体制改革及运营管理中暴露出的短板和问题，包括医疗收入质量不高、医疗成本居高不下、门诊与住院收入结构不合理，医院组织查找管理中的薄弱环节、堵塞漏洞、及时整改、加强内控。从问题整改、规范管理、提质增效等方面着手，围绕医院基础性运营保障工作和高质量发展要求，持续改进医院运营管理，进一步完善经济管理手段，健全运营管理制度体系及经济管理长效机制，有效提升医院经济管理质量和运行效益。通过实施经济运营闭环管理，解决医院运营管理中瓶颈问题，逐步形成“管理出效率，手段控成本，绩效促成果”的全员管理氛围；促进医院运营管理正向发展、诊疗规范化管理、医疗资源潜力深度挖掘；实现运营管理与医疗运营融合管理，推进业财一体化发展；形成安贞运营管理理论体系、价值体系，建立安贞医院经济运营闭环管理模式。

二、医院运营管理的突围之道

2021年，安贞医院确定了以内部控制为主线，以全面预算为起点，以部门联动为抓手，以科室核心运营考核指标为基础，以改善收入结构、调控成本水平、优化资源配置为核心目标，启动“医院经济运营闭环管理”专项工作。完善组织机构保证工作顺利开展：建立院党委领导下的、由领导班子成员组成的领导小组和组织机构，明确分工、压实主体责任，成立9个经济运营闭环管理专项工作组。制定工作制度保落实：统筹制定“医院经济运营闭环管理工作职责”，确定工作内容及要求，确保总体目标有序实现。确定管控机制保方向：项目实施过程中逐步建立例会沟通机制、合理开源机制、成本约束机制、资源优化机制等10项管控长效机制，通过决策、执行、激励监督、信息化支撑形成闭环管理，有效改善医院经济管理质量和效果。

围绕十大核心机制，形成安贞医院经济运营闭环管理体系。为保障经济运营闭环管理实施，一是在决策层面，建立例会沟通机制确定改善运营管理核心要素，建立规范诊疗机制打通业财融合起点；二是在执行层面，建立合理开源机制寻求合理组织收入的渠道，建立成本约束机制努力降低运营成本，建立资源优化机制充分发挥医疗资源使用效率，建立运营助理机制助力改善科室运营状态；三是在激励监督层面，建立正向激励机制合理激发医务人员工作热情，建立公示监督机制激发干部荣誉感，建立约谈督促机制采取惩戒措施确保持续改善；四是在信息化层面，建立信息化支撑机制在决策、执行、激励监督环节上给予数据保障。在10项长效机制基础上，实现医院运营管理与医疗运营融合管理，推进业财一体化发展，形成安贞医院经济运营闭环管理模式（见图1）。

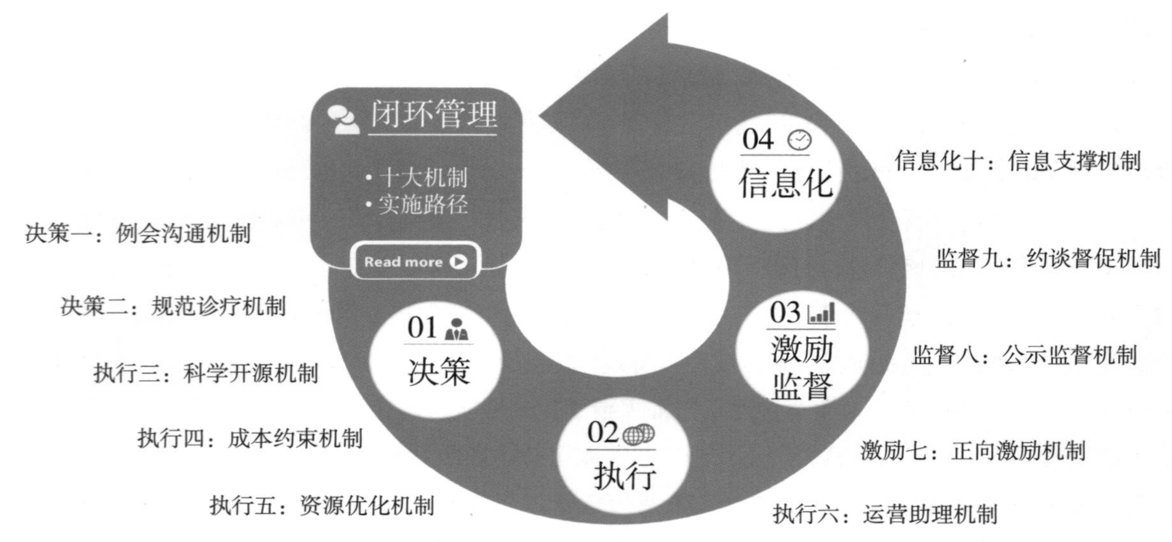

图1　北京安贞医院经济运营闭环管理路径

（一）统筹管理各司其职

根据经济运营闭环管理工作需要，分别成立安贞医院经济运营闭环管理领导小组、办公室及专项工作组。

安贞医院经济运营闭环管理领导小组负责医院经济运营闭环管理工作的部署、协调、督导及经济运营闭环管理活动中相关决策事项。主要由组长、常务副组长及副组长构成。组长为党委书记和院长，常务副组长为总会计师，副组长为党委副书记、常务副院长、副院长、工会主席和党委委员。

医院经济运营闭环管理工作办公室设在财务处，负责落实领导小组部署的各项工作；承担项目管理日常工作，组织、协调医院经济运营闭环管理项目的具体实施工作。主要由办公室主任、副主任及成员构成。办公室主任由总会计师兼任，副主任为财务处负责人，成员为各职能科室党支部书记、中层干部及运营管理专员。

经济运营闭环管理工作专项工作组（以下简称专项工作组）共有9个，包括医疗工作组、人力成本管理组、卫生材料管理组、药品管理组、后勤保障管理组、绩效考核工作组、财务管理工作组、宣传工作组、协调督导组。各组组长主要由主管相关工作的院领导担任，组员对应负责相关工作的各职能科室。

（二）各项保障落实到位

1.医院管理环境保障。

（1）明确主管院领导责任。各小组牵头主管院领导是本小组经济运营闭环管理工作的第一责任人，对本小组工作落实进度、实施效果负总责。每月定期召开专题会，研究部署相关工作，确保牵头小组工作落到实处。

（2）充分发挥职能科室作用。9个专项工作组下的主责职能科室将经济运营闭环管理工作列为科室重点工作，在专项工作中发挥引领作用，组织、协调、督促各相关临床、医技科室开展专项工作。各科室完成专项工作的进度、效果列入年度科室评优、干部评先的主要内容。

（3）细化完善工作方案。各专项工作组要按照责任分工制定子专题工作方案，细化工作安排，明确时间节点，提升各部门工作的针对性、可行性。本着“成熟一个推出一个”的原则，各部门在认真调研的基础上陆续下发相关工作方案及管控办法。

（4）强化沟通协调。各主责职能科室制定的工作方案及管控办法之间出台前应与相关科室充分沟通，听取兄弟科室意见，注重制度建设层面相互配合、衔接，统筹协调，避免政策相互掣肘。

（5）动态监测及时奖惩。进行专题分析，动态监测经济运营闭环管理工作进展情况，及时通报运营管理最新进展，并进行相应的奖惩。

（6）服从统一安排。按照工作要求，各专项工作组牵头认真组织经济运营闭环管理活动，接受上级部门检查，对存在的问题及时进行整改，并按要求上报工作开展情况。

2.信息化保障。安贞医院作为北京市医管中心“智慧财经项目建设试点单位”，积极探索“业财融合”模式，充分利用现代化信息技术，建设了智慧财经运营管理平台，为运营管理决策模型的构建提供坚实有效的数据依据。

（三）循序渐进建立十大长效机制

1.前期准备及培训阶段（2020年及以前）。

（1）推进智慧财经运营管理平台。智慧财经运营管理平台是在运营数据中心（ODR）基础上建立的，成本核算与管理系统和预算管理体系、财务核算与管理体系并列内置于医院智慧财经运营管理平台中，以海量规范数据为基础，参照204项国家标准与行业规范，开发93个数据接口，穷尽1756项经济业务、内置223个自动凭单模板，形成9.7亿多条规范数据，规范整合数据，打破信息孤岛，实现数据共享、互联互通，为医院管理决策支撑提供精确可比的数据信息。

（2）医院领导班子组织编制医院“十四五”规划，提出“建立现代医院管理组织结构框架体系和制度体系，促进医院高质量发展”科学的顶层设计，着手开展以“基于收入结构动态调整和成本结构动态控制的现代医院运营管理体系”，召开党委专题会，研究医院改善运营管理措施；组织多层次、多维度地改善医院运营管理专题培训；出台一系列精细化管理、改善运营管理措施。在全院范围内形成“管理出效率，手段控成本，绩效促成果”的文化氛围。

2.完善制度及建立机制阶段（2021年1~3月）。

（1）制度建设：梳理现行工作制度，结合医院专项工作中需要解决的问题，并以问题为导向，配套完善医院“运营管理制度”“运营管理例会制度”“医疗质量管理制度”“医疗成本管控办法”“SPD卫生耗材管理制度”“基于RBRVS的绩效分配制度”“医疗欠费管理制度”等一系列制度体系。以提升医疗质量、提高医疗服务能力为核心，以优化资源配置、强化资源使用效率为目的，注重发挥制度的整体功效，建设医院科学的制度体系。

（2）长效机制：院领导班子高度重视改善运营管理工作，多次召开党委专题会，研究医院改善运营管理措施。定期听取了收入情况、支出情况、结余情况以及运营管理现状分析情况的汇报；结合分管工作和医院运营管理存在的问题，提出了改进思路和自己的工作任务，明确目标，分工负责；每月深入科室做运营管理分析与调研，先后深入心内科、心外科、口腔科、体检中心、整形激光科、医学影像科、耳鼻喉科、妇产科、眼科等科室，梳理问题、提出改进措施。在院领导指导下，试点科室收入结构明显改善、业务量明显增加、成本得到有效控制，医疗服务能力及效率大幅提升，科室一级运营管理呈现正态发展趋势。同时，注重总结试点经验，逐步形成了10项管控长效机制，有效改善医院经济管理质量和效果。

3.组织实施及深化发展阶段（2021年4月~2023年12月）。以决策、执行、激励监督、信息化为闭环管理主线，围绕10项长效管理机制开展经济运营闭环管理工作：

（1）决策之一：例会沟通机制，确定改善运营管理核心要素。常规性开展运营管理分析会。医院建立月度运营管理分析管理制度，院领导班子全员参与院级、科室系统级、科室级三个层面运营分析，立足于医务管理、财务指标、成本管控等核心内容每月召开运营管理分析会，在医院战略规划指引下确定每年、每半年、每季度、每月运营管理方向。2021~2023年，共召开月度运营管理分析会27次、专题会51次，以问题为导向、分析运营问题、探索改进路径。

开展经常性临床科室运营管理调研。院领导带队，与医务部、财务处、医保办等职能处室形成调研团队，深入临床科室，以科室现状、运营管理、发展规划为主线，全方位梳理科室发展脉络，坚持学科与医疗兼顾，共同商讨科室运营管理发展方案。其间，院领导带队四次到血管科，从梳理科室运营发展中的问题入手，立足于科室发展规划，完善部门制度及文化体系建设、探讨学科深化拓展、划分亚专业成立主诊组、团队六位一体建设；两进泌尿科，调整门诊疾病谱覆盖范围，探讨成本管控点、调整收入结构、提高工作效率，应对DRG支付改革；两至肾内科，调动科室积极性、提出跨学科融合发展意见，深化肾内科的辅助支撑作用，奠定科室运营管理与学科建设发展的工作基调。2021~2023年，医院组织临床科室专题调研82次，提出管理建议100余项。

（2）决策之二：规范诊疗机制，打通业财融合起点。诊疗行为的规范是业财融合的基础，也是改变运营管理状况的起点。医院运营管理的背后是医疗行为，为推动运营管理的顺利开展，医院整合重建临床路径，从原有的58条完善至80余条；打通院前急救——院内绿色通道，强化应急响应能力，提升医疗服务效率、加强医疗服务质量控制。

（3）执行之三：合理开源机制，寻求合理组织收入的渠道。医院系统性落实开源机制，合理组织收入。首先，价格开源。对内梳理跑费、漏费等价格疏漏环节；对外开展新技术、新项目，积极争取物价政策，仅2021年批复新增医疗服务价格项目6个，备案项目23项。其次，效率开源。利用“错峰、分时段”等措施，以时间换空间，充分利用周末、节假日闲置医疗资源，进一步扩大诊疗规模；实时监控手术室、监护室平台运行效率，统筹调配平台资源使用，实现现有医疗资源的进一步挖潜。医院每周末平均心外手术加班25~30台，心内介入150~200台。

（4）执行之四：成本约束机制，努力降低运营成本。一是降低卫生材料成本。对于球囊、检验试剂等重点耗材，实施院级带量采购方案，控制采购价格；按工作量设置、落实不可收费卫生材料科室领取限额机制。二是降低药品成本。持续开展动态药物监测、主动干预，开展专项点评，落实国谈药品任务。三是降低日常公用经费。总务部门实施了严格的低值易耗品以旧换新机制，管理“人”的行为；开展固定资产精细化修缮管理，管理“物”的状态；修旧利废增加节约意识，管理“事”的结果。仅2021年对留置针、输液器、医用胶片、血糖试纸、检验测试卡、试剂等不可收费和打包收费耗材、试剂的集中议价，促使采购成本减少2000余万元。

（5）执行之五：资源优化机制，充分发挥医疗资源使用效率。医院持续改进医疗质量，调整门诊布局，将诊室资源向患者需求大的专业倾斜；坚持“全院一张床”理念，动态调整床位资源；鼓励周末门诊，开展周末手术。医技科室全面提升检查能力；手术室、导管室等支持7×24小时全面开放，监护室提升运转能力，增加监护病床。根据临床科室运转效率合理配置医疗资源，做到有增有减、有奖有罚。

（6）执行之六：运营助理机制，助力改善科室运营状态。医院为每个临床、医技科室配备运营管理专员、协助开展科室运营管理工作，从而打通运营管理工作在临床科室开展的“最后一公里”。运营管理专员参与科室交班会、专题会，协助调整收入组织、成本结构，探索开源途径，努力改善运营管理薄弱科室运营现状。2021~2023年，科室运营助理深入业务科室调研共计91次，落实管理建议100余项。

（7）激励与监督之七：正向激励机制，合理激发医务人员工作热情。医院建立现代化医院绩效分配体系，制定了基于“RBRVS绩效分配改革工作计划”，先后落实医技检查科室按照工作强度阶梯递增奖励、外科加班绩效奖励、DRG节支奖励等方案分步骤、分批次完成试点、试运营、正式运营。

（8）激励与监督之八：公示监督机制，激发干部荣誉感。医院通过“科主任运营决策系统”“卫生材料使用强度排名”等公示监督手段，按月度公开科室运营管理数据及排名情况，充分激发干部集体荣誉感与拼搏精神，形成相互促进、共同发展的局面，形成运营管理改善良性氛围。

（9）激励与监督之九：约谈督促机制，采取惩戒措施确保持续改善。医院以运营管理核心问题为导向，采取定期约谈机制，督促负态科室谈改善、正态科室谋开拓，并持续追踪科室改善及发展进度和效果。在2021年度约谈耳鼻喉科、神经外科后，辅助科室提出切实可行的运营管理改进措施，促使科室实现正向运营管理趋势，并保持至今。

（10）信息化之十：信息化支撑机制，提供改善运营管理工具。安贞医院智慧财经平台已成功构建了以基于运营数据中心（ODR）为基础，以预算管理体系、财务核算与管理体系、成本核算与管理体系为助力的医院运营管理智能分析体系（见图2）。一是实现运营管理分析所需数据可获取。智慧运营管理平台全面集成以HIS为核心的临床系统，以人、财、物为核心的医院运营管理系统，打破专业信息化壁垒，联通院内信息子系统，建立了院内HIS、物资、设备、人力、药品等一体化信息平台，实现业务系统与运营系统的充分融合，运营数据资源全面高度整合，达到医院运营数据共享的目的；二是实现运营管理分析所需数据可使用。智慧运营管理平台以海量规范数据为基础，通过构建运营数据中心，规范整合数据，打破信息孤岛，实现HIS收费数据、药品、资产、薪酬、物流等业务数据一次采集、全局共享，与财务、成本数据同源，有效保障运营管理数据的一致性、准确性、及时性。

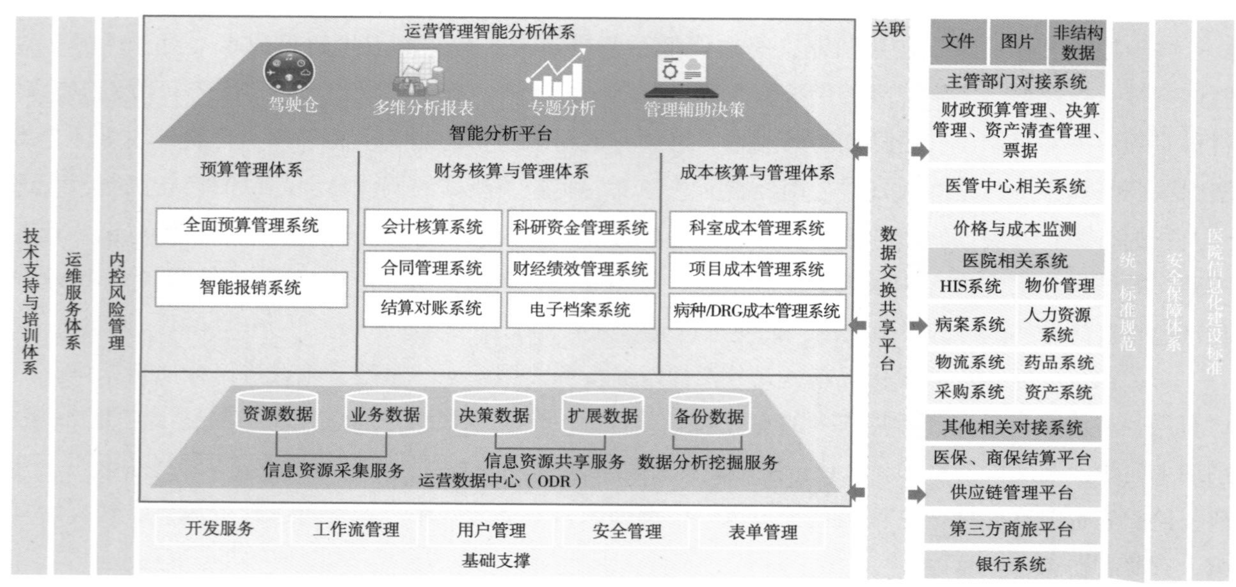

图2　北京安贞医院基于运营数据中心（ODR）的医院智慧财经平台

（四）攻坚克难促管理与医疗融合

1.强化运营意识调动管理积极性。

（1）开展自上而下的运营管理工作。首先，开展院级运营管理分析与管理工作；其次，开展各诊疗系统级的运营管理分析与管理工作；最后，由运营管理领导小组带队、组织运营管理办公室深入临床、医技科室，个性化开展运营管理分析与管理工作。运营管理工作自上而下地层层推进与落实，加强医院各部门对经济运营闭环管理的理解，强化全院运营意识。

（2）开展绩效激励下的运营管理工作。运营管理办公室协同绩效办完善医院绩效分配体系，基于“RBRVS绩效分配方案”，加大科室运营管理与绩效奖励间的关联性，提高临床科室对运营管理工作的积极性。

2.优化管理路径推动管理与医疗融合。运营管理办公室是从运营管理数据入手到最终实现提升诊疗效能路径中的重点环节。一方面，财务、医务、医保、药事、医工等运营管理办公室中的主责职能部门从运营数据分析出发，揭示当前医院整体存在的运营问题上报医院运营管理领导小组，由院领导做出整体诊疗部署调整决策；另一方面，各主责职能部门形成合力，将运营数据转化为临床可以理解的语言，在科室级别的运营管理中发挥导向作用，进而影响单科室的诊疗行为。

三、经济运营闭环管理的精益之效

（一）医院各基本医疗单元，运营管理能力明显改善

临床服务类科室是医院运营管理的基本单元，科室运营的好坏是医院运营管理情况的直接体现。安贞医院将57个临床服务类科室划分成包括心内系统、心外系统、综内系统、综外系统在内的四个体系，将业务范围相同或相似的科室归集到一起进行集中管理与考核。通过运营数据梳理、发现科室管理问题，进而通过流程再造等方式改善科室运营管理状态。

以耳鼻喉头颈外科为例，2021年1~6月科室呈负向运营管理状态。通过对科室运营管理指标分析后发现，首先在门诊部分，耳鼻喉头颈外科门诊服务效率较高，但收入结构不佳，存在漏费等现象；其次在住院部分，虽住院收入结构较好，但受限于服务效率较低、住院规模未达到预期水平。门诊及住院部分均存在限制性问题导致耳鼻喉头颈外科收不抵支，呈负向运营管理状态。

2021年6月，运营管理小组深入耳鼻喉头颈外科，对科室运营管理情况进行深度剖析。充分听取科室意见，以实际问题为导向，制定科室运营管理改善方案如下。（1）制定各亚专业规范的诊疗方案和流程；（2）增强门诊诊疗能力、提供全方位服务；（3）细化门诊工作、完善各项检查；（4）关注质量和效率，每周进行数据提取和分析。为保证方案的顺利执行，提升科室精细化管理程度，根据方案设计，科室内部落实责任制和奖惩制度。通过各项管理举措，耳鼻喉头颈外科收入质量得到显著提升，其中门诊医务性收入占比增加19个百分点、住院医务性收入占比增加9个百分点，在此基础上科室于2021年7月实现正向运营管理状态，并保持至今。

据统计，医院2021年实施经济运营闭环管理之初，全院纳入考核的57个科室中，25个科室呈负向运营状态。通过运营管理工作的大范围开展，至2021年12月，全院仅4个科室因存在客观因素未完成负向运营状态的扭转，医院各基本医疗单元的运营管理能力明显改善。

（二）医院医疗服务能力持续提升，提供更多高质量医疗服务

经济运营闭环管理工作开展以来，医院全力探索医疗供给侧结构性改革，为患者提供更多高质量医疗服务。重塑亚专业布局，以适应疾病谱的发展；整合门诊医疗资源、组建MDT学科团队；打通主动脉夹层、急性心肌梗死等多条院前急救通道，重塑急诊患者入院流程……

多措并举下，2021年医院门急诊量达209万人次，出院8万人次，恢复到历史高位水平。经过三年经济运营闭环管理工作的深入开展，2023年医院门诊量231万人次，出院12万人次，医疗服务能力持续提升。2023年心外手术20098台，全国单中心第一；心内PCI 28014台，全国单中心第一；电生理15043台、起搏器2539台，均为历史最高水平，依靠自身资源挖掘缓解看病难问题，提供更多高质量医疗服务。

（三）医院整体层面运营管理效果显著

1. 医院收入合理增长，收入结构持续优化。2021年为医院开展经济运营闭环管理工作的第一年，在这一年，安贞医院克服新冠疫情不利影响，医疗收入高质量增长。首先，2021年医院医疗业务收入中，药、耗占比同比2019年降幅8个百分点，增加了医院可支配收入，收入质量显著提高。其次，合理组织医疗收入，以运营促医疗质量、诊疗能力提升，在患者次均费用下降的基础上，实现了医疗业务收入较2019年总体增长4%。最后，以运营优化促医疗学科发展及供给侧结构性改革，通过优化临床路径，在着力降低诊疗风险的同时，实现医务性收入显著提升，医疗收入结构持续优化。截至2023年12月，得益于安贞医院运营管理体系的形成，医院2023年总收入突破百亿元大关，其中医疗收入突破77亿元，为历史最高水平。

2. 医院支出总体下降，各类支出得到合理控制。2021年，通过医疗业务运营成本、卫材药品支出、能耗支出等控制，在医院总体支出得到控制的前提下，医务人员人力成本支出得到保障与提高，人员支出同比提升8%，体现医务人员技术劳务价值并贯彻医务人员“两个允许”绩效政策要求。医院总支出同比2019年降低1%。截至2023年12月，在医院经济运营闭环管理的精细化成本管控下，医疗成本增长幅度低于医疗收入增长幅度11个百分点，成本管控效果显著。

3. 医院结余处于历史最高水平，扭转持续亏损局面。2021年医院打破连续10年的亏损局面，实现10年来的首次扭亏为盈，较2019年减亏158%。该良好局面在2022年疫情冲击下得以继续保持，并在2023年实现了近年来的最高水平。

（四）努力缓解看病难、看病贵，彰显公立医院定位

安贞医院开展经济运营闭环管理系列活动激励了医务人员内生动力和工作热情，与安贞医院诊疗特色相关的看病难问题得到一定缓解，医院心脏彩超年工作量突破20万例，预约等待时间从0.5个月缩短至不超过48小时。同时，医院严格落实“国谈”支架及4+7药品带量采购政策，加之医院内部严格控费管理，实现门诊及住院患者次均费用负担水平双下降的局面，彰显公立医院公益性定位，落实了公立医院高质量发展战略。

四、经济运营闭环管理的创新之用

（一）经济运营闭环管理的基本应用条件

1. 坚持党建工作引领。将改善运营管理作为推动党建工作与业务工作深度融合的主线，在医院党委领导下，通过落实部分管理部门职能和岗位设置优化；通过拓宽各专业疾病谱，改善收入成本结构等多种党建工作与财经管理业务工作的融合，提升运营管理工作合力。

2. 规范工作机制。多种保障机制促进运营管理工作顺利开展。建立例会沟通机制与工作制度保障机制，通过系列流程制度制定，促进工作有序顺利开展；通过建立问题清单制、内部例会制、专项问题解决制、定期调研回访制、科室综合分析制等工作机制，确保工作落实。

（二）经济运营闭环管理成功应用的关键因素

1. 医院领导班子成员的高度重视，保障经济运营闭环管理落地。书记、院长高度重视医院运营

管理工作，带领班子成员通盘谋划运营管理工作，设立运营管理办公室，确定运营管理工作路线，明确收入结构优化方向；与此同时，两个一把手每月出席月度运营管理分析会，并深入临床科室，因科制宜指导制定科室管理、学科发展以及改善运营管理方案。

2.按系统配备科室运营助理，促进科室针对性地改善运营情况。医院选取具有财务、医疗等复合背景的人员担任科室运营助理，并围绕科室关注的重点问题，主要进行科室运营决策支撑与建议，通过科室资源评估与配置、科室运营成本分析与控制等各类专项分析，提出针对性管理建议。

3.坚持公示监督约谈，推进科室对已发现的问题进行有效改善。医院充分利用高级知识分子珍视个人荣誉感的特点，从科主任管理需求出发，采取及时公开运营管理核心数据形式，逐步形成相互促进，改善运营管理氛围。以问题为导向，约谈亟待改善运营状况科室、监测改善进度，区分科室制定个性化改进方案。

（三）改进经济运营闭环管理应用效果的思考

1.财务管理关口前移，促医疗运营结构调整。统一基础数据口径，规范业务处理流程，业务及财务数据融合并实行全生命周期管理；健全医院内部控制的全覆盖体系，确保医院经济活动合法合规；构建数据共享、整合的运营数据中心；设置科室运营管理员，为临床科室运营管理提供数据支撑，加强业财融合。其中需关注的是，财务作为医院运营管理工作开展的主责职能部门，应汇总来自医疗、医保、卫生材料、药品等各方数据，用多维度真实反映医院运营情况；并协同医务、医保、医工、药事等职能部门，共同出具医院运营管理情况分析报告，进而促进医院医疗运营结构的调整。

2.运营管理的前端是医疗运营，应以学科建设为引领，促运营管理良性发展。根据内部现状和外部环境发展的趋势，在医院战略指引下，在医院运营管理工作组的带领下，运营管理工作办公室协同专项工作组制定以医院学科、科室为基本管理单元的建设为基础，辅助制定基本单元的长期发展方向、目标和关键绩效指标，从而拓展医院的诊疗范围及诊疗能力。

（四）推广应用经济运营闭环管理的建议

1.打破信息孤岛，形成规范化可比数据。运营管理的基础是数据分析，在财务内部规范化核算科室收支基础上，还应将工作量、病案、医务、医保、卫生材料、药品等多维度数据集成，经过规范后统一转化为同口径下可对比数据，最终为医院各维度的运营管理分析提供数据支撑。

2.运营管理与医疗运营融合管理，培养业财融合下的复合型人才。医院的运营管理不仅是财务数据维度的分析管理，还应包含医院医务、医保、医工、药事、物价与临床科室的运营管理内容分析，这就要求医院运营管理专员需具有复合型知识结构，不能专注一隅。

3.战略指引下的医院运营管理路径确定。医院运营管理的方向起源于医院战略，根据医院“十四五”规划目标，安贞医院执行年度差异化运营导向。2021年度运营管理目标为：突破历史困局、实现扭亏为盈；2022年度目标为：全力保障冬残奥会开展、克服新冠疫情等外部环境影响，进一步扩大2021年度运营成果；2023年度目标为：运营管理进一步深化开展，细化管控颗粒度到最末级，扩大运营管理成果规模①。因此，建议同行单位在开展运营管理工作时，应根据医院战略规划分步骤、分阶段设置适合自己当前情况的目标，差异化、个性化的经济运行模式才是医院运营改善的根本。

① 因2020年受新冠疫情影响，与医院实际经营情况偏离程度较大，故经济运营闭环管理实施前的对比基期设定为2019年。

参考文献

［1］“健康中国2030”规划纲要［N］. 上海中医药报，2016-12-30（001）.

［2］王志成，周筱琪，孙鹏南. 基于协同理论的公立医院运营管理组织体系构建［J］. 中国医院管理，2021，41（12）：57-59，63.

［3］韩怡. 数字化背景下公立医院财务精细化管理［J］. 新会计，2024（02）：52-55.

［4］黄颂珊. 新形势下公立医院业财融合实践探索［J］. 财会学习，2019（21）：80-81.

［5］纪智礼. 智慧管理激发医院正态运营［J］. 中国卫生，2022（07）：33-34.

西安交通大学第一附属医院：重塑运营管理新模式　激活高质量发展新动能

盖晓红　王恬　王冰倩　杨嘉元　任小烨

近年来，国家卫生健康委通过加强公立医院运营管理、高质量发展等多项政策文件反复强调公立医院构建业财融合为核心的医院运营管理体系，要以满足患者和临床需求为出发点，以公益性和事业发展为导向，在完善组织体系、制度体系、人才体系和信息化建设的基础上，综合运营管理工具优化核心业务流程，将运营管理转为价值创造。公立医院运营管理围绕三大核心资源配置、绩效管理和流程优化三大导向履行职能，其中业务流程优化最为复杂，特别是面对医院平台资源配置的有限性与人民日益增长的就医需求间的矛盾，优化平台运营管理，提升平台运营效率是突破医院发展瓶颈的必经之路。

本案例着眼于业务流程优化中的精细化平台管理，以医院运营管理体系的建立健全为基础，采用科学的管理方法和运营管理工具，聚焦手术平台、设备类平台（影像平台及超声平台）的精细化运营管理，通过构建平台运营管理体系、优化平台资源配置、提升平台运营效率、升级绩效配套政策等核心举措靶向施策，科学谋划，主动适应国家政策与医院管理实际需要，帮助医院在顶层设计、学科布局、流程优化、绩效改革等方面科学谋划，引导平台运营管理日益规范，促进全院业务工作提质增效，全面助力医院高质量发展，并为相关实践提供参考。

一、创新：铸就医院平台类科室精细化管理体系新典范

（一）以业财融合为导向，创新医院平台类精细化管理模式

整合业务流和财务流程，完善平台类运营管理体系的组织建设，健全制度并实时监控各项业务的业务流和经济流数据，实现医疗业务和财务数据的实时共享和深度整合，从而优化服务流程，提高资源使用效率，为管理层提供有力的决策支持。

（二）以数据驱动决策制定，督促目标管理持续改善

医院重视平台运营数据的价值，建立了完善的数据收集和分析系统。通过实时监控各项运营指标，医院能够及时发现平台运营的问题和潜在风险，并基于数据分析结果制定相应的决策，例如本案例通过数据分析构建基于DRG的学科病组评估体系，优化升级学科资源配置模式，以及通过数据国考导向下的手术空间资源配置的合理化倒推与测算等举措，为后续院方统筹资源配置提

供论证参考意见。

（三）以跨部门协同合作为支撑，实现资源最优配置和高效利用

在实施平台类精细化管理时，医院强调跨部门协同合作的重要性，通过建立跨部门协作机制，打破部门间的壁垒，实现资源的共享和优化配置。例如，手术平台在推进时多部门横向联动构建手术平台MDT管理团队，横向协同麻醉手术部、医务部、运营管理部、辅助平台科室（如病理、消供、重症等）等科室，纵向联动手术科室，及时疏解手术平台运营卡点堵点；设备类平台成立院级专项治理小组，形成管理MDT合力，建立以主管院领导牵头，运营管理部负责，信息部、国资办、平台科室配合的项目组，解决单一部门无法处理的系统性问题。

（四）以运营管理为核心，建立健全专科专项运营评价模型

医院将运营管理作为核心工作，在不断摸索中建立健全不同专科、专项运营评价模型，为各专科提供了全面的运营管理分析与运营诊断。通过定期评估和反馈，医院能够及时调整管理策略，推动各专科持续提升运营质量和效率。在本案例中平台类专项均建立了专科运营分析体系，例如手术平台运营分析涵盖资源配置、医疗运行、经济运行和绩效评价四大维度；设备类平台（影像平台及超声平台）统一按照六个维度开展业财综合分析。

二、实施：综合施策确保平台精益化管理生根见效

（一）顶层设计

随着医疗技术的不断进步和医疗需求的日益增长，三级综合医院面临着提高医疗服务质量、优化资源配置、降低运营成本的巨大挑战。近年来，从国家外部政策要求来看，国家出台《关于加强公立医院运营管理的指导意见》《关于推动公立医院高质量发展的意见》《关于在全国范围内持续开展“公立医疗机构经济管理年”活动的通知》等一系列政策文件，对公立医院运营管理建设提出明确要求，倒逼医院健全运营体系、强化运营成效。从医院内部发展需求来看，“十四五”战略规划的实施、优质医疗资源扩容均需要医院拥有坚实的经济基础，同时医院面临收入结构优化压力、药耗收入占比居高不下、医疗服务性收入较低等境况。2015年，医院经过充分调研成立运营管理部，并于2022年初完善构建医院运营管理组织架构，明晰确认运营管理体系功能定位。在此基础上重构运营管理部部门职能，包括运营规划决策支持、国家三级公立医院绩效考核、资源统筹精细化管理及专科运营科室辅导等四大职能。

医院运营管理部发展历史及职能演变见图1。

为主动适配公立医院高质量发展要求，扎实推进经济管理年活动，扎实提升平台类精细化管理水平，医院以业财融合为重点，全面健全医院运营管理体系，通过构建四级运营管理架构、重塑运营管理职能、组建专科运营助理队伍、优化资源配置、构建药耗综合治理体系、强化成本管控、升级绩效考核政策等一系列举措，促进业务工作提质增效，全面助力医院高质量发展。

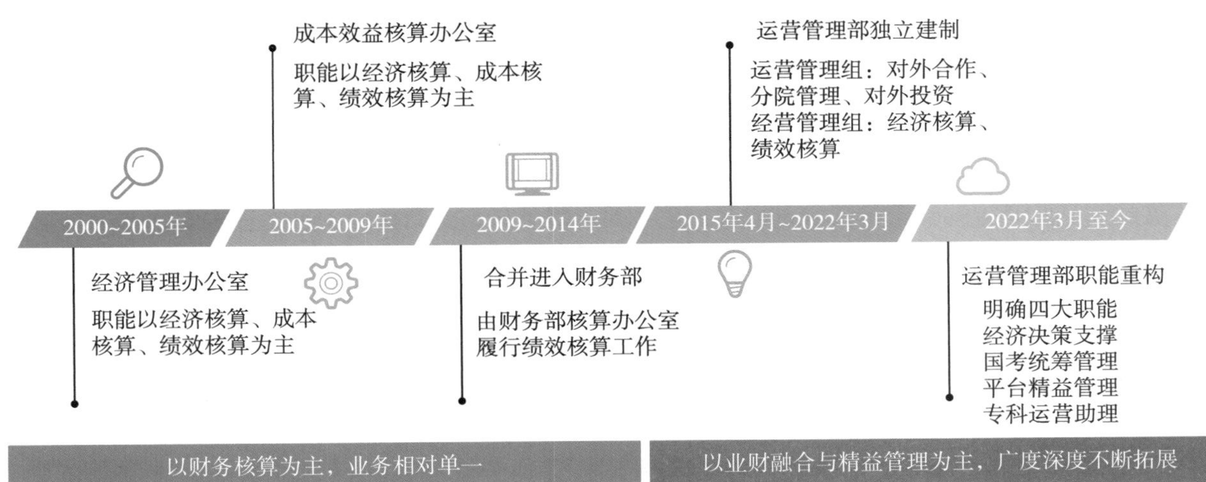

图1　医院运营管理部发展历史及职能演变

1.构建四级运营管理架构，重塑运营管理职能。为进一步优化顶层设计，强化运营组织保证，医院全面构建四级运营管理组织架构，形成运营管理领导小组、专家智库、运营管理部以及专兼结合的专科运营助理队伍四级联动的运营管理模式。在此基础上，为进一步紧扣业财深度融合的需求，医院重塑运营管理部门职能，将运营管理部确定为业财融合协同中心，全面负责医院绩效综合管理、DRG综合管理、目标预测管理、运营分析管理、运营数据管理、国考综合管理、资源统筹精细化项目管理以及专科运营辅导工作（见图2）。

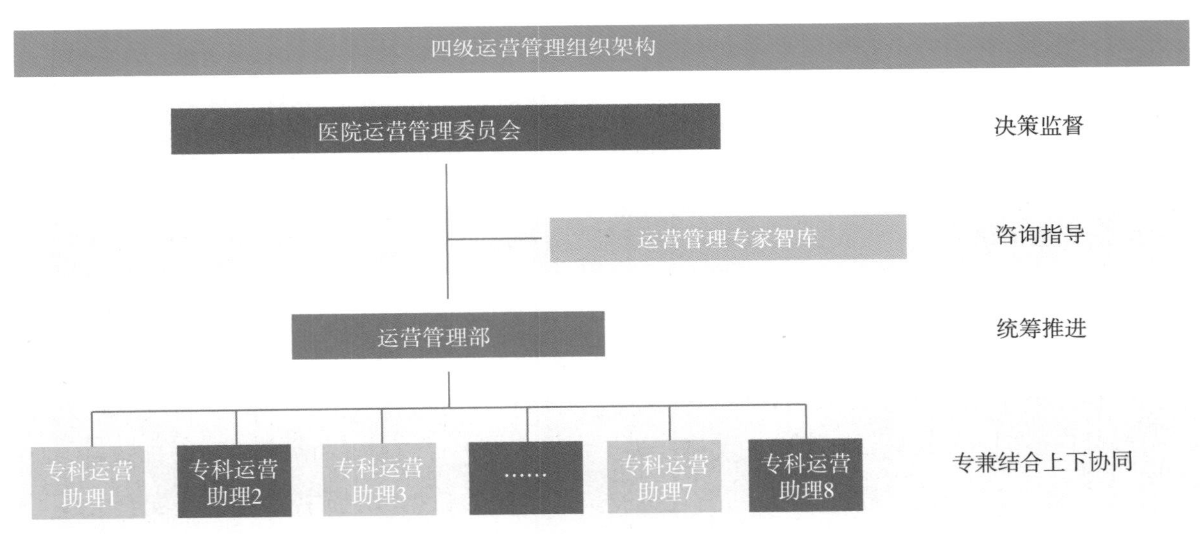

图2　医院四级运营管理组织架构

2.组建专科运营助理队伍，实现运营上下贯通。在队伍建设模式层面，以打造一支多元协同的专科运营助理队伍为目标，建立了专兼结合的运营助理建设机制。医院按照“学科相近、病种相近”原则，将全院59个科室划分为8个片区，由运营管理部专职人员担任片区管理员，按照责任片区包干制，开展专科运营分析与辅导工作。同时，分批次从片区内选育科室兼职运营助理，协助承担科室专项分析与信息沟通等工作。在运营辅导范式构建层面，依据国考、DRG、高质量发展评价等政策要求，从资源配置效益、医疗运行、经济效益三大维度中遴选73项运营指标，勾画科室运营画像，通过全科宣讲、科务会解读、科主任一对一沟通等方式，定期开展专科运营辅导，确保快速宣贯国考、临床绩效考核、DRG医保改革、药耗治理等政策理念，全面覆盖学科与病种运营数据。在运营问题诊断与疏解层面，以数据分析与问题诊断为基础，聚焦临床关切问题，采用“系统性分析、联动式应答、清单式解决”的方式，横向协同医务、医保、财务、国资、招采、药学、人资等科室，借助管理MDT模式，及时定位问题根源，制定实施综合治理方案；纵向联动临床业务科室，跟踪问题解决成效，及时疏解临床运营卡点堵点，建立并巩固了科室运营伙伴关系，逐步实现专科运营助理工作规范化与体系化（见图3）。

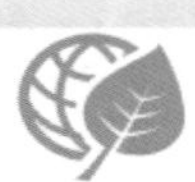

建设原则
专兼结合　业财融合
由点到面　壮大队伍

工作目标
打造“交大一附院自有的
专科运营助理构建模式”

职责分工
专职引领 兼职协同

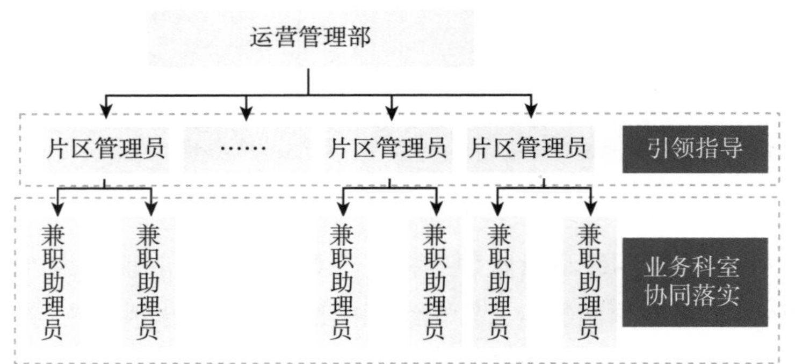

• 工作实施安排：

Step1：
专职运营助理由运营管理部在编人员担任，在片区划分基础上，包干到人，逐步建立片区范畴内的运营助理工作机制

Step2：
专职运营助理逐步从所辖片区各业务科室中选拔、培育兼职运营助理员，成熟一人，拓展一科。逐步形成专兼结合态势，专职运营助理自身从“亲力亲为”的定位逐步转向“规划指导、部署协调、沟通评价”，从点到线再到面的建立拉网式运营助理人才体系

图3　医院专科运营助理建设模式

（二）具体举措

1.院级层面主要举措。为顺利推进平台精细化管理实践，医院在院级层面以如下举措为依托，提前铺垫构建平台精细化运营管理支撑体系，具体举措如下。

（1）构建基于DRG的学科病组评估体系，优化升级资源配置模式。在DRG支付改革政策背景下，科学的资源配置是医院运营管理的关键。为了进一步促进资源配置向核心学科合理倾斜，医院加快建立了基于DRG的学科病组评估与管理机制，制定DRG数据SOP质控细则，并配套上线了病种监控信息中台，从“技术性（难度）与经济性（效益）”出发，利用RW值与次均结余，构建了学科与病组评估波士顿矩阵模型，将全院56个临床科室划分为明星学科、优势学科、劣势学科、潜力学科等，将全院606个病组划分为质效双优尖峰病组、经济优势病组、质优效低病组、质效双低病组，对学科与病组进行分级定标、分类管理、分层建设，以目标定任务，以任务配资源，逐步打开了“病组发展有目标、资源配置有梯度、学科建设有导向”的管理格局，全面优化升级了医院的资源配置模式。

（2）构建药耗综合治理体系，促进临床合理诊疗。为促进临床合理诊疗，医院明确“长短结合、院科联动、管理协同、信息贯通”的药耗治理原则，严格把控“政策执行关、药耗入院关、临床应用关”三个关口，通过大数据分析、合理性验证、评价结果的应用以及医疗行为持续监测与改进的

PDCA闭环管理模式，全面构建药耗综合治理体系。在政策执行关口，全面跟踪推进国家集中采购与带量采购政策落地实施。在药耗准入关口，强化品规品类监管机制，优化药品耗材准入与退出机制，尤其关注辅助用药与高值耗材的准入管理。在临床应用关口，从大数据分析层面，基于DRG病种分析，从院级、科级、亚专科等维度，通过对病种盈亏与药耗占比结构等指标分析，以及开展集采与带量采购政策实施进程与实施前后的对比分析，靶点锁定疑点科室与医师组。从合理性验证层面，由业务主管部门基于大数据靶点锁定的问题科室及相关药耗品规进行点评，筛选出问题科室与个人。从评价结果的应用层面，通过组织约谈、全院通报、绩效扣罚、处方权管控等手段，重拳治理药耗不合理使用。从医疗行为持续监测与改进层面，不断优化信息系统，升级HRP系统和处方智能审核系统，确保监测数据更为精准及时，为医疗行为的干预改进提供数据支持。

（3）构建节流降耗管理体系，促进成本管控。在全成本管控的基础上，医院从组织建设、制度配套、硬件建设、信息配套、绩效撬动等层面着力，加快成立节流降耗管理委员会，出台《加强节流管理工作实施方案》，以项目立项方式在全院范围内深化推进节流降耗工作。在院级层面，多部门协同构建后勤一体化运行模式，加快完成水电气暖以及设备运行等专项改造工程，建立智慧节能运维管理平台，构建全院能耗监控大屏，实现可视化的能耗监控。在科级层面，以项目选育方式调动临床科室积极性，科室主任和护士长为第一责任人，主动落实节能降耗主体责任。截至目前，已遴选立项院级项目7项、科级项目45项，涉及卫生耗材、办公用品、能源等多个类别。其中，《常态化疫情防控下医用防护口罩的规范使用》《基于流程改造的血糖试纸规范使用管理》《基于低成本小发明的用水管理及节水模式研究》等多个项目已在全院范围内交流推广。

（4）构建临床绩效考核体系，全面撬动业财指标提升。为全面提升DRG和国考相关指标，医院在现有绩效方案基础上构建临床月度绩效考核体系，包括KPI考核和缺陷单点奖惩两大板块。其中，KPI考核板块主要由技术难度、运行效率、质量安全、费用控制四大维度13个二级指标构成，并结合科室属性按照手术科室和非手术科室分类赋予不同权重；缺陷单点奖惩板块主要包括十八项核心制度相关的医疗缺陷、医保缺陷，以及以四级手术、抗菌药物使用强度等为主的国考单点奖罚政策。考核工作按月实施，其结果按月实时通报到科，并与科室当月绩效的80%挂钩。

2.平台类精细化管理主要举措。

（1）业财融合理念下的手术平台精细化运营管理实践。

①构建手术平台运营管理体系，科学筹谋顶层规划（见图4）。基于结构–过程–结构理论，统筹规划手术平台运营管理体系，全面设计手术平台运营管理工作开展思路。首先，结构面由院级统筹，重点聚焦医院顶层设计，其内涵包括手术结构调整、病种结构调整、资源配置合理化、信息化建设、绩效评价体系改革等方面。其次，过程面由部门联动，重点聚焦流程优化，其内涵包括基于流程优化下运行效率的提升（业务流）及基于内涵经济行为优化下经济效益的提升（经济流）两大层面，其中业务流重点关注医疗质量安全及运行效率优化，经济流重点关注成本控制与经济效益提升。最后，结果面由运营分析来持续改进工作中存在的问题，即通过结果面指标定期厘取数据开展专题运营分析，重点关注资源配置是否合理、医疗运行是否安全高效、经济运行是否效益最优、绩效评价是否体现劳动价值等工作导向。

另外，在构建手术平台专科运营分析体系层面，形成了手术平台运营分析指标体系。指标体系涵盖资源配置、医疗运行、经济运行和绩效评价四大维度52项指标，通过勾勒手术平台运营画像，使得医院运营分析体系更为全面。专科运营助理通过开展数据分析、下科室辅导、多轮次实地调研、参与科务会、科主任一对一沟通等工作方式，助力平台运营更加科学、精准、高效。同时，医院通过信息化平台建设与科学管理工具的运用，在推动精细化管理方面也取得不错的成效。

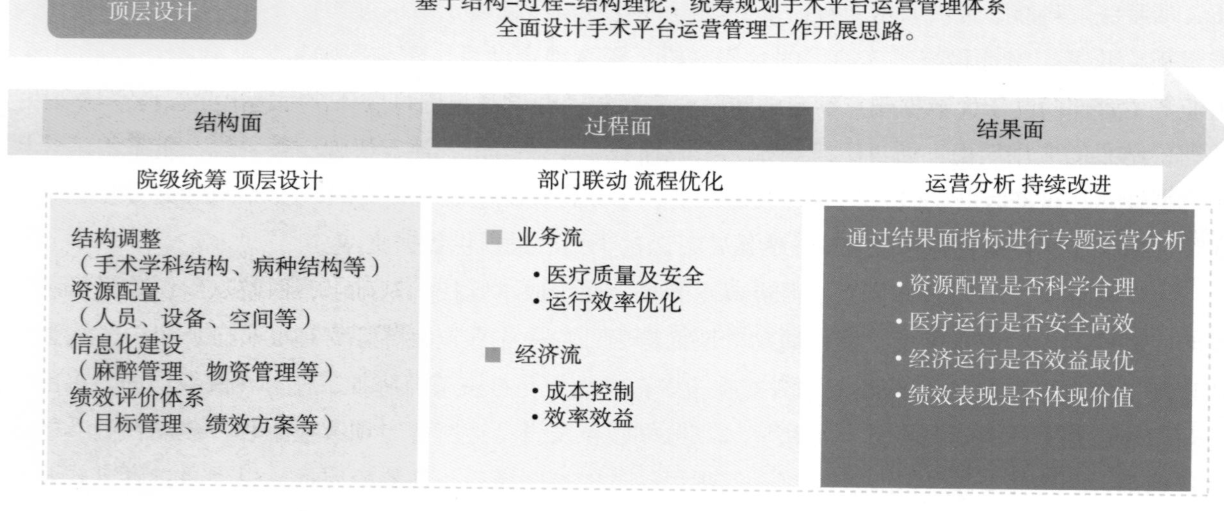

图 4　基于结构 – 过程 – 结果理论的手术平台运营管理体系

②构建手术平台核心资源配置评估体系，明确发展规模导向。科学合理的手术资源配置可以使医院明确未来战略规划重点方向，医院围绕手术平台全链条学科的资源配置现存问题，探索构建手术资源配置是否合理的评估体系并给予相关学科资源倾斜。手术平台的资源配置涉及空间、人员、设备等资源，然而现有运行情况下，空间资源的有限性成为手术平台运营效率提升的最大障碍。因此，聚焦手术平台空间资源合理配置是提升手术室运营效率的首要任务。

针对手术平台全链条核心的手术室，运营管理部通过多轮次调研、数据分析，完成了国考导向下手术空间资源配置的合理化倒推与测算。以年度预测工作量为基础，以出院患者手术占比满分值45%为目标，结合手术室人员工作负荷（每日台数）和手术室运行总时长，推算出医院术间资源总体缺口，为后续扩充术间提供论证参考意见（见图5）。

2022年出院人数目标值×手术占比国考满分值45%=全院需开展手术例次

假设学科能提供满分值预测下的手术例次，现有资源配置和运行效率不发生变化，测算手术室空间能否承载

预测情况		每周工作7天（365天）	每周工作6天（300天）（按2022年排除周日和法定节假日计算）	2021年实际工作情况（334天）
工作量	全院	手术占比45%预测下，对应工作量为92448例次		手术占比33.50%，对应63968例次
工作负荷	总计	以预测工作量为基础 结合手术室人员工作负荷（每日台数）和运行总时长 推算术间资源是否够用		
	（1）综合手术室			
	（2）介入手术室			
运行时长	（1）综合手术室			
	（2）介入手术室			
扩充术间按照运行效率不变测算	（1）综合手术室	扩增11间	扩增20间	共41间（住院大楼30间）
	（2）介入手术室	扩增2~3间	扩增4间	共9间（门诊大楼6间）

注：运行时长测算时，综合手术室以住院大楼30间为主，介入手术室以门诊大楼5楼6间为主；运行时长为术间运行及人力运行时长的总时长。

图 5　国考导向下的手术室空间资源配置测算举例

针对全链条前端的手术科室，运营管理部通过构建基于DRG的学科评估体系，遴选重点学科扩大床位与空间规模。具体做法是：首先，基于DRG构建全院医疗服务能力评价与服务效率评价，关注学科在技术难度、时间消耗、费用消耗方面的表现。其次，构建学科评价的波士顿矩阵模型。通过线性拟合测算得出全院临床学科在经济方面的平均表现及警戒值，关注学科在经济维度的综合表现。再以RW值、三四级手术数量构建技术内涵综合评价，结合经济维度综合得分，建立波士顿矩阵对全院学科进行综合评价。基于四个象限的学科分类特点，对全院学科分层支持、分类建设，为后续学科建设和资源配置提供有效依据。最后，开展院科两级的DRG专项分析，协助医院、科室进行管理及决策并将结果运用于资源配置实践中。在科室层面，可以导出同一病区、同一术种的差异追根溯源，为科室调整病种结构提供运营建议。

针对手术平台全链条后端的重症学科，医院基于国家政策要求、国中建设要求（重症床位比例＞10%）及手术科室术后转入重症学科的患者比例，综合考量，测算出重症床位缺口，在全院规划中建议对重症学科作合理的床位资源倾斜。

③健全手术平台业务流程管理体系，促进运营效率提升。

一是多部门横向联动构建手术平台MDT管理团队。MDT团队在手术平台运营问题诊断和疏解层面，以数据分析与问题诊断为基础，聚焦手术平台迫切需要解决的管理问题，采用“系统性分析、联动式应答、清单式解决”的方式，横向协同麻醉手术部、医务部、运营管理部、辅助平台科室（如病理、消供、重症等）等科室，借助MDT管理模式，定期举办专题会议，制定并实施手术平台专项问题管理方案；纵向联动手术科室，及时疏解手术平台运营卡点堵点，建立并巩固了管理动线，逐步实现手术平台运营工作规范化与体系化。

二是基于信息化建设的麻醉手术部内部运行管理体系的构建。麻醉手术部通过集成各类智能化的信息系统，以简化流程促进管理效率的提升。通过行为管理系统掌控手术相关人员的管理，实现了手术室人员安全准入控制，手术衣鞋帽智能发放、智能回收及应用追溯；通过HIS和手麻系统协调手术排程，准确计算每组医生的手术时间。通过HRP系统、智能耗材柜进行手术物资管理，做到上班与值班期间的数据同源、互联互通、信息共享、统一高效；通过物流机器人进行手术物资配送，减少人工劳动成本，提升物资准备效率，确保内部管理衔接顺畅（见图6）。

• 麻醉手术部通过集成各类智能化的信息系统，以简化流程促进管理效率的提升

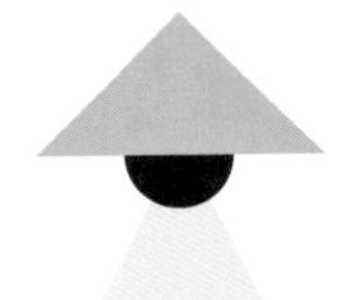

行为管理系统
掌控手术相关人员的管理，实现了手术室人员安全准入控制，手术衣鞋帽智能发放、智能回收及应用追溯。

HIS和手麻系统
协调手术排程，准确计算每组医生的手术时间。

HRP系统、智能耗材柜
手术物资管理，做到上班与值班期间的数据同源、互联互通、信息共享、统一高效。

物流机器人
手术物资配送，减少人工劳动成本，提升物资准备效率，确保内部管理衔接顺畅。

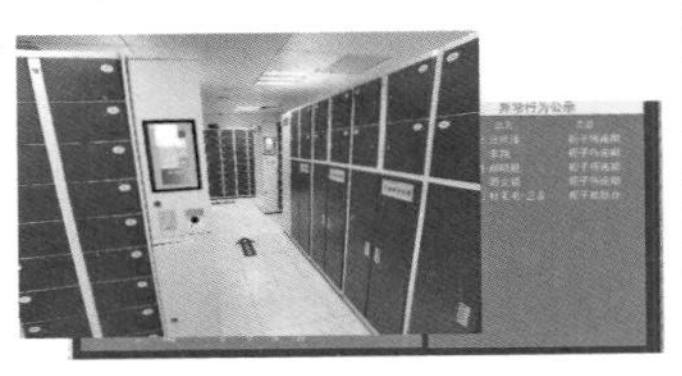
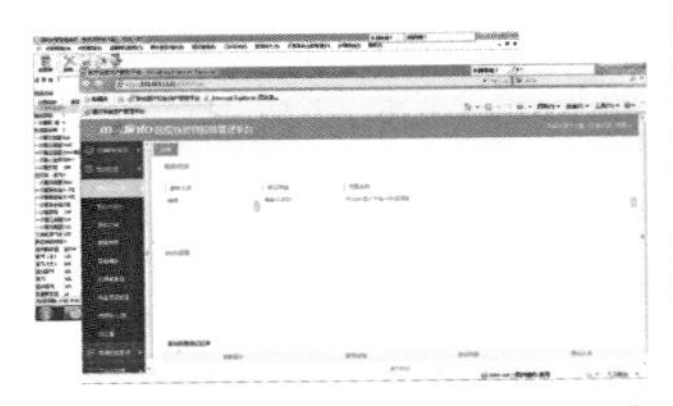
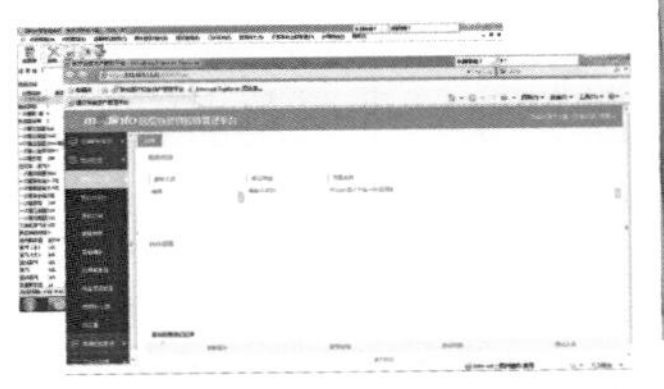
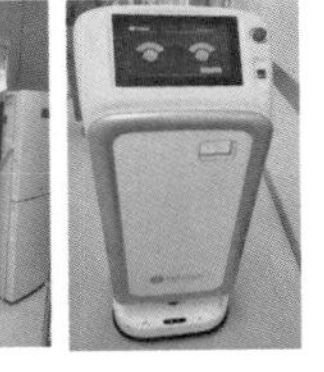

图6 基于信息化建设的麻醉手术部内部运行管理体系的构建

三是优化服务效率，联同医务部、麻醉手术部运用六西格玛对以首台开台时间为主的业务流程进行综合管控。以管理MDT团队为核心，通过发现问题、解决问题、评估效果并持续改进的思路，以项目制为抓手，聚焦首台开台准时率、接台时长、术间利用率等流程优化关键环节。MDT管理团队定期召开协调会，明确手术各操作环节时间节点，基于信息化手术调度平台，医务部每日现场督导确保执行力度，运营部结合专科特性适度调整考核标准，落实业务流程改进措施和办法，提升手术室运行效率。

四是基于业财融合理念，构建手术平台资源利用效率综合评价体系，引导手术排台趋向效用最大化。医院首先构建了基于RW值、三四级手术量、手术时长等影响排台的核心指标评价体系，合理评估业务科室手术资源利用效率，评估维度包括服务规模、技术难度、资源消耗、手术费用、绩效评价核心指标表现等，业财融合理念引导下的资源利用效率评估结果能够指导建立新的手术资源配置规则，对于手术资源利用效率高的手术科室在手术排台时作相应倾斜，引导手术资源高效利用。其次，麻醉手术部在此基础上动态调整手术正台分配方案，根据各科室的综合排名次序分配手术正台数量，共同提升手术平台运转效率，使得手术资源效益最大化，服务体量和技术内涵得到进一步提升。

五是推进手术平台节流降耗项目。针对手术室在能耗管理方面存在的诸多问题，如节能意识淡薄、节能监管和配套制度政策不到位等，麻醉手术部使用PDCA循环和6S管理，通过以下措施促进节流降耗，成效显著。首先，扩大节能降耗工作宣传，制作手术室节能减排宣传视频及宣传栏，微信、抖音、护世界等多平台推广，节流理念深入人心。其次，制定节能降耗管理制度，严格执行手术完成后关闭手术间内所有电源制度，责任到人，根据监控查看执行情况，必要时实施奖惩措施，通过制度使节约深入到工作的方方面面。再次，增加用电标识，梳理照明及设备电路，增加明确醒目的标识，使工作人员团无障碍按需调整，避免造成能源流失。最后，更新手术室相关仪器设备，及时更换LED无影灯、LED室内照明，保障手术需求同时，降低能耗。

④体现劳动价值导向下手术平台绩效改革。在提升手术服务效率方面，医院构建了业财融合导向下的缺陷单点奖惩政策，将首台按时开台率、停台比例纳入医院临床绩效考核的缺陷考核当中。在扩大服务规模、提升技术难度方面，为切实体现医务人员劳动价值，医院将RBRVS应用于手术工作量的绩效计算中，针对难度高、风险大、技术投入高的术种，加大绩效倾斜力度。在手术管理单点绩效方面，为引导学科重视国考管理导向，医院重点制定了四级手术单项奖励政策的国考单项奖罚政策。同时，为充分激发动力活力，医院制定手术补贴，补贴在时间上进行分档，包括非工作时间、周末、节假日补贴等，同时对三、四级手术进行绩效倾斜。

（2）以精细化管理为指引的设备类平台提效赋能实践。

①成立院级专项治理小组，形成管理MDT合力。本案例建立以主管院领导牵头，运营管理部负责，信息部、国资办、平台科室配合的项目组，打破全院各科室间的壁垒界限，共享资源，发挥合力，解决单一部门无法处理的系统性问题。同时以工作清单、定期汇报、专项督导的方式，压实责任，扎实推进，切实向精细化管理要效益。

同时，运营管理部牵头设计设备类平台（影像平台及超声平台）六大维度运营分析评价模型，包含资源配置现状、业财运行总体情况、基于仪器设备维度的效能分析、基于人力资源维度的效能分析、基于服务流程维度的效能分析、运营诊断及建议等方面，切实摸清平台现有运行困难，便于后期精准施策（见图7）。

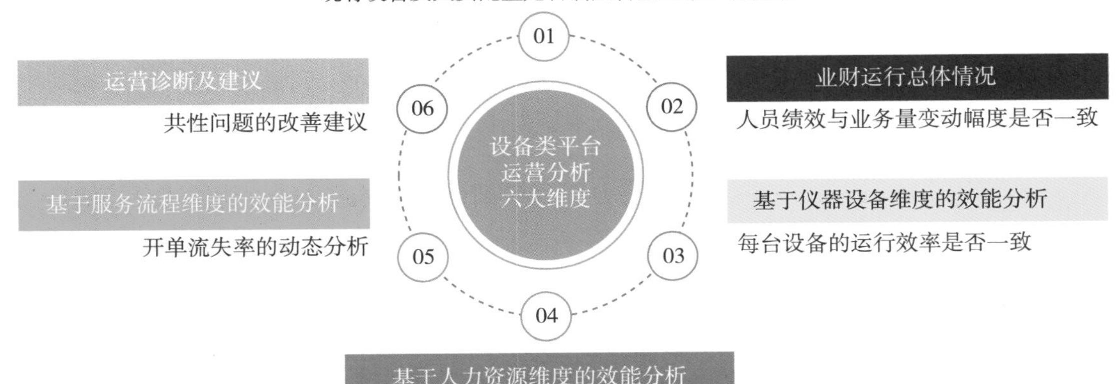

图7 设备类平台（影像/超声平台）运营分析六大维度

②绩效撬动，充分激发职工积极性。针对周末节假日开单流失率周期性偏高的特点，医院及科室以绩效为杠杆，对于周末节假日排班的人员工作量给予绩效政策倾斜，设备类平台科室按照项目点数法，单独给予周末节假日项目工作量奖励。从绩效激励层面撬动工作人员积极性，有效增加周末节假日排班人数及设备开台数量。

③优化排程，整合盘活设备资源。一是整合盘活设备资源，优化设备排程，最大限度提升设备效率，减少浪费。二是腾笼换鸟，进一步优化布局分区。对于因设备服役年限而造成的设备服务效能较低的问题，由平台科室牵头，会同归口管理部门进一步论证，在不新增设备的前提下腾笼换鸟，在人流量密集的区域配置性能较高的设备。三是整合资源，对于健康体检科下午时段超声设备闲置现状，优化服务流程，增加“下午体检”新模式，进一步提升设备使用时长及工作效能。四是优化排程，优化现有设备前端预约排程并做好患者转运配套服务，提升分院区设备效能。

④动态设岗，错峰安排门诊及住院患者检查。由平台科室牵头，详细梳理既往预约患者流量，结合工作日及月份特点，动态调整预约岗位工作人员数量。以影像科为例，每周一至周四上午在高峰时间段最多增设2个预约窗口；结合门诊患者及住院患者检查特性，区分门诊患者及住院患者的检查排程时间，探索非高峰时间段安排住院患者检查的排程模式。

⑤人岗匹配，优化排班缓解人员缺口。针对科室人员缺口问题，本案例从两个层面调整应对：一是长期政策。按照人力资源梯队配置原则，积极引进具有良好专业背景人员，补充医院快速发展阶段的人才梯队建设。二是短期政策。针对当下人员短缺情况，项目组调取了科室近三个月的排班明细，将人员按照职称、年龄、人员性质等因素分层分类，指导科室科学排班，减少内部忙闲不均及因人员排班导致的设备闲置问题。

⑥信息支撑，构建全流程智能管理模式。一是以电子病历等级升级为依托，全力推进“线上+线下”预约方式，真正实现患者手机端、预约机器端的自主操作，释放人力的同时改善患者就医体验，项目推进后期全面落成。二是协同网络信息部，开发完成BI系统设备平台数据报表模块，分层分类专项授权，确保管理监测可及性。

⑦持续改进，助力医院高质量发展。设备类平台精细化管理坚持以管理求效益，将重点整治与

长效管理相结合，以PDCA、数据治理、项目跟踪等方式持续监测平台科室改进情况，推进平台项目简报，形成管理闭环。

三、效果：全方位措施确保医疗平台精细化运营成效显著

（一）运营模式日趋成熟，业财融合深入人心

近年来，围绕医院运营管理的顶层布局已逐步完善到位，业财融合的运营模式日趋成熟，运营职能不断优化，运营人才队伍逐步扩大，运营分析与动态监测成为常态，政策数据贯通路径通畅，业财融合导向下的资源配置与流程优化工作更为全面，临床科室对于专科运营助理的认可度不断提高，专科辅导需求不断扩大。基于业财融合的运营模式为医院提供了更为科学高效的决策参谋，逐步统一了全院全员的管理理念，快速有力地推动了院科两级高质量发展。

（二）诊疗能力快速提升，学科建设成效显著

2021年以来，基于DRG的学科病组评估体系的应用，医院全面提升了资源配置的科学性，临床诊疗能力不断提升，学科布局快速升级。在优化学科布局层面，医院加快建立小儿外科与心肺移植中心，扩大重症规模，增设亚重症病区，增设心外科、胸外科、血液内科等科室病区，扩增实验室及配套设备，全力支持多器官移植、干细胞移植、大血管手术、瓣膜手术等优势病种发展壮大。在人才引育层面，医院建立名誉科主任机制，加大学科带头人队伍建设，快速提升学科建设能力，截至目前医院已聘任23位学科名誉主任，其中院士2位。在绩效分配层面，医院持续对明星学科与潜力学科给予政策扶持。

近年来，医院CMI连续5年持续上升，2022年已突破国家医学中心创建标准1.3，出院患者手术占比、微创手术占比、四级手术占比较2018年分别上升3.86个、7.18个、0.97个百分点；四级手术台次数较2018年增加3217台，增幅达到23.75%。与此同时，医保管理靶点更为精准，政策建议更为科学合理，2022年西安市DRG医保结算资金已实现盈余。

（三）药耗治理机制顺畅，腾笼换鸟逐步到位

医院职能科室横向联动更为密切，药耗治理靶点更为精准，专项监测动态及时。2022年较比2018年，医院药耗占比下降2.97%；医疗服务性收入占比提高0.74个百分点；抗菌药物使用强度连续多年达到国考满分标准。2022年度门诊与住院患者次均费用、门诊与住院药品次均费用四个指标均已达到国考2021年满分标准。

（四）节流文化日渐浓厚，能耗管理初见成效

院科两级节流管理机制日趋成熟，科室项目申报积极，项目实施推进有力，大部分项目实施成效明显，节流文化在全院范围内日渐浓厚，能耗管理初见成效。医院统计数据显示，在服务规模不断攀升的基础上，2022年较2021年，全院总能耗从7785吨标煤降低至7556吨标煤；单位建筑面积能耗从30.81kgce/m^2降低至29.51kgce/m^2；人均水电暖费用环比从8154元降低至7167元。医院床均低值易耗品消耗金额连续三年持续下降，2022年较2020年降低6个百分点；职工人均办公用品费用也连续多年持续降低。

（五）绩效杠杆撬动有力，业财指标持续向优

在多元绩效政策的撬动下，临床科室业务指标短期内大幅提高，平均住院日连续多年持续下降，2022年临床路径入组率环比增长64%，预约诊疗率增长19%，14项国考指标达到满分水平，17个指标环比向优。人员支出占比连续五年持续攀升，2022年比2018年提高2.1个百分点，增幅达到7.14%。医务人员满意度与获得感不断提升。

（六）手术平台精细化管理实施效果

1.顶层设计成效逐步凸显。通过构建手术平台运营管理体系，医院运营管理体系更加全面，工作路径更加清晰，运行机制更加顺畅，管理效率得以提升，管理团队逐步成长。

2.资源配置效率有所提升。截至目前，医院现已明确为14个手术科室扩增床位886张，手术床位占比由42.26%上升至50.23%；增加重症床位249张，占比由3.69%提高至9.1%；扩增103张床位支持器官移植学科发展；新增各类手术间57间，极大缓解手术室紧张问题。

3.业财管理成效同比提升。手术量同比实施前增加70.67%；首台按时开台率由督导前的40%提升至98.8%；CMI值同比增幅8%，手术占比环比增幅为12.21%、微创手术占比环比增幅为5.72%、四级手术比例环比增幅为1.01%。

4.绩效政策成效持续凸显。临床科室业务指标短期内大幅提高，人员支出占比持续攀升，医师与护理人员年度人均绩效同比上升，医务人员满意度不断提升。

（七）设备类平台精细化管理实施效果

设备类平台精细化管理项目自开展以来，在确保医疗质量和医疗安全的前提下，成功实现了业务层面与经济层面的双提升，主要表现为“三升两降”，具体成效如下。

1.设备服务效率有所提升。项目实施以来，设备工作总量都有不同程度的提升。较比实施前，MR检查部位数总量增幅为16.61%；CT检查部位数总量增幅为2.90%。

2.患者满意率有所提升。根据院内第三方满意度调研公司调研结果显示，门诊患者满意度在等待时长方面有所提升。其中，放射检查等候时间患者满意率从项目实施前的65.21%提升至67.02%，增加1.81个百分点；超声检查等候时间满意率从实施前的63.16%提升至实施后的64.35%，增加1.19个百分点。

3.开单流失率逐月降低。项目实施以来，经数据逐月监测，超声医学科开单流失率逐月降低，从实施前的13.08%，下降至11.62%，降幅11%。

4.患者等待时长有效缩短。项目实施以来，医学影像科患者预约等待时长显著降低，从实施前高峰时段排队等候30~40分钟，下降至最长不超过18分钟，降幅达40%以上，解决了“患者排队预约难、工作人员劳动负荷大”的问题，改善了患者就医体验。

5.流程优化后的医疗收入得以提升。经优化流程，提质增效后，经测算医疗收入也相应提升。以MR每部位550元为例，2023年后三季度预计可为医院新增患者服务量（按部位测算）约15000例，预计提升医疗收入约900万元。

四、价值：构建全国医院平台类运营管理新样板

本案例在健全三级综合医院运营管理体系的基础上，在业务流程优化方面以平台精细化管理为突破点，遴选手术平台与设备类平台（影像、超声平台），在解决医院平台资源配置的有限性与人民日益增长的就医需求间的矛盾方面具有一定的借鉴参考价值。

1.建立健全医院运营管理体系时，结合国家卫生健康委和国家中医药管理局《关于加强公立医院运营管理的指导意见》的要求以及本案例开展运营管理的经验，要从组织架构、制度建设、明晰职能、队伍建设等步骤开展工作。

建立专职部门是医院健全运营管理体系的第一步，也是组织建设的起点，同时还需建立强大的支撑体系。（1）院长必须是负责人，全面负责医院运营管理工作，必须认识到运营管理作为“一把手”工程。党委领导下的院长负责制也为院长全身心投入管理中提供了扎实的制度保障。（2）熟悉业务流程，坚持业财融合理念，通过系统的财务知识和组织管理经验，帮助医院实现运营管理水平的提升是医院运营管理者务必掌握的业务能力。（3）应当建立健全运营管理机制，建立起科学决策、分工负责、协同落实、分析评价、沟通反馈的运营管理高效机制，同时注意要对现实运行有所反馈，就必须建立评价体系，评价结果可看出任务落实是否有效，又可追溯职责分工是否明确，这样就可以建立一套追溯管理环节、理顺管理流程的PDCA管理模式。

2.推进医院平台类精细化管理实践时应着重实施业财融合，通过构建科学的组织体系和工作机制、优化平台类运营制度体系、健全专科专项运营评价模型、培养复合型运营管理人才、完善信息化系统等手段实现精细化管理。

一是医院需要建立科学的平台类运营管理体系，以问题为导向，建立多部门协同的工作机制，组建职能MDT团队。同时，运营管理部门应对人、财、物、技等信息进行归集和分析，实现不同部门和事项之间的运营管理闭环。二是优化平台类运营制度体系，涉及医疗服务标准、操作规范、业务流程、内部控制、经济管理等各方面的运营管理制度，是支持运营系统和运营活动的重要部分，包括预算管理制度、收入管理制度、支出管理制度、成本管理制度、绩效管理制度等。三是借由平台类精细化运营不断建立健全专科、专项运营评价模型。如临床科室专科运营评价指标体系、医技科室专科运营评价指标体系、专项效益评价体系–设备效益分析。四是构建复合型运营人才培养体系，为发挥运营管理部门的职能，医院需要培养具备战略管理、预算管理、成本管理、绩效管理等能力的复合型运营管理人才，这些人才还应具备多专业知识基础、科学管理思维、有效沟通能力等能力。五是完善信息化系统，在构建平台类运营管理体系时应积极利用先进技术，实现运营管理流程的信息化，并从复杂的运行环节中高效抓取关键信息，从而提升工作效率。

通过提升医院精细化运营管理水平，推动医院向价值医疗转型。从资源的优化配置、业务流程的合理布局到管理制度的持续完善等多维度、多环节不断改进，持续改善医疗服务结构，降低医疗业务成本，达到最优成本、减轻患者负担的效果，推动实现医院价值医疗转型。

参考文献

［1］陈旭，赵昕昱，姚盛楠等.基于业财融合的公立医院运营管理体系研究［J］.卫生经济研究，2021，38（06）：66-68.

［2］刘雅娟.运营助理如何支撑临床发展［J］.中国卫生，2022（05）：18-20.

［3］刘雅娟，黄玲萍.XH医院“组团式”临床专科运营助理改革实践探索［J］.中国医院，2021，25（07）：65-67.

［4］沙震宇，王丽，赵建美等.波士顿矩阵分析在学科发展战略研究中的应用［J］.江苏卫生事业管理，2020，31（07）：961-970.

河北医科大学第二医院：DIP改革下成本管理的“破”与“立”

王森 郭伟

在高质量发展的要求下，公立医院发展方式从规模扩张转向提质增效，运行模式从粗放式管理转向精细化管理。运营管理作为公立医院实现高质量发展的重要手段之一，被提升到战略高度。在多重压力之下，河北医科大学第二医院通过信息系统建设，打通各业务系统，实现基于DIP成本的运营分析，为医院管理提供决策支持，最终实现医院高质量发展。

一、实施背景

《关于加强公立医院运营管理的指导意见》《DRG/DIP 支付方式改革三年行动计划》《关于印发公立医院运营管理信息化功能指引的通知》等一系列政策的发布，要求公立医院要加强运营管理，并利用信息化手段提升医院业务活动和经济活动的管理质量。

（一）改革形势严峻

随着国家医保支付制度改革的不断深入，医院面临前所未有的压力。首先，药品耗材零加成和药品耗材的带量采购，大大减轻了患者的就医负担，也使医院以药养医、以耗养医模式宣告终结，DRG/DIP付费又阻止了医院以量换价的简单粗暴的运营模式。医保基金监管力度持续加大，药品耗材集中带量采购持续推进，药品总金额大体接近于医院药品使用总额的80%，加之药品费用结算权也将陆续收归医保，由医保与企业直接结算，医院的现金流将进一步缩减。

其次，由于整体经济形势不好所导致的财政困难，面对医院巨大的运营成本，也是杯水车薪。再加上庞大的医院规模，可能会成为医院运营的包袱。这些因素，使医院不得不进行改革，走精细化管理的模式，加强医院运营管理。

（二）医院内部管理无抓手

面对改革的需求，医院先后成立了运营管理委员会和运营管理部门，拟通过控制成本、调整结构等方式，扭转结余为负的局面。但总与预期效果出现偏差，虽然已建立相关的制度，但落地困难，却又因为没有详细的数据支撑，导致科室成本计算不准确，部分数据为分摊和估算。在以价值为导向的按病种分值付费背景下，大型公立医院定位价值高、难度大的危急重症患者，其运营管理势必更多考虑医疗质量和成本控制，亟须构建与DIP付费相适应的质量管理、成本控制、绩效分配等综合型信息化管理体系。考虑到医保支付制度改革后将全面暴露医院在管理方面的问题，尤其是成本的管理和学科的建设。特别是实行DIP支付改革后，无法测算真实成本，不知道科室的真正盈亏，管理部门缺少一个有力的抓手。

（三）全成本核算和绩效考核难实现

目前，医院想通过全成本核算，实现医院整体及科室盈亏分析，要求科室有成本控制意识，从而提高科室的盈利能力。通过绩效考核来调动科室的积极性，增加科室运营的压迫感，促使科室提高床位周转率，调整病种结构。但往往收效甚微，主要源于数据的支撑度不够，数据分析的颗粒度和维度，不能深入分析科室发展的瓶颈和精准定位问题。特别是随着DIP支付改革的落地，使医院绩效管理更加复杂，制定科学的绩效分配方案更加困难，控制成本与救治患者之间的矛盾越发凸显。

二、实施方案

结合医院的痛点和需求，若想要实现医院的精细化管理，全面提升医院的运营管理水平，需要提高医院的信息化支撑能力，不仅要做科室成本、项目成本分析，还要做DIP成本分析，最终做出科学合理的绩效分配方案。以全成本核算为核心，完善信息系统建设，形成以诊疗组甚至以人为最小单元的数据分析能力，最终实现基于病种的全成本分析。

基于DIP成本的信息化系统的构建，整体上以DIP成本管理为核心，以运营辅助决策分析为目标，做到相关应用系统的建设和完善以及数据的全面互通。

（一）应用系统建设架构

本架构以基于DIP成本的人财物相关管理系统建设为基础，通过集成平台与各业务系统打通，形成大数据池，为运营分析和综合绩效提供支撑。整体架构如图1所示。

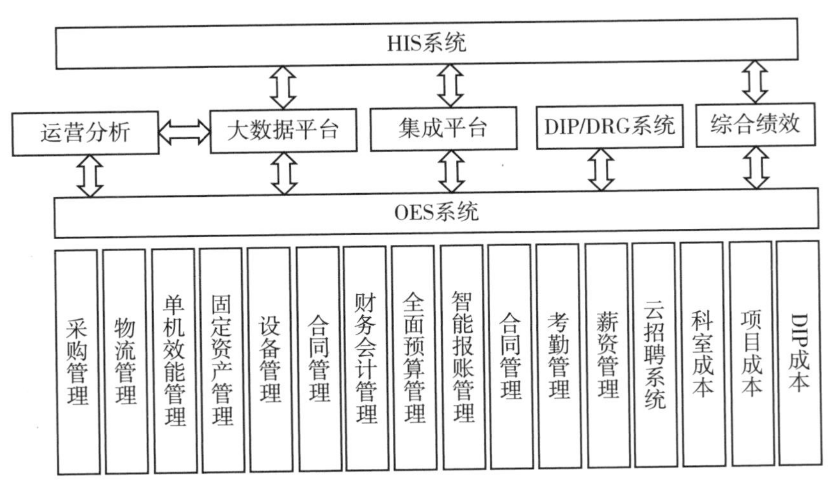

图1 应用系统整体架构

（二）重点业务系统功能

1.物流管理系统。物流管理系统主要解决多年的耗材管理混乱的问题，主要目标是实现耗材管理的全流程可追溯。除请领管理、验收管理、常备材料管理、代销材料管理、条形码管理、资质证书管理、财务管理等功能外，重点引入二级库和UDI码管理理念，通过与HIS系统对接，实现耗材从供应商到患者的全流程管理。重新建立统一字典，进行标准化改造，实现从供应商到采购，到医学装备科，再到财务的闭环管理。

为解决低值耗材扫码计费难实现的问题，采用定数包管理模式，把大包装拆成小包装进行扫码计费，实现低值耗材的可追溯和精细化管理。

2.固定资产管理系统。固定资产管理与财务账务脱节，一直是资产管理的难题，此系统实现对资产购置计划、合同、安装验收、入库、变动、付款、使用、提取折旧、处置进行全程的记录和管理。对资产增加、减少、盘盈、盘亏进行核算，期末产生报表。实现固定资产管理与财务系统、成本管理系统、合同管理系统、采购管理系统等其他业务子系统之间的数据共享，达到了账实相符。同时，对接上级资产管理系统，实现信息自动上传。固定资产管理系统使固定资产管理更加科学化、精细化和智能化，实现固定资产的全生命周期管理。

3.人力资源管理系统。人力资源管理是医院运营管理的最重要部分，需要构建一个以精准人才画像为核心的全景人力管理体系，使医院人员结构更加科学合理。所谓全景人力，即以医院职工为主线，全口径、全方位、全过程、全员参与的人力资源管理，包括组织管理、岗位职务管理、人员管理、合同管理、薪酬核定、招聘等功能，实现了人力信息与医院核心业务系统的互联互通、业务联动，广泛覆盖各应用场景，基于数据治理，全面激发数据要素潜能，促进各类数据价值转化，为医院领导提供更为综合的决策依据。

4.单机效能管理系统。单机效能管理系统，对设备的预算论证购置起到科学的指导作用，根据单机效能系统提供的客观、量化的指标分析数据，从而可避免相应的决策失误和投资风险，降低医疗设备的过度使用或闲置的发生率；由软件系统统计分析替代了人工计算，切实提高了数据精度和分析数据的准确度，节约了人力成本，减轻了工作量。最终，通过科学、规范、创新的管理模式和工具提升医疗设备的管理能力，将设备的经济效益最大化，有效提高医疗设备使用率。

5.财务会计管理系统。财务会计管理系统提供总账管理、现金管理、往来处理、报表管理、基础设置等管理功能，并结合新技术实现业务融合等提升应用。特别是全面预算管理模块协助医院建立以战略发展规划为导向，实行全口径、全过程、全员性、全方位的预算管理，覆盖人、财、物全部资源，实现预算申报科室线上编制，职能归口科室线上审批、汇总、分解等一系列操作流程，强化预算编制、审批、执行、调整、分析、考核的规范化，进一步提高医院全面预算管理的精细化管理水平。实现财务管理职能优化，将财务人员从简单、重复的会计处理中释放出来，更多精力用于成本监管、风险管控，以及业务管理决策信息支持，推动财务部门由财务会计向管理会计的发展，实现更多财务增值。

6.合同管理系统。合同管理系统主要满足医院各类经济合同、非经济合同管理需求，业务全面覆盖；能实现从合同起草、合同履行、合同解除、合同归档、保证金管理、违约索赔管理，到合同到期的全生命周期管理；通过与预算管理、会计核算、报销管理、采购管理等系统联动，实现相关业务的便捷智能化管理，并有助于医院内控体系的建立与完善，降低公立医院的财务风险，提升运营管理水平，助力公立医院高质量发展。

7.DIP/DRG管理系统。DIP/DRG管理系统，是给临床科室和医保、医务、病案等管理部门提供事前、事中、事后医保费用管理的系统，包括病案质控管理、智能编码、DIP分组管理、DRG分组管理、DIP指标分析、DRG评价、DIP费用管理、DIP结算清单上传等功能。实现了医保诊断上传的临床、病案、医保的三端审核。特别是预分组功能，大大提升了主诊断上传的合理性，避免了高套和低套现象的出现。

8.成本管理系统。成本管理包括科室成本管理、医疗服务项目成本管理、基于项目叠加法的DIP成本管理。通过建立统一的成本数据标准、采集规范，提供成本数据采集方案，实现对成本核算涉及的数据进行治理，数据范围包括财务支出数据、收入数据、内部服务量、外部服务量、病案首页、各项资源消耗数据（包括人员经费、卫生材料消耗、固定资产折旧）等，并与相应信息化系统进行数据集成或批量导入，对数据进行规则校验与核对，提升数据合理性，进一步提升数据质量。最后，结合医院总体运营数据的分析，寻找医院在成本管理意识、管理方法与措施等方面需要提升的地方，形成医院成本管理调研报告。

（三）网络安全体系建设

网络安全体系建设是信息化建设的基础和根本保障，需要从技术、管理、服务等方面进行全面的安全设计和建设，有效提高信息系统的防护、检测、响应、恢复能力，以抵御不断出现的安全威胁与风险，保证系统长期稳定可靠地运行。

河北医科大学第二医院的安全保障体系在统一的安全策略指导下，充分利用和依托已有网络安全基础设施，通过建设安全技术体系、安全管理体系、安全服务体系，形成集防护、检测、响应、恢复于一体的安全保障体系，从而实现物理和环境安全、网络和通信安全、设备和计算安全、应用和数据安全、安全管理，构建可信、可控、可管的安全体系。网络安全架构体系如图2所示。

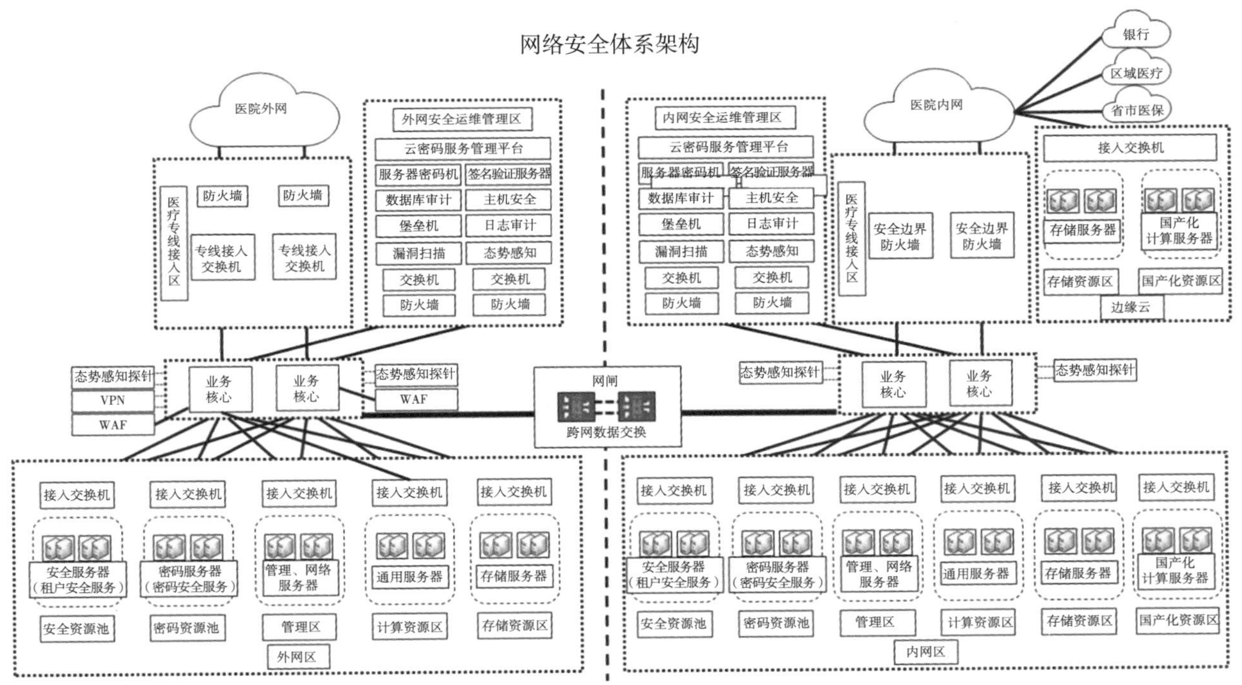

图2 网络安全体系架构

三、实施落地

（一）DIP管理系统的建设

1.成立领导小组。医院于2022年3月启动整体项目，由于涉及的功能模块比较多，信息中心协同职能部门以及第三方制订了详细的实施计划，针对不同的系统，制定了不同的实施方案。其中DIP系统的组织实施难度最大，工作准备最细致，使系统上线达到了较好的效果，具体过程如下：

2022年4月，医院DIP工作流程部署规划启动，成立由院领导牵头的医院DIP改革领导小组及办公室，并同步发布《河北医科大学第二医院—按病种分值付费（DIP）改革工作方案》。设置医保物价政策组、病案质量组、医疗质量组、成本管控绩效考核组、信息技术组、药品耗材供应组、宣传组7个工作小组，并从每个临床科室抽调成员成立DIP科室秘书团队，对不同小组设置不同分工，共同为DIP支付方式改革相关政策在院内推行提供政策培训服务。

（1）信息部门DIP支付方式改革相关系统建设管理小组：①协助相关部门将疾病诊断编码、手术操作编码、医保医师代码、医保护士代码和药品、耗材、项目目录编码及时按要求维护到医院信息系统中，全力保障系统稳定运行；②做好系统维护，保障数据准确顺利上传，配合相关科室做好数据准备调取工作；③根据DIP支付方式改革要求，配合医疗医技科室做好信息系统改造工作。

（2）医保物价DIP支付方式改革相关管理小组：负责政策解读、数据统计分析、支付报告解读、结算清单管理等工作。

（3）病案质量DIP支付方式改革相关管理小组：负责临床清单填写培训、清单质控审核等工作。

（4）医疗质量DIP支付方式改革相关管理小组：负责完善制度制定，临床路径优化，保障医护质量等工作。

（5）成本核算DIP支付方式改革相关管理小组：负责全院的成本核算，DIP绩效考核，建立标杆体系。

（6）药品耗材供应DIP支付方式改革相关管理小组：负责建立药品耗材管理体系，规范临床用药。

（7）宣传DIP支付方式改革相关管理小组：负责提高院内对DIP支付方式改革的认知度及重视度。

领导小组深入临床一线，到每一个科室解读相关政策，缓解医保支付制度变革给大家带来的焦虑，依托DIP管理系统，帮助科室建立运营管理理念，调整科室结构，控制科室成本，积极应对变革带来的影响。

2.一体化DIP支付体系。医院建设了一套基于双分组器的DIP支付体系。首先，为了优化病案质控体系、实现对住院病历DRG精准分组，通过引入DRG智能管理系统推动了医院的高效率运营，DRG分组数据进行更准确的成本分析及应用，强化医院绩效管理的功能，并通过科室的CMI值对平均住院日和例均费用等指标进行矫正，构建医院的绩效考核方案，与之前没有DRG系统支持的绩效考核模式相比更为精确合理。医院DRG和DIP所用数据源一致，可以通过一套接口数据同时产出两套分组数据，并通过一个系统进行数据展示，DRG系统为医院医务处提供了三级公立医院绩效考核和三级医院等级评审绩效指标评价的技术支撑及便利的查询和分析模式，并且为医院精细化管理提供了重要的数据支撑。

其次，还是要通过DIP成本分析，发现到底是真亏损假盈余还是假亏损真盈余。这样就形成了一个基于DIP的以全成本核算为核心的一体化支付体系。为临床科室运营管理和学科建设，提供了详细的数据支撑。为管理部门提供了抓手，为科学决策提供了保障（见图3）。

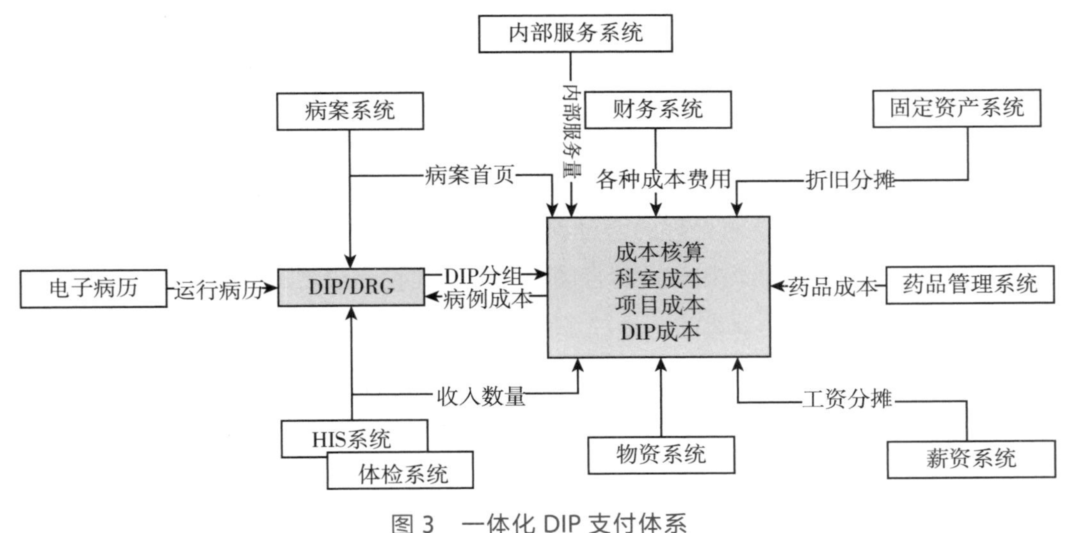

图3 一体化DIP支付体系

3. DIP闭环管理。DIP管理系统，实现了基于DIP支付下的病案、清单、成本核算和综合评价等全流程闭环管理，打通了临床、病案、医保三端的数据流，进一步规范了临床诊断分组，为病案质控打好坚实基础，提高了病案室的编码效率。具体流程如图4所示。

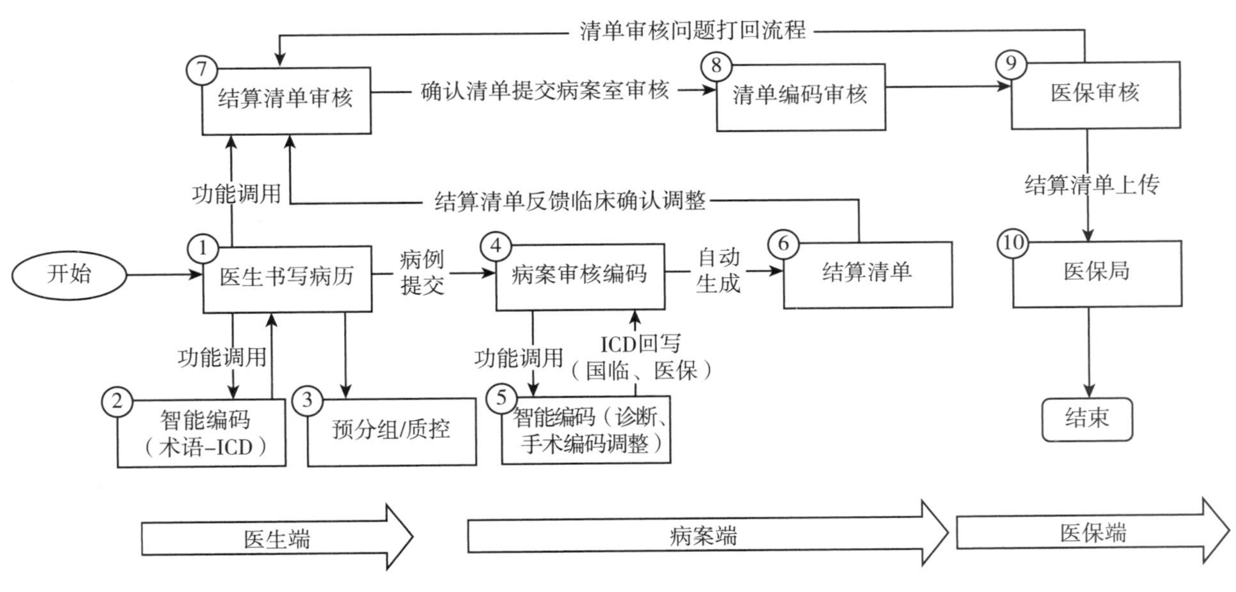

图4 DIP全流程闭环管理

（二）人财物系统的建设

医院根据自身发展需求，通过前期各业务子管理系统充分的搭建，达到了医院预期目标，打破了各业务之间的交互屏障，真正实现了人、财、物业务一体化、前后台一体化，提高了医院整体运营效率和精细化管理水平，为医院的高质量发展提供了强有力的支撑。重点完成了如下的建设：

1.实现医院组织架构标准化。系统上线初期，由信息中心牵头组织各职能科室通过开协调会的方式，梳理组织机构，厘清层级关系，借助OES全景人力资源管理系统，规范科室命名、统一编码规则，形成了一套高度结构化、规范化的人力资源整体视图。实现了对在编、人事代理、外聘专家、住培、编制（内退）、学术型研究生、院外人员、劳务派遣、离休、退休等各类人员的统一管理。针对不同归口管理科室能够根据权限进行共享、处理不同人事信息。实现人员信息变动、调整、工资薪酬等方面，业务部门与人事部门业务协同，提升了人力资源管理效率。

2.实现医院固定资产全生命周期的管理。2022年4月固定资产模块开始入场，经过4个月的实施上线，2022年8月固定资产模块实现了从资产的购置申请、安装验收、入库流程、资产变动、折旧摊销、资产盘点、资产处置、期末处理的全过程管理。并与河北省卫生健康委资产管理系统联动，实现了资产卡片自动上传的功能。在后期将合同管理模块建设完成之后与其做接口，返回合同模块中资产已安装、已验收、已入库数量的信息，并同时在合同模块中生成明细。

在后期财务会计模块上线之后，固定资产系统调用财务会计接口并提供资产增加、资产处置、资产折旧、资产付款、资产退货业务数据，用于财务会计模块生成自动凭证。

3.实现了供应链全流程可追溯管理。2022年9月，医院各职能部门参照国家有关规范，编制全新的物资分类字典数据库，同时将27位物价医保码植入新字典体系；完善物资供应链的院外管理，构建上游供应商（厂商）追溯管理体系；打通医院OES系统与集中配送供应商供应宝系统；实行物资全生命周期的多维度动态管控。针对全院科室，建立各科室耗材二级库管理，对高值耗材、植入、介入类及试剂类耗材进行重点管理。

医院目前已经实现了高值耗材院内码“一物一码”在管理流程中的深度应用，供应商通过供应商协同平台院内订单打印唯一院内码进行备货，并贯穿在验收、入库、计费等整个业务流程中，构建了医用耗材从科室申领、需求汇总、采购计划、采购订单、供应商配货、扫码验收、入库、使用、结算到账处理的闭环管理模式，并实现条形码的全链条业务打通，构建了“数据标准全统一、业务流程全贯通、生命周期全追溯”的一体化供应链管理模式。对于高值耗材，系统做到强卡控校验，无码不验收，无验收则无法入院，临床科室可以通过扫院内码快速检索患者所使用的耗材进行计费，并与HIS系统联动生成计费信息，实现了植入性耗材与患者的使用信息一一对应以及病人清单制，既方便临床无须同时多系统操作，又提高计费的准确度和透明度。深度契合国家政策要求，有效推进医院物资管理的安全合规、整体运营的精益高效。

4.实现了医院全面预算管理。医院财务处通过对全院所有收入支出资金进行预算编制，规范预算管理流程，进行医院各类经济资源的分配、使用、控制，实现战略导向资源配置。通过预算管理系统将各项目预算下达到各科室，归口管理到各职能处室，建立三级预算管控体系，落实各自预算管理责任。实现与会计核算系统集成，做到“无预算不支出”，将业务流程从计划、审批、执行、分析等全面纳入信息系统管理，做到事前管控、事后分析，有效监控预算执行情况，促进医院运营合理发展。

5.构建完善的合同管控体系，防范经营风险。在财务系统模块平稳运行的同时，2023年6月信息中心联合多个职能部门建立了合同流转标准流程。以合同为中心，从合同执行、合同收付款、保证金执行维度，分析各部门的合同数量及金额、各类型合同分布、合同履行情况，并生成各类合同相关的报表，为医院管理层提供决策依据。实现多部门协同，加强合同履行的过程控制，实现合同信息化全覆盖。将全院所有经济合同及协议纳入系统管控。设置合同预警及分析。实现针对合同的执行情况及付款明细等各类合同业务数据进行统计分析，出现偏差时可提示、预警。通过及时分析原因，采取措施纠偏，形成识别、分析、监控、纠偏解决的良性循环。从而降低业务活动带来的经济风险，进一步提高医院精细化管理水平。

与此同时，合同管理与固定资产系统集成，从采购招标、合同签订、合同履行、资产入库等实现资产采购全链路闭环。后期通过集成医院会计核算系统、预算管理系统、支出管理系统，多点控制、协同管理，实现业财融合的合同口径的控制，财务业务一体化管理，有效地保障了财务对业务的监管。

6.构建业财融合的运营管理平台。通过OES管理系统，建立统一的基础数据字典，将分散在各部门的数据进行融合、关联、统计、查询、分析，增强了系统数据间的可比性。通过各系统间的数据对接，实现了人、财、物系统的高度集成，打通了信息孤岛，构建起财务业务一体化、前后台一体化的运营管理平台，达到业财融合一体化的管理目标。同时强化成本管理，从科室–项目–病种成本的逐层构建，逐步实现成本的精细化管理，促进院内医疗资源的合理利用。提升医院精益化运营管理水平，促进医院高质量发展。

（三）大数据平台建设

大数据平台建设遵循“顶层设计、统一规划、逐步实施”的原则，围绕“以患者为核心，以医务人员为主体”的宗旨，以医院三大数据中心建设为核心，以数据汇聚、数据整合、数据分析与挖掘、BI智能决策为手段，实现医院各业务体系的“信息化、标准化，规范化、精细化和智能化”，达到“让数据多跑路，患者少跑腿”的目标。

建设医院医疗大数据中心，用数据来说话，用数据来管理，用数据来创新，用数据来决策。从而推动技术融合、业务融合、数据融合，最终形成覆盖全院、统筹利用、统一接入的数据中心，构建全院信息资源共享体系。通过建立“临床、运营、科研”三大数据中心，对临床、运营、科研、绩效、员工、质控六大类数据进行梳理、整合、汇聚，解决医院数据不唯一、数据不准确、数据不实时、数据不共享、数据不联动的现状，实现“数出有源”“数出有据”“数可共享”“数可联动”“数保安全”的目标；以大数据中心建设为驱动，使全院各个业务系统达到标准化、统一化和体系化，降低各个业务系统的耦合度，从而解决“信息孤岛”现状。对内提升管理、节能降耗、优化服务流程、调配医疗资源，提升工作效率和医院服务能力；对外加强衔接上级管理部门、医联体、患者、社区及医院综合优势的推广宣传，数据上报，扩展病源。

主要建设内容包括临床科研一体化管理平台、临床科研专科专病库、临床科研系统（含随访）、临床及运营应用、生物样本库及数据中台（医院科研数据中心RDR、医院临床数据中心CDR、医院运营数据中心ODR、标准库管理、主数据管理、元数据管理、数据自动化ETL、自然语义处理、病历数据结构化处理、CT影像数据结构化处理、磁共振成像数据结构化处理、患者主索引EMPI、医院数据质量监控平台、医疗大数据可视化）。通过本项目，医院实现了“临床、运营、科研”三大数据中心的建设，达到对医院内部数据安全、可靠、及时地交换共享和使用，使医院管理人员能够及时地了解医院内部各业务系统的全面运行情况，对医院业务逐步深入管理，合理配置医疗资源，提高医疗效率，使医院医疗数字化管理达到一个全新的高度（见图5）。

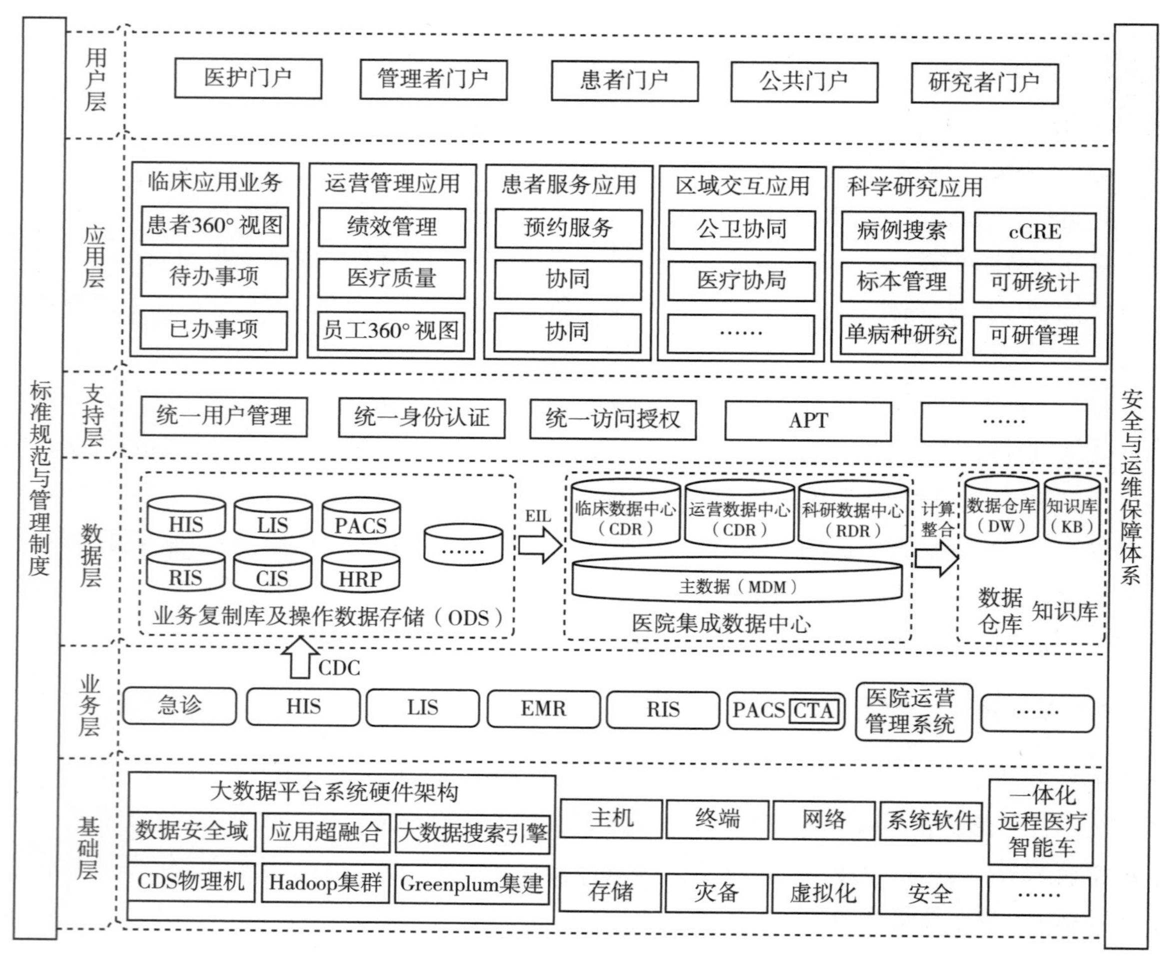

图5　大数据平台整体架构

（四）网络安全建设

河北医科大学第二医院目前有2个信息化机房，分别是院本部机房和医疗云机房（包括边缘云和非边缘云），院本部机房内网区部署HIS、EMR、PACS、LIS、手麻等业务的应用服务器及安全和交换设备，院本部机房DMZ区部署官网、互联网+医疗业务、各业务系统外网前置机等；医疗云边缘云机房部署HIS、EMR、PACS等主要业务系统的数据库；医疗云非边缘云部署了非主要业务系统。

重要信息系统均已通过等保三级评测，院内医疗设备通过IP/MAC绑定进行认证，极大地保障了设备网段的安全，为整体网络安全提供可靠保障（见图6）。

四、应用效果

（一）实现数据全面互通

通过完善医院资源规划系统，医院实现了人、财、物系统数据的全面互联互通；并以医院精细化管理为导向，对医院的财务核算、供应链系统、固定资产、预算等业务重新梳理，把财务管理变成了业务控制管理，实现业财融合、信息共享，为医院高效运营提供实时、可量化的数据。资源规划系统为医院建立统一的成本数据标准、采集规范，提供成本数据采集方案，实现对成本核算涉及

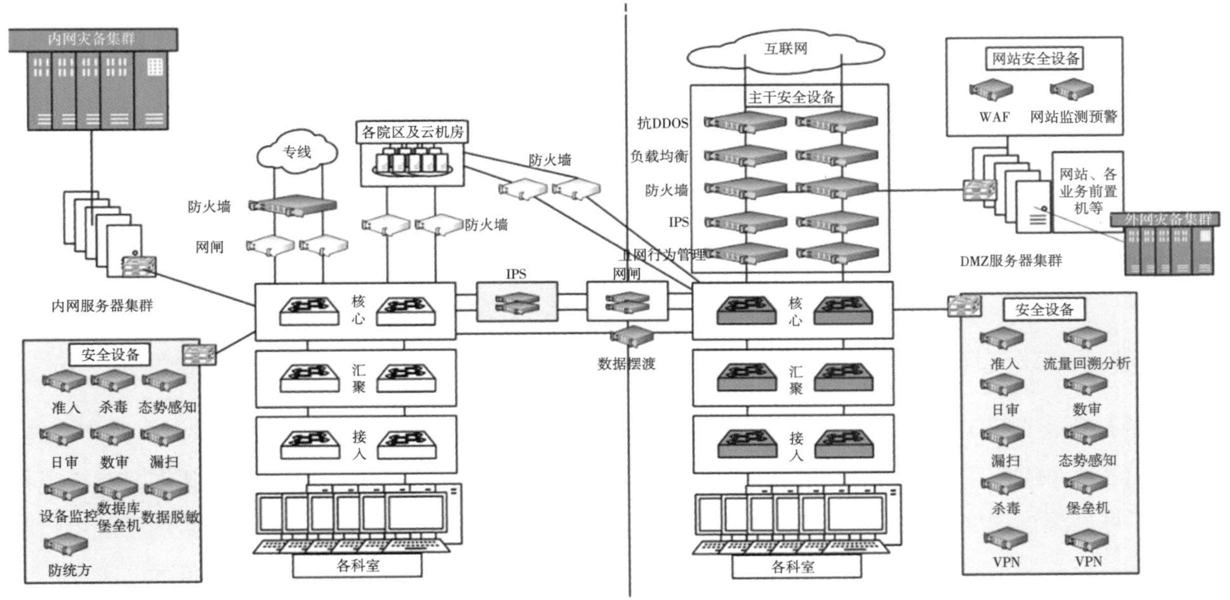

图6　网络安全架构

的数据进行治理，并与相应信息化系统进行数据集成或批量导入，对数据进行规则校验与核对，提升数据合理性，进一步提升了数据质量。

（二）实现DIP全流程闭环管理

医院DIP系统的上线实现了预分组、临床智能编码及结算清单反馈，并完成了DIP医保结算清单接口改造，上报数据及质量均符合国家医疗保障局的要求，共收集病案首页72万份，上报医保结算清单18万份。医院成为河北省第一家与国家医疗保障局完成数据对接的医院，实现了病案首页质控，保障了清单上传质量。DIP系统的上线是整个人、财、物体系非常重要的环节，为后期DIP成本运营分析打好了坚实的基础，既保证了临床能够进入正确分组，又能够为科室提供病种成本分析，更好地为临床控制成本和学科发展提供依据。

（三）实现DIP成本分析，调结构、促盈余

从医院财务角度看，DIP 支付模式的病组盈亏更应从成本角度进行分析，仅从费用盈亏并不能反映该病组的真实资源消耗，只有借助成本系统才能更准确地分析出各病种的收支结余。DIP成本分析成为对外支撑支付谈判和对内精细化管理的重要抓手。医院建立了以成本核算为基础，以成本管理为目的的整体成本管理体系。通过科室成本、项目成本、DIP成本组成全成本核算体系，并依托成本数据开展了多个专业的运营数据分析，使临床科室能够清楚地了解科室运营及学科发展的问题。

（四）为运营决策分析提供了数据支撑

1.收入结构不断优化。2022~2023年，药、耗占比均低于大型三甲医院平均水平，药占比由25.09%下降至24.42%；耗占比略有提高，由36.16%上升至37.35%。

2.医保结算清单上传率和质控通过率一直维持在100%。

3.特病单议病历2023年前三季度累计366份，各项数据位居石家庄统筹地区前列。

4.病组结构不断优化。2023~2024年，病组数量由734组提高到736组，入组率由98.28%提高至

98.55%。

5. DRG 付费相关指标不断优化。病种难度提升，CMI值一直维持在保持区域内最高值，时间消耗指数从1.12下降至1.0；费用消耗指数从1.08下降至0.91；平均住院日由9.21天下降至8.08天。

6. 2023年医保盈余3000万元。

五、经验分享

（一）信息化支撑在运营管理中的重要作用

随着DIP 支付方式改革，医院信息化建设必须把运营管理作为建设的重点，建设以财务为主线，以成本管控为目标，以促进科室内控和学科发展为导向的信息技术支撑体系。将信息化智能技术与DIP 改革每个流程深度融合，实现DIP 支付管理的闭环，在医保基金调控的前提下，实现医院可持续发展。DIP 支付方式改革下的医院信息化建设是一项系统性工作，涉及院内医保、病案、医务、财务、信息等多部门协同作业、共同管控和推进。DIP 支付方式的改革促进了信息化水平的提升，基于DIP 成本的运营分析，可以促进医院各专科服务结构的优化和提升，为医院高质量发展打下坚实基础。

（二）未来面临机遇与挑战

工欲善其事，必先利其器。随着DRG/DIP支付方式改革由点到面的纵深推进，医院各职能部门须联动起来，形成闭环下的紧密型共同体，促进医疗服务质量提升，提高卫生资源利用效率，信息化建设必须同步跟进。医保支付方式改革是国家深化医保制度改革的有效尝试。公立医院要抓住机遇，通过建立科学的运营管理制度、加强成本控制、创新绩效分配模式等措施，改变以往盲目扩大规模、粗放经营的模式，实现医疗资源的优化配置和医疗服务水平的提升。

高质量发展，是政府对医院的要求，是患者对医院的期待，在转型升级、新系统构建的过程中，我们要提高站位和认知，巧妙借助信息化手段，用好科学管理工具，助力医院运营体系的构建和完善，促进医院运营效率和质量的不断提高。

参考文献

[1] 邵慧丽.以价值为导向的DIP付费与公立医院运营管理思考[J].中国医院，2023，27（07）：91–94.

[2] 邹晶.常态化疫情防控背景下的公立医院物资智慧管控[J].医疗装备，2022，35（21）：64–68.

[3] 徐颖.江苏省卫生资源配置与新型城镇化水平耦合协调及关联性分析[J].卫生软科学，2024，38（03）：63–68.

南昌大学第一附属医院：精益运营管理推动医院高质量发展

邱媛媛　孙汉　曹磊　陈朝阳

随着近些年医改的不断深化，支付制度改革、分级诊疗制度、薪酬制度改革、公立医院考核等政策频出，对医院运营管理提出重大挑战。加之我国人口老龄化趋势越加明显，老龄人口数及占总人口比例持续提升，医疗服务需求也会相应地增长。那么，如何用有限的医疗资源发挥最大的效益服务于患者，成为医院运营管理的核心。

作为江西省唯一一家连续9年登上“复旦榜全国医院百强榜”的医院，南昌大学第一附属医院一直紧跟国家政策，于2018年率先开展医院精细化管理信息化建设，根据“集团化、平台化、数字化”的管理模式，设计了以“增强服务能力、促进学科发展、提升运营效率”为管理目标，以“预算管理、成本管理、绩效管理”为主要管理手段，配套资源精细化配置（设备、耗材、药品）管理流程的运营管理整体思路（见图1）。

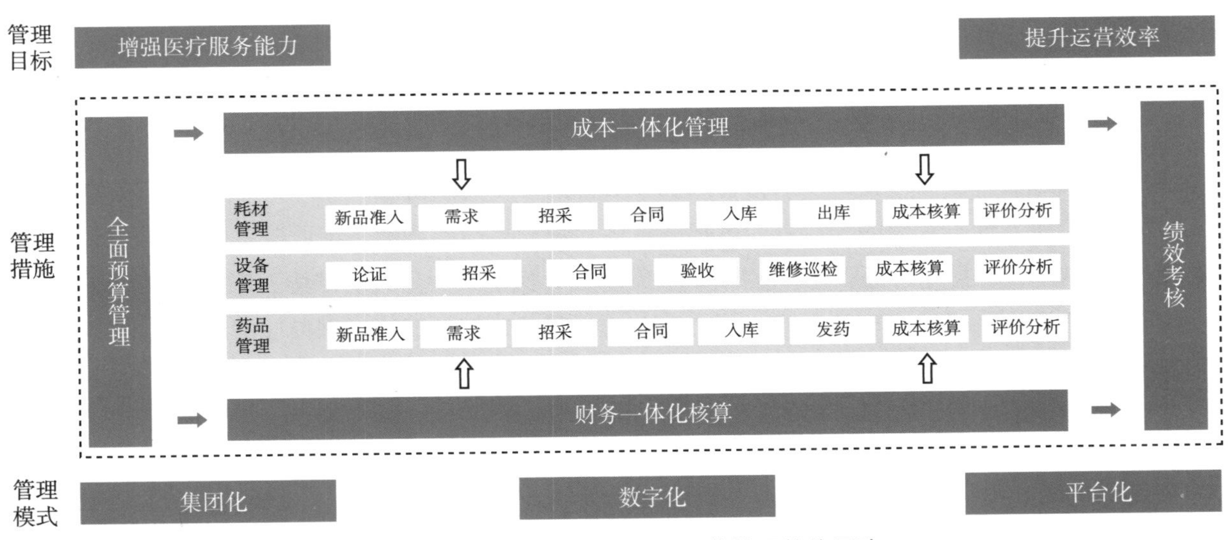

图1　南昌大学第一附属医院运营管理整体思路

一、构建医院运营管理体系

医院的运营管理是当前医院核心竞争力之一，良好的运营效率可促进医院可持续健康发展。医院建立了符合医院实际特点的运营管理体系，通过院、科、病三个层面的运营管理促进医院效率效益的不断提升，彻底改变了原有传统管理方式，通过医院的信息化建设，使各种信息得到共享和交换，使人们从烦琐和繁重的工作中解脱出来，进行创造性的劳动，从而提高了工作效率，实现了科学决策，保障医院可持续性经营的有序进行，提高了整个医院的管理效率，给医疗服务机构带来额外的业绩增长潜力。同时通过及时、完整、精细化的数据依据，有效提高医院的透明度和公信力，增加社会效益及医院运行效益，将医改向纵深推进的路径在院内落地，使群众享受更加便利、优质的医疗服务，为更好满足群众多层次、多样化的需求，提升人民健康水平作出新的贡献。

为了实现以上整体思路，医院从建立管理组织、完善管理体系、形成相关机制、建设信息系统以及进行实际管理改善等几个方面入手，开展了相关工作。

（一）创新管理思维，搭建运营管理组织

建立医院运营管理组织。医院建立了运营管理委员会、运营管理部、科室运营专员三级运营管理组织，建立了相关的运营管理章程和制度，逐步形成了运营管理人才体系。为了打通运营管理的最后一公里，医院梳理了医疗业务临床和财运职能管理流程，实现了二者的融合和贯通（见图2）。

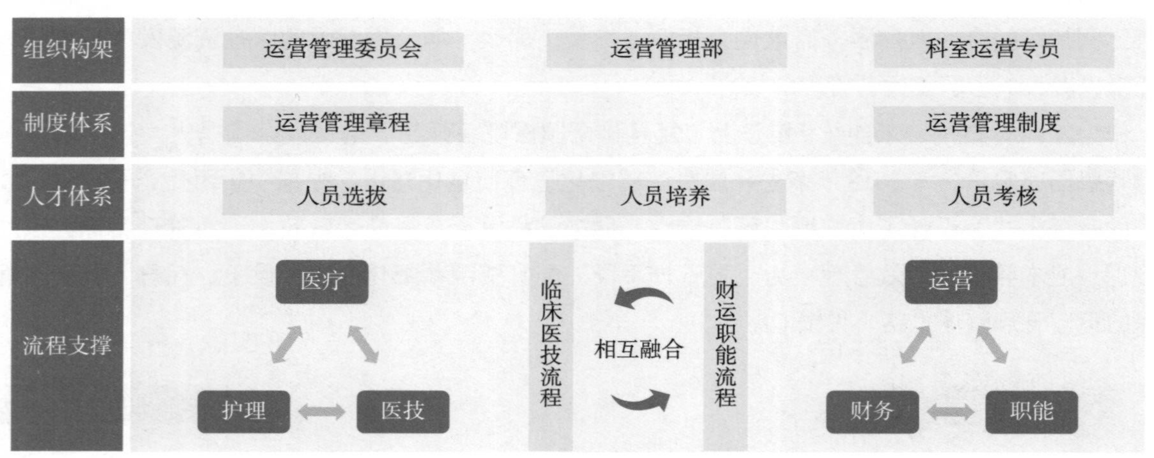

图2　南昌大学第一附属医院运营管理组织体系

医院明确运营管理部作为医院运营管理的核心部门，作为医院发展规划的参与者，效率医疗的推动者以及绩效、成本管理的执行者，承担医院运营管理枢纽的职责。与此同时，为了积极推进专科经营管理制度化，搭建财运职能和临床沟通“桥梁”，医院对科室人员结构、床位资源、设备效率等进行摸底排查，完成31个临床科室人力资源分析报告并装订成册；根据摸底情况，各个科室明确了运营管理的专门人员，衔接医院运营管理。

（二）明确管理导向，建立运营管理四大机制

为了便于各项运营管理工作的开展，在搭建好运营管理组织的基础上，医院管理层明确提出了运营管理相关机制：

1.建立了医务人员考核机制。临床科室以DRGs评价为导向，以诊疗管理单元为考核对象；医技科室以提高设备使用效率、降低运转成本为导向进行考核；象湖院区管理人员实行目标责任制考核。将考核结果与绩效发放、干部考核、岗位评聘挂钩。

2.建立了医疗资源评价机制。人员、床位、设备等公共资源由医院统一调配，运营处通过量化考核，实现动态配置。医务处住院服务中心，统一进行两个院区的床位调配，提高床位使用效率。

3.建立了工作办理约束机制。建立办事时限制，对于需要回复的书面申请或OA办事流程，相关责任人应及时回应；对于需要解决处理的工作，应指定相关责任人，设定完成期限。对未按时回复、处理工作的相关责任人，领导小组办公室需对其监督考核。

4.建立了运营管理监测机制。医院依托运营管理信息系统，建立了运营管理监测机制，全面监测医院每日、每周、每月的实时床位使用率信息、大型设备设施运转效率、门诊住院的服务人次及服务结构等。通过数据监测，实现从“有没有异常情况出现”到“如果是异常情况说明存在什么问题”，再到“针对这些问题提供决策参考建议”的医院运转的闭环管理。

（三）融合管理体系，梳理运营管理各领域流程

为了切实落地运营管理整体思路和机制，医院根据自身情况，参考国家规范，逐步梳理、优化了预算管理、绩效管理和成本管理三大运营管理领域的相关管理流程，并进行了管理流程间的整合，使得三大管理在面向科室时目标统一、导向一致、流程互通。其中医院预算管理全面覆盖了收入预算、支出预算、项目采购预算、科研项目预算等业务，实现了预算编制、预算调整、预算执行控制、预算评价与考核全流程管理；医院成本管理体系则涵盖了科室成本、诊次成本、床日成本、医疗服务项目成本、DRG成本等主要成本管理维度，实现了成本核算到成本分析再到成本改善的闭环。医院绩效考核则依据“战略匹配”“岗位匹配”“人员匹配”的原则，针对医生、护理、医技、行政后勤四大职系，针对其业务目标和特点，设计了包含工作量、成本、DRG、岗级、KPI五大绩效因素的方案，实现了绩效考核、绩效沟通、绩效奖金发放的全面管理。

通过梳理优化运营管理流程，医院实现了一体化的运营管理整体体系。通过预算编制管理业务发展和资源配置计划；伴随着业务的开展，结合成本数据和资源配置流程（药品、耗材、设备）相关数据，表达和反馈运营效率、资源配置合理性和准确性；再通过绩效指挥棒对人员配置及效率进行有效激励。在此过程中，医院依托科室运营专员打通临床和运营管理的“最后一公里”，实现业务与管理的深度融合，实现对各院区、各科室医疗服务能力和运营效率的分析、监督和反馈，使得医院管理层可以针对性地采取细化措施提升服务能力和运营效率。

（四）建设管理系统，固化管理流程并提供数据支撑

医院参照智慧医院整体架构，进行了医院信息化整体规划，该规划明确了临床业务领域、职能管理领域以及综合运营领域相关信息系统建设内容，并着重强调了各领域系统的集成以及运营数据标准化建设要求（见图3）。

医院参照智慧医院整体架构，进行了医院信息化整体规划。该规划明确了临床业务领域、职能管理领域以及综合运营领域相关信息系统建设内容，并着重强调了各领域系统的集成以及运营数据标准化建设要求。具体系统建设情况如下：

1.构建以员工价值为核心的绩效管理信息系统，将医院战略目标进行层层分解，分解到部门绩效目标及考核指标。通过绩效考核指标的制定、绩效执行的跟踪反馈、绩效结果分析等环节与绩效评估的有机配合，形成一种高绩效管理文化，达成创建高绩效组织的目标。然后，结合医院对科室、员工的奖金分配方案，将考核结果融入奖金方案，通过信息系统对科室、诊疗组、个人进行绩效工资核算、核定、发放进行全过程管理，基于发放结果分析绩效管理导向的落实和目标的达成，形成PDCA循环精益管理。

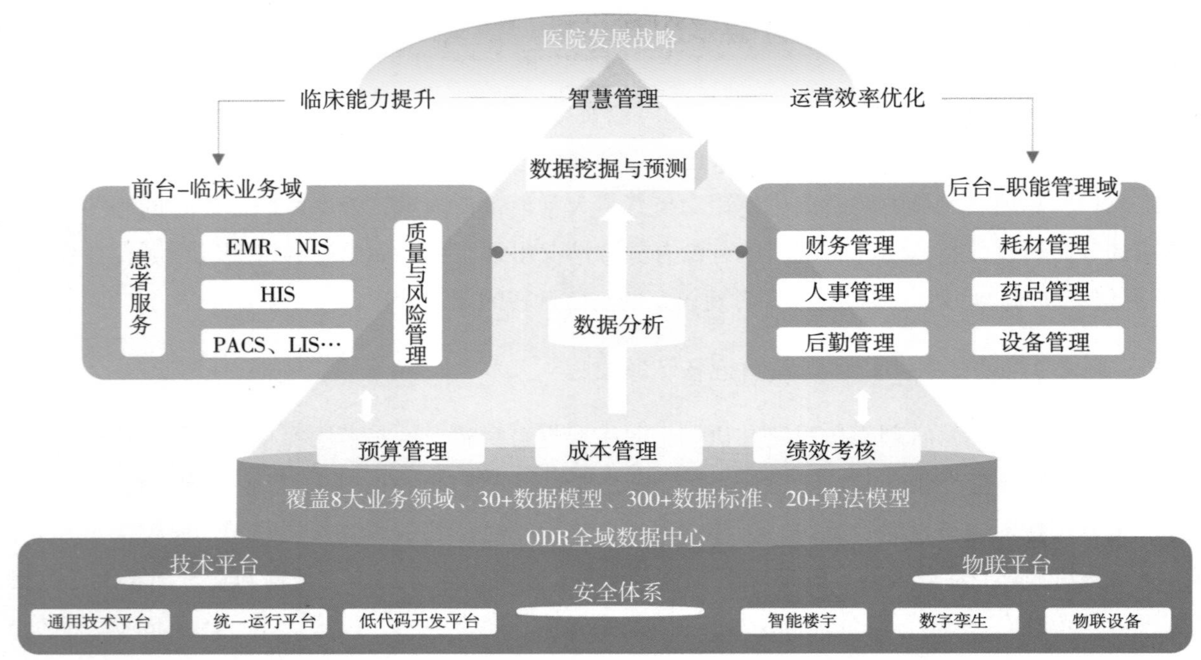

图 3　南昌大学第一附属医院运营管理信息系统规划

2. 构建以提升资源效率为核心的成本一体化管理信息系统，对医院提供医疗服务过程中消耗的劳动全部计入成本，包括变动成本、固定成本。实现科室成本、诊次成本、床日成本的核算，为医院、科室算一笔明白账，规范科室经济行为。以二级分摊后的科室成本为基础，扣除单独收费材料成本、药品成本后形成科室医疗服务项目总成本，利用作业成本法精细化核算每个医疗服务项目成本，再加上单收费材料、药品成本叠加形成患者病例成本，再以DRG为核算对象进行加权平均成DRG成本，产出DRG盈亏报表，促进医院分析评估各科室DRG付费后病种收支效率及效益。

3. 构建以供应链协同为基础的耗材、药品管理信息系统，搭建双重供应商资质审核体系，严把供应商准入环节，去莠存良。实现耗材、药品从需求、计划、订单、配送、验收、入库、库存、消耗全流程管理，从医院业务专科科室源头为需求管理，规范科室申请与领用，完善科室库的细化管理，细化盘点，并与供应商协同平台实现无缝对接，实现院内院外协同、线下线上协同，关联控制科室领用数据，与会计核算实现一体化。

4. 医院基于大数据技术，构建全院运营管理大数据平台。医院通过该平台统筹整合了全院运营管理数据、梳理了各项运营数据源、初步建立了运营数据标准、统一了运营指标计算规则，建立了运营数据核查机制，规范了数据发布流程。运营管理大数据平台从医疗服务、费用控制、运营效率、运营效益、资源配置等多个角度为医院提供了各类运营数据，使得医院在大数据平台的支撑下，初步实现了“盘家底、理清账、控成本、增收入、优结构”的建设目标。

5. 医院正在积极建设预算管理系统，该系统是医院在明确组织职责与分工的前提下，实行“院级-归口-预算科室”三级预算管理，按照“预算归口管理、限额下达控制、三级目标统一”的原则，由一级全院总预算、二级归口职能部门预算和三级临床、医技等业务科室预算组成，实行以财务预算为主，业务预算为辅，把全院所有处、科室收支都纳入医院预算管理体系的全面预算。

（五）开展管理工作，多方位降本增效

1.针对性控制成本，挖掘院内业务潜力。对消毒供应中心、外送检验项目、PET中心开展成本控制与业务增长专项分析。消毒供应中心在规避不必要的洗消业务前提下每年可节约成本约600万元，而适当开展区域供消业务后，可进一步提升医院消毒供应能力。借助院内高端检验设备，拓展高水平检验业务【基因检测、免疫组化以及荧光原位杂交（FISH）等】，预计每年可减少费用支出约2000万元。针对核素外购成本过高问题，PET中心积极申报自主制药资质（进行中），完成后预计每年可节约成本270万元。

2.优化日间手术管理。完善医院日间手术模式，充分发挥日间手术“短平快”特点和医保报销优势，创新收治模式，实行分散式和集中式并行的日间手术模式。自新模式实行以来，医院日间手术总例数增加明显，同比增长73.48%；日间术种分布越来越广，同比增长12.32%。日间手术管理的优化提升，有效地缓解了医院的住院床位压力，同时有效降低了医疗费用、节省了患者就医时间，是缓解“看病难”“看病贵”的有益措施。

3.资源扩容，提升患者就医体验。实行周六全天门诊，改变了以往患者上午就诊，下午没有医生看回诊和检查结果的现状，避免患者第二天再重返医院。2023年6月前两个周末门诊量增加2421人次。消化内科增加号源，专家号源开放50个，普通号源开放60个。消化内镜中心周末常规开展无痛胃肠镜检查，缩短预约及检查等候时间，无痛肠镜检查预约时间由之前的10天缩短到了目前的2天，患者就医等候时间明显缩短，患者就医体验明显提升。

4.绩效激励，动态调整绩效分配方案。充分发挥绩效激励作用，鼓励员工艰苦创业，先后结合医院实际制定了象湖开科绩效分配方案、象湖试运行绩效分配方案，为象湖快速发展增加引擎动力。及时制订疫情防控绩效分配方案，切实保障抗疫人员利益。同时，不断探索尝试市场化管理，将健康管理中心作为试点，参照市场运行标准制定考核方案。全面梳理医、教、研、管考核指标，多次征求相关部门意见，本着多劳多得、优绩优酬、平衡维稳、年初有计划、年终有考核、考核有激励的原则，制定年度绩效考核方案并确定临床、医技、行政科室的绩效考核实施细则。

（六）拓展管理视野，不断吸收优秀运营管理经验

为了不断提高运营管理水平，医院除系统性建设内部运营管理体系外，也特别注意对外学习、拓宽视野，不断吸收采纳其他兄弟医院好的运营管理经验。近5年来，医院多次赴其他医院考察学习，充分学习、吸收其他医院好的管理经验和亮点。与此同时，医院也注重搭建医院运营管理交流、共享平台，经过充分酝酿、精心筹备，医院运营部牵头成立了江西省整合医学学会运营管理分会和江西省医院协会运营管理专业委员会，填补了江西省医院运营研究领域的空白。成功举办了“第一届委员会成立大会暨2020年医院运营管理高峰论坛”，邀请国内运营管理专家授课，省内外100多家医院共300多人参会，线上浏览量超过4万人次。

二、医院运营管理成效

医院经过多年的发展，先后建立了不同的业务信息系统满足业务管理的需求，但在新的外部发展形势下，医院运营管理面临的挑战也是毋庸置疑的：一方面是医院发展所面临的外部环境变化所

带来的挑战；另一方面是医院内部管理是否能跟上业务发展需要的挑战，这共同决定了医院是否能够持续走在我国医疗卫生机构的创新前沿，所以一体化建设是必然趋势，也是提高互联效率、加强数据价值的方法。医院实现了三个转变：（1）医院信息孤岛现象转变为一体化信息平台，提高了数据传递的准确性与及时性。（2）业务相互割裂转变为业务耦合关联，促进了部门协同，提高效率和质量。（3）业务流程管理转变为数据运营服务，通过数据沉淀挖掘价值信息支撑管理决策。

（一）形成运营机制

运营管理应强化决策机制、健全分工机制、细化落实机制、构建反馈机制。南昌大学第一附属医院自成立以来，建立牵头负责、协同联动、定期反馈、问题导向、现场调研、反应灵敏的动态管理工作机制。

1.探索江西省综合医院专科经营助理助力学科发展新模式。南昌大学第一附属医院为全省首个设立运营处的医院，全省首次设置专科经营助理岗位。截至目前，全院所有科室都配以专科经营助理，负责医院政策的上传下达、运营数据的定期监测、医疗资源的动态调配等工作。通过结构调整、业务梳理、流程改造、人才培养等方面的创新，引进科学的管理服务理念，提升医院医疗及服务水平。

2.创新建立医院运营管理大数据平台。南昌大学第一附属医院运营处在医院高质量发展的背景下，为进一步加强精细化管理，搭建了全院运营管理大数据平台。统筹整合全院数据库，梳理各项数据接口，明确数据源，统一计算规则，建立数据核查机制，规范数据发布流程。在大数据平台的支撑下，医院进一步实现了“盘家底、理清账、控成本、增收入、优结构”的目标，推动增收节支，提高运营管理质量。

3.创新全院职能处室高效协同管理模式。运营处每日小组会议、每周部门会议，发现和总结临床科室日常运营存在的问题。每月院处会议，联合其他职能处室，查找全院运营异常情况，提出解决建议方案。通过与上月及同期比较分析，及与同行的比较分析，进行运营效果的评价，构建精细化运营管理推进、反馈、效果评价体系。通过“每月一会”的模式，进一步打破职能处室壁垒，凝聚管理职能，形成管理闭环，激活管理效能，优化管理流程，从大小政策调整、管理落实来助推医院高质量发展。

（二）社会效益提升

南昌大学第一附属医院为满足患者看病就医需求，提升患者看病就医体验，采取一系列措施。一是通过优化门诊布局、延长门诊时间、开展门诊慢病管理等措施，提高了医疗服务可及性；二是提高医疗技术水平，强化诊疗规范，提升了医疗服务质量；三是通过健康教育、免费体检、下乡义诊等活动，增强了群众的健康意识；四是通过学术研究、技术交流等途径，提升自身品牌影响力，夯实了行业地位。

（三）经济效益提升

公立医院经济效益是实现社会效益的重要基础，社会效益是经济效益的关键条件和最终目标，只有实现经济效益和社会效益双赢的局面，才能保障公立医院自身健康、有序地发展。南昌大学第一附属医院充分认识到以全面预算管理和业务流程管理为核心的重要性，以全成本管理和绩效管理为工具对医院的人、财、物、技术等核心资源进行科学配置、精细管理和有效使用。2023年医院实现医疗收入83亿元，同比增长13.7%。其中，医疗服务收入占比24.19%，同比增加2.4个百分点；药耗占比50.66%，同比下降4.78个百分点。

（四）国考成绩提升

自2018年国家三级公立医院绩效考核工作启动以来，南昌大学第一附属医院在考核中取得了较为优异的成绩，考核等级连续5年保持A+。2022年国家监测指标得分886分（收治新冠患者加分45分），总分931分，全国排名第29位，全省第一。相比2021年，全国排名提高21名，总分提高44.7分（剔除新冠患者加分项）。

（五）夯实数据资产

在医院管理方面，实现了全院数据资产管理。自动识别全量资产，关联数据标签，对数据进行自动分类分级，依据数据级别，对数据的访问进行管控。通过构建的运营指标网络体系，支持运营目标分解和绩效考核，辅助医院管理，助力数字化转型，提高诊疗水平和质量。

三、医院运营管理的价值思考

立足于系统性建设医院运营管理体系，包含了组织建设、机制树立、流程梳理、管理信息系统建设以及实际管理工作开展等内容，可以说此项工作比较系统、过程较为漫长、内容较为庞杂。因此，在此项工作的开展过程中，如下几点值得重点思考和关注：

（一）把握整体，立足当下

医院运营管理体系建设，除了宏伟蓝图，长远规划，更为重要的是基于当下的情况因地制宜地开展工作。在医院运营管理体系建设过程中，涉及多部门共同参与、涉及多方利益相关者，难以一蹴而就。因此立足于总体目标下，根据现实情况，完成每一个分解目标成为关键。

（二）积极探索，勇于创新

医院在此项工作开展的过程中，一方面充分注意在整体框架上遵循国家相关政策、规范的要求；另一方面注重与医院实际情况充分结合，在遵循整体框架的基础上，进行了诸多探索与创新。医院借助激励机制和容错机制，营造创新氛围，积极推动院内运营管理探索，将运营管理举措深入临床科室的同时，进一步将医院运营管理从传统的行政职能管理层面进一步延伸到医疗业务层面，打破了传统上运营管理走不出行政职能领域的桎梏，逐步实现了临床业务与运营管理的结合。更进一步地，医院目前正在规划设计、积极探索基于病种的结合了临床治疗、资源配置、资源消耗、成本管理与绩效考核的病种闭环管理模式。

（三）日积月累，贵在坚持

公立医院运营管理工作在开展过程中，需要有“只要功夫深，铁杵磨成针”的精神。就医院实际工作开展情况而言，一项工作举措的开展，往往需要通过3~6个月才能逐步呈现效果，难以像其他工作一样可以立竿见影产生效果。究其原因，还是因为运营管理工作本身的复杂性以及业务主体——一线医护人员对运营管理工作认识不够导致。建设一套完善的公立医院运营管理体系，最难的既不是整体规划，也不是业务流程梳理，更不是信息系统建设，而是将各项运营管理具体工作在临床一线落地。因此在此过程中，医院经过多轮反复的调查研究，不断深入临床科室，耐心认真地与相关人员沟通交流，解释相关的疑问、打消他们的顾虑，保障了项目的顺利推进。通过几年的坚持，逐渐形成了全院认识理解运营管理工作、接受运营管理工作的局面，这也为医院更为深入地开展相关工作奠定了良好的基础。

山东第一医科大学附属省立医院（山东省立医院）：因地制宜谋发展　建立成本管理新生态

薛立伟　郭莉　翟姗　潘华　翟婷

随着公立医院进入高质量发展阶段，如何通过成本管理实现医院业务结构的优化、运营效率的提升及运营成本的控制，已成为医院增强“内功”及发展的核心问题。目前，医院在成本管理中还存在成本管理意识淡薄、成本核算体系不健全、信息化程度不高等诸多问题。

面对成本管理难题，山东第一医科大学附属省立医院（山东省立医院）近年来不断升级优化成本核算系统，构建科室成本项目成本、病种成本、DRG成本的一体化核算体系，深化业财融合，以成本核算数据为基础，将财务成本数据和业务活动相结合，进一步精细化成本管理，助力医院合理地资源配置，不断降本增效，实现高质量发展目标。

一、医院成本管理陷入“多难”困境

（一）政策背景

2017年7月，国务院办公厅印发《关于建立现代化医院管理制度的指导意见》，要求强化成本核算与控制，逐步实行医院全成本核算；2019年12月财政部颁布《事业单位成本核算基本指引》，要求事业单位加强成本核算工作，提升单位内部管理水平和运行效率，夯实绩效管理基础。2021年2月国家卫生健康委和国家中医药管理局《关于印发公立医院成本核算规范的通知》，提出进一步健全现代医院管理制度，规范公立医院成本核算工作，推进公立医院高质量发展；2021年9月国家卫生健康委和国家中医药管理局《关于印发公立医院高质量发展促进行动（2021–2025年）的通知》中也明确提出建立健全成本管理。2021年11月，结合公立医院特点，财政部印发《事业单位成本核算具体指引——公立医院》，就成本核算对象、成本项目、成本范围、成本归集和分配、成本报告等作出统一规定。2023年12月，国家卫生健康委、国家中医药管理局、国家疾控局联合印发《公立医院成本核算指导手册》，指导和帮助公立医院全面开展成本核算工作。

这一系列政策的相继出台要求医院在运营管理过程中需要进一步加强成本管控，强化成本核算和分析，提高资源的使用效率，增强竞争力。

此外，随着医疗卫生体制改革已进入深水区，取消药品、卫生材料加成；药品、卫生材料集中采购；DRG医保付费制度等改革措施相继落地实施，推动着医院发展模式由原来的外延式发展转向内涵式发展，粗放式管理转向精益化管理，由此公立医院运营管理迎来了“成本管控”时代。与此同时，成本管理在医院的可持续发展中起到越来越重要的作用。如何通过成本管理实现医院内部医疗费用的控制、业务结构的优化、运营效率的提升及运营成本的控制成为医院发展的核心问题。基于此，医院决定搭建成本一体化核算体系，利用信息系统助力医院实现精细化成本管理。

（二）内部原因

山东省立医院是一所拥有127年悠久历史和光荣传统的百年老院，现已发展成为集医疗、科研、教学、预防保健、指导基层为一体的大型综合性三级甲等公立医院，目前有中心院区和东院区两个院区，先后成立了山东省儿童医院、山东省骨科医院、山东省立口腔医院等专科医院。2004年组建医院集团，已与55家医院签订医疗联合体协议。依托优势学科、特色专科等，组建了36个专科联盟。医院规模大，管理复杂，精细化的成本管控在医院的战略发展中具有重要意义。但是医院在成本管理中还存在如下问题：

1．成本管理意识淡薄。在传统发展模式下，医院更加注重医疗技术的提高、规模的扩张，而对成本管理则一直处于粗放式状态。且长期以来，职工普遍认为成本管理只是某一个或者某几个科室的事情，对成本管理的重要性认识不足，也没有形成全员参与的成本管控意识。这就不可避免地会产生医疗卫生资源的浪费，影响医院的可持续发展。

2．成本核算体系不健全。医院早期成本核算的主要作用是为分配医务人员奖金提供数据支持，很大程度上属于事后记账，无法起到管控作用。后续虽然开展了科室成本核算，但是没有对项目成本、病种成本、床日和诊次成本进行核算，无法满足目前形势下医院精细化成本管理的需求。

3．成本核算信息化程度不高。医院自2016年开始上线成本核算系统，但目前该系统已不能满足成本核算要求，科室成本核算处于半手工状态，效率较低。且医院也存在信息孤岛问题，物资管理、人力资源、会计核算等系统相互独立，信息共享互换存在限制。导致成本管理信息获取难，使用效率低下。

（三）总体思路

立足于医院长远的战略目标，对医院现有的成本核算系统进行优化升级，构建以作业为中心的从科室到项目再到病种、DRG的一体化核算体系，通过精细化的成本管理，助力医院合理地资源配置，不断降本增效，实现高质量发展目标。

（四）应用目标

1．通过对医院成本结构的分析，找到医院的成本控制点。分析出成本构成要素变化对医院经济活动的影响。

2．全面准确地反映医院所有核算单元的全成本状况，并进行临床业务科室的盈亏分析。运用本量利等分析工具，帮助科室找到成本控制方向和盈亏平衡点。

3．在成本核算的基础上，通过成本控制等手段，有效地降低医疗成本和医药费用。

4．在医院科室成本核算的基础上，进行医疗项目成本核算和病种成本核算，为财政部门对医院的政策性亏损补偿、理顺医疗服务项目价格、进行DRG付费政策提供数据支撑。

（五）创新亮点

1. 构建以作业为中心的可追溯性的成本核算体系，科室成本、项目成本、病种成本核算层层递进，在成本管理过程可以追根溯源，不断改进作业方式，合理地进行资源配置。

2. 成本数据准确性进一步提高，在成本核算过程中，按照财务和管理两个口径并行采集业务，对基础数据进行质量评价校验，过滤“去噪”，进一步提高成本数据的准确性。

3. 在项目成本核算中，由医院各科室进行医疗服务项目成本的填报。由于各临床科室的作业及资源消耗不同，这种填报方式可以真实地反映出每一临床科室的实际成本。数据填报完毕后，对收集的数据进行梳理，开展合理性评估，对于明显异常的数据进一步与科室进行核实，保障了数据的可靠性及可应用性。

二、成本一体化核算体系的实施

（一）组织架构及参与部门情况

医院高度重视，将成本一体化核算工作作为医院年度重点工作。制定了《山东省立医院成本核算工作方案》，明确了工作目标、组织机构和主要工作内容，并经院长办公会和党委常委会通过。成立了由医院主要领导担任组长的“成本核算工作领导小组”，对成本核算工作进行全面领导、部署和指挥；领导小组下设办公室，负责成本核算具体工作。办公室设在财务部，办公室成员包括信网办、人力资源部、医务部、医工部、总务部、资产办、物业监管办和涉及成本核算的各医技、临床科室。同时设置科室成本核算员，负责各部门的成本培训及填报工作。构建起了三级成本核算组织架构，保障成本核算工作顺利开展（见图1）。

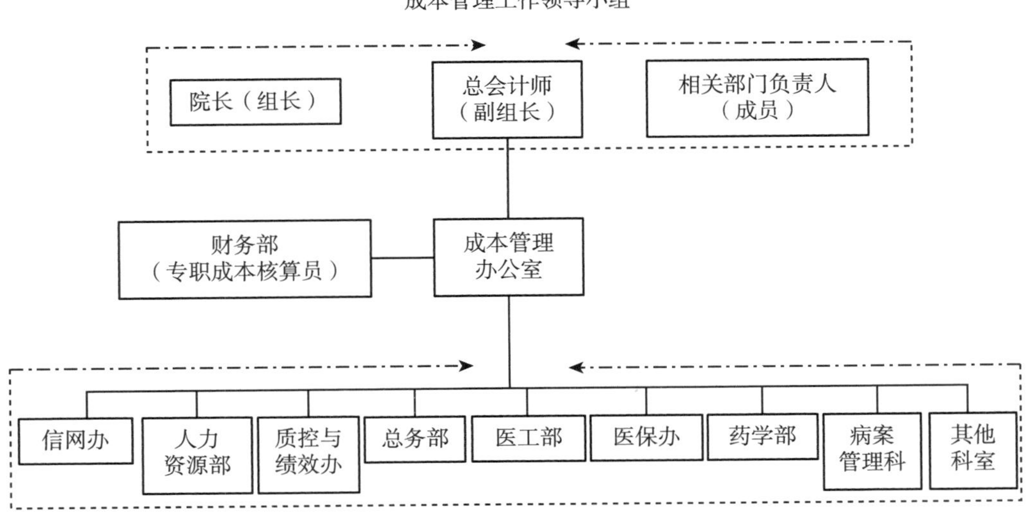

图1 成本核算组织架构

（二）成本一体化核算体系构建初期准备

1. 开展项目调研。成本核算体系的构建，要了解医院成本一体化的核算基础，为系统的数据集成、方案设计做好铺垫。根据实际需要，对医院的部分临床科室及人力资源部、财务部、资产管理运营部、信息网络管理办公室、病案室等部门开展了调研，厘清医院的人力工资、考勤；物流管理；资产；费用科室归集核算；收入数据精细化程度、开单执行的准确度；医院HIS、物流、人力、考勤、病案、财务等系统建设以及互联互通；病案系统应用及病案首页质量病案等情况。

2.确定基础字典，包括核算单元、成本项目、收费项目等。

（1）核算单元。将全院科室分为临床、医技、医辅、管理四大类科室，共有528个核算单元，其中末级核算单元428 个（包括临床科室231个、医技科室63个、医辅科室17个、管理科室117个）。

（2）成本项目。根据成本核算的要求，以会计科目为基础，形成人力成本、药品成本、材料成本、固定资产折旧、无形资产摊销、提取医疗风险基金、其他七大类成本，共计136条末级成本项目。

（3）收费项目。根据物价收费标准及HIS系统的收费项目字典，整理并归集形成收费项目字典49025条。

3．搭建接口对接医院各系统。成本核算系统搭建数据接口对接HERP系统会计核算、固定资产、物资管理模块、HIS、SPD耗材、病案、公用药领用、供应室消毒供应等系统，采集数据进行成本核算。检查校验基础数据，针对问题，调研实情，与相关部门沟通，找出原因，逐一解决。

4．梳理科室对照关系。医院目前存在运行多个系统，各系统内的科室体系、科室名称不规范、不统一。建立不同系统之间的科室对照关系，确保来自不同系统的数据都能够自动转入成本核算系统，这是成本核算系统建设的重要一步。

5．设置兼职成本核算员。为了顺利推进成本核算工作的开展，每一个临床和医技科室设置兼职的成本核算员，负责配合财务部成本核算相关工作，提供成本核算相关科室数据资料，熟悉医院成本核算办法，了解科室支出分类及构成，积极参与成本核算的相关会议及培训，传达成本核算相关政策及核算方法。

6．开展人员培训工作。为保障成本核算一体化工作在全院的顺利开展，财务部分批组织对医院的各临床、医技医辅科室开展了培训。

先在全院选取十二个试点科室开展成本培训及填报工作，包括消化内科、耳鼻喉科、神经外科、检验科、心电图室、脑电图室等。对试点科室的成本进行初步测算，并对存在的问题进行了逐项分析改进。试点工作结束后，采用集中培训和一对一的现场培训相结合的方式，分批对医院中心院区和东院区的133个临床及医技医辅科室开展全面培训，累计培训人员270余人，填报科室收费项目8000余项。又对口腔科、耳鼻喉科、眼科、激光近视等门诊科室，以及检验、影像、麻醉手术室的项目成本模型进行补充完善。

7．建立与科室的沟通反馈机制。成本核算工作是财务与业务相融合的过程。成本核算工作推进过程中，辅导填报数据、填报数据的校验、成本数据分析运用，都离不开与科室的沟通反馈。项目数据填报完毕后，成本核算工作组对填报的项目成本数据进行梳理，开展合理性评估，对于明显异常的数据与科室进行沟通核实并进行修订，以保障数据的可用性。

（三）成本一体化核算体系的构建过程

1．科室成本核算。科室成本核算是成本一体化核算体系中的第一步，也是至关重要的一步，科室成本数据准确与否决定了项目与病种成本核算数据的质量。在核算过程中采用完全成本法，对医院提供医疗服务过程中所发生的全部费用，按照成本项目归集到科室单元。成本核算主要分为直接成本归集和间接成本分摊。同时，根据核算需要，对财政项目补助支出形成的固定资产折旧和无形资产摊销、领用发出的库存物资等、科教项目支出形成的固定资产折旧和无形资产摊销、领用发出的库存物资等进行归集和分摊，分别形成医疗全成本、医院全成本。

具体过程如下：

（1）进行数据归集导入，主要有：

①收入明细数据导入，包括医疗收入、财政补助收入、科教项目收入以及其他收入数据的导入。对接HIS，采集门诊、住院收入、查体收入。对接HERP，采集财政基本拨款收入、财政项目拨款收入、科教收入、租金收入、其他收入等数据。

②成本明细数据导入：按照人员经费、卫生材料费、药品费、固定资产折旧费、无形资产摊销、提取医疗风险基金、其他费用等七类成本进行数据采集，具体操作过程中，细分为包括科室字典采集、职工字典采集、资产卡片采集、会计科目采集在内的34个基础数据表。

③工作量数据导入。对接HIS，采集门急诊人次、开放床日数、实际占用床日数。对接消毒供应系统、公用药领用系统，采集内部服务量。

④其他数据，包括收入总账、成本总账，医院基本情况等。

（2）进行数据分摊。第一步，采集成本分摊模型中各分摊参数的数值；第二步，进行科室成本三级分级计算；第三步，对结果数据进行审核校验，通过后进行成本发布。

（3）形成包括医院各科室直接成本表、医院各科室直接成本表（医疗全成本和医院全成本）、医院临床服务类科室全成本表等在内的14张科室成本报表。

2. 医疗服务项目成本核算。医院项目成本核算是科室成本核算的延伸，是医院成本核算工作的细化，核算对象从科室细化到科室执行的每一个医疗服务项目。具体操作如下：

（1）调研并划分作业，建立项目作业字典库。调研医院开展的所有医疗服务项目的作业流程，如医生交接班、开医嘱、查房、病历书写，护士交接班等，为医院各科室开展的医疗服务项目划分作业，调研各项作业消耗的资源及资源动因、作业动因。以医疗服务项目内涵为基础，结合临床的操作路径，通过调研、问询等方式明确医疗服务项目的关键流程，细化流程中的作业，建立完善项目作业字典库。

（2）数据采集与审核。从HIS系统采集各临床服务类科室、医技类科室开展执行的医疗服务项目。从成本OES系统科室成本模块采集二次分配后的临床和医技科室的科室成本数据。从医院的人力资源档案系统中采集医生职称等级（主任医师、副主任医师、主治医生、住院医师）的明细数据，为后期按人员级别分配各职称级别的人力成本核算医疗服务项目中的人力成本打好数据基础。采集完毕后对归集的各来源数据进行复核。

（3）开展医疗服务项目成本填报，建立项目资源消耗字典库，具体为项目人力资源消耗字典库、项目不可单独收费的卫生材料消耗字典库、项目专用设备类固定资产资源消耗字典库，包含项目直接投入的各职称人数和操作时间，不可单独收费的卫生材料使用量、专用设备使用时间等信息。

由于各临床科室的作业及资源消耗不同，为建立完善医院的项目资源消耗字典库，充分体现医院的实际情况，真实反映出各临床及医技科室的实际消耗，医院采用一对一的培训方式深入临床、医技科室开展项目成本模型填报培训，辅导各科室填报。2023年，对中心院区和东院区的133个临床及医技科室开展全面培训，累计培训人员270余人。2024年，对口腔科、耳鼻喉、眼科、激光近视等门诊科室，以及检验、影像、麻醉手术室的项目成本模型的补充完善。数据填报完毕后，会对收集的数据进行梳理，开展合理性评估，对于明显异常的数据进一步与科室进行核实。

（4）直接成本的归集，将能够直接计入或计算计入某医疗服务项目的成本直接归集到医疗服务项目，包含人力成本、不可单独收费的卫生材料、固定资产折旧。前面项目人力资源消耗字典库、项目不可单独收费的卫生材料消耗字典库、项目专用设备类固定资产资源消耗字典库的建立和完善，是归集项目直接成本的基础和前提。

间接成本分摊，将无法直接计入或计算计入某医疗服务项目的成本，先按照资源动因将其分配到收益的作业，再按照医疗服务项目消耗作业的原则，按照作业动因将作业成本分配至受益的医疗服务项目。分摊过程则体现作业成本法“项目消耗作业，作业消耗资源”的思想。

（5）项目成本计算。

①计算发布项目成本，分别计算出科室各医疗服务项目成本、医院各医疗服务项目成本，对医疗项目成本的构成进行结果展示和分析。并且可以对每一项目的明细成本数据进行追溯，以树形图的形式进行展示，成本构成一目了然。

②数据分析、修正。分析项目成本核算结果，对于异常结果，追溯原因，在完善科室成本的计算和项目资源消耗字典库的同时，反复与科室沟通后进行修正。

3.建立接口对接病案管理系统，核算病种成本。病种成本核算是以病种为核算对象，按照一定的流程和方法归集相关费用，计算病种成本的过程。医院采用项目叠加法（自下而上法）核算病种成本。

对接病案管理系统，采集出院患者病案首页信息，包含病案号、住院号、住院次数、出院时间、出院科室、住院费用、主诊断、主手术等信息。

从HIS系统采集出院患者收费明细数据，归集出院患者使用的医疗服务项目及药品、单收费卫生材料等数据。按照病案首页的“主诊断+主操作”，划分病种。

4.核算DRG组成本。DRG成本核算是以DRG组为核算对象，按照一定流程和方法归集相关费用，计算DRG组成本的过程。

医院采用项目叠加法：将为治疗某一DRG组所耗费的医疗服务项目成本进行叠加，再加上药品成本、单独收费的卫生材料成本。采集山东省、济南市医保机构反馈的省、市医保住院患者DRG分组结果作为DRG分组依据，以医疗服务项目成本为基础计算DRG组成本。

（四）实施过程中遇到的主要问题和解决方法

共用成本费用的分配问题，由于医院的各业务与管理模式不能完全同步，医院个别成本费用无法计入最小成本核算单元。例如，同楼层的两个住院科室共用一个护理团队；大科门诊共用一个护士站，如呼吸内科门诊、血液内科门诊、内分泌科门诊等共用大内科护士团队。针对这种情况，在科室成本的三级四类分摊之前实行二次分配。分配模式分为：将成本业务明细数据进行分配；成本业务明细数据归集到成本项目后，将成本项目金额进行分配两种模式。具体实施时进行实地调研，与科室沟通，与科室共同确定二次分配方案。

三、成本一体化核算体系的效果

成本一体化核算体系的构建提高了全院职工的成本意识，优化了医院收入结构，促进了业财深度融合并为医院决策提供数据支持，使医院的成本管理更为精细化，助力了医院高质量发展。

（一）为成本管理提供数据支撑，提供多维度成本分析视角

成本系统完成科室成本、诊次成本、床日成本的核算，每月可产出各科室直接成本表、临床科室全成本表等。成本核算系统运用2023年全年数据进行核算，产出166个科室共计13646个项目、309个院级项目的项目成本；科室级病种成本22175组，院级病种成本14332组；科室级DRG成本4080组，院级DRG成本748组。从科室整体、医疗业务、收支余、运行效率等角度进行分析。

成本系统计算发布的成本数据为多维度的成本分析提供数据基础。医疗业务方面，从门急诊收入、门急诊工作量、门急诊次均费用，住院收入、出院人次、实际占用床日、平均住院日、例均患者费用、每床日成本/费用、每出院人次成本/费用等指标分析。收支余分析方面主要是从医疗收入及增幅、收入的结构及趋势，科室成本及趋势、成本结构及变化，收支结余及趋势变化等角度分析。运行效率方面，可以从日均工作量，百元人力成本医疗收入、百元医疗收入消耗卫生材料费、床位使用率、床位周转率，百万元专用给设备服务量、百万元专用设备医疗收入等角度，分析人、材料、设备的使用效率。

对于医疗收入，区分门诊、住院收入进行按收费类别、按科室的构成分析，以及趋势分析；对于科室成本，进行直接成本、全成本的成本项目构成、科室构成分析以及趋势分析。对各成本类型，将各人员经费、卫生材料费、药品费、固定资产折旧费、无形资产摊销费、其他医疗费用等成本项目在各月份之间的变化趋势以图表形式表现出来，如图2所示，可以直观地看到各成本项目在一年中各月份的变化，对于异常变化可以进一步分析原因。对于医院的医疗收入、成本、收支结余等在各月份的变化趋势也直观地表现出来，对于异常变化进一步分析，如图3所示。

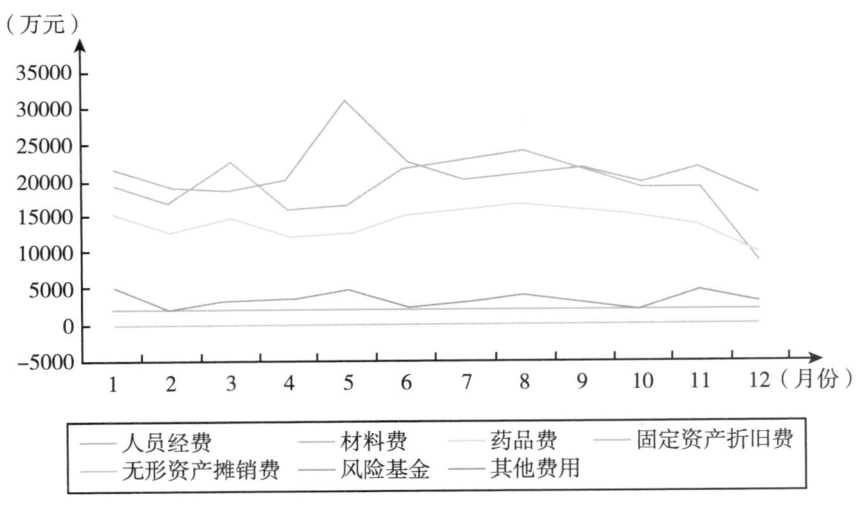

图2 各成本类型变化趋势

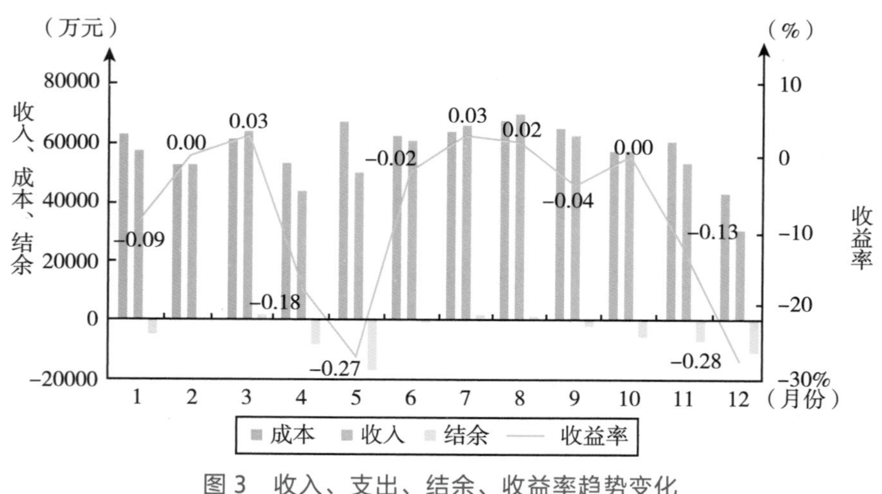

图3　收入、支出、结余、收益率趋势变化

（二）提高成本意识，深化业财融合

以作业为中心的可追溯性的成本核算体系能更好地反映出成本与医疗服务对应的关系，深化了业财融合，更有助于医院优化业务流程，在不降低医疗质量前提下加强成本控制。成本管理体系构建的过程，不仅是深入临床调研作业流程，还要对各科室开展成本系统使用和填报的培训，同时对成本核算的意义及重要性进行宣传。建立与业务科室的沟通反馈机制，多次沟通反馈，了解业务科室的问题和想法，改进成本核算工作，同时将成本管理思想渗透到医院的日常运营中。

（三）加强药耗管控，优化收入结构

通过对医院成本结构的分析，找到医院的成本控制点，尤其是加强了对药品、耗材的精准管控。医院近三年药耗占比持续下降，医疗服务收入占比持续提高，收入结构得到优化。从2023年与2022年比较来看，医院57个住院科室、70个门诊科室实现药占比降低；53个住院科室、60个门诊科室实现耗占比降低（见表1）。

表1　相关科室药占比、耗占比数据　单位：%

科室名称	药占比			耗占比		
	2022年	2023年	降低额	2022年	2023年	降低额
东院保健心血管科病房	21.59	19.20	−2.39	4.63	4.57	−0.06
乳腺甲状腺外科病房	11.34	7.40	−3.94	16.24	15.66	−0.58
胸外科病房	10.73	8.23	−2.50	49.36	43.47	−5.89
妇科一病房	15.58	13.93	−1.65	19.15	18.94	−0.21
小儿肾脏风湿免疫科病房	27.96	18.48	−9.48	5.65	4.84	−0.81
中医科病房	39.99	34.87	−5.12	11.08	10.04	−1.04
东院神经内科病房	22.81	19.55	−3.26	31.62	29.59	−2.03
东院脊柱外一科病房	5.93	5.06	−0.87	69.62	66.46	−3.16
东院口腔科病房	10.27	9.15	−1.12	36.48	35.04	−1.44
东院保健泌尿外科病房	14.76	12.87	−1.89	24.51	23.71	−0.80

（四）深化成本分析，助力科室加强成本管理

基于成本核算成果展开成本分析，以科室成本为基础，项目成本为细化，病种成本、DRG成本为导向，层层递进，深入挖掘分析相关成本指标。对科室成本、收入、工作量等构成要素和趋势变化进行分析，发现科室资源配置问题，提出切实可行的成本管控建议，有效指导业务科室改善经营，提高运行效率（见表2）。

表2　　成本管理试点科室2023年与2022年相关指标环比

科室名称	百元医疗收入费用		百元医疗收入费用（扣除药品）	
	降低额（元）	环比增长率（%）	降低额（元）	环比增长率（%）
血液内科病房	−3.84	−3.31	−11.46	−8.04
内分泌科病房	−15.05	−10.33	−15.54	−10.40
乳腺甲状腺外科病房	−2.00	−1.80	−2.55	−2.25
骨关节外科病房	3.61	3.54	4.16	4.07
泌尿外科病房	−7.85	−6.80	−9.21	−7.82
胸外微创·肺移植科病房	−6.68	−6.62	−6.99	−6.92
整形美容外科病房	−2.13	−2.20	−2.17	−2.25
产科病房	−6.89	−5.51	−6.16	−4.78
眼科病房	−12.95	−10.00	−14.69	−10.95
口腔科病房	−6.55	−5.61	−7.08	−5.98

在DRG成本核算的基础上，重点对比不同科室同一DRG组的成本构成情况及差异。通过对不同科室同一DRG组的成本收费类别进行逐类逐项目的追溯分析后发现，差异主要分布在药品费、材料费、检查费、化验费等，其中：

1. 药品、材料费用差异较大的原因主要是使用数量及单价的差距。建议科室合理规范使用药品和耗材，同时医院要加强药品、耗材的采购、使用管控，通过药品耗材带量采购、院内议价等方式降低采购价格，规范科室的医疗行为。

2. 检查、化验费用的差异主要在于检查、化验项目的开展。建议科室要合理开展，随着全省医疗机构检查检验结果互认工作的推进，检查、化验成本将进一步优化。

3. 强化临床路径管理，对诊疗和流程进行规范。

4. 结合实际，优化服务流程，缩短平均住院天数，从而提高临床路径应用，节约成本。

5. 利用SPD系统“一物一码”，围绕“用多少，领多少，用到谁，谁手术”，对高值耗材的使用患者、供应商、产地、规格、型号等信息进行管控，与手术项目、手术工作量匹配，延伸管控路径，加强管控。

四、成本一体化核算体系的建设经验

（一）有效的信息化系统是开展成本核算的基础

成本核算需要大量的数据采集、统计、分摊和处理分析，手工处理数据量大、耗时耗力，有效

的信息化系统能够准确、完整、快速地进行数据处理，这是成本一体化管理体系构建的基础。

（二）数据质量是开展成本核算的关键

开展成本核算最重要也是最难做到的就是成本数据的准确性，数据的质量直接影响成本核算的后期应用。因此在开展成本核算之前，一定要先对原始数据进行系统地梳理、分析与诊断，并进行合理的细化调整，从根本上保障医院成本核算结果的准确性。核算过程中的归集分摊、分配叠加等计算也需要不断地进行校验，从而保证成本核算数据的准确性、可用性。这个过程是不可忽视的重要一步。

（三）部门的协调配合是开展成本核算的保障

成本一体化核算体系的构建需要领导的支持、全院各科室和职工的配合才能够开展和完成。成本工作的开展是贯彻医院运营始终的工作，需要全院上下一致认同成本管理的重要性，通力合作才能够开展好成本管理工作，保证成本管理工作的良好运转。

参考文献

［1］国务院办公厅.国务院办公厅关于建立现代医院管理制度的指导意见（国办发〔2017〕67号）［Z］.2017-07-25.

［2］财政部.事业单位成本核算基本指引（财会〔2019〕25号）［Z］.2019-12-17.

［3］国家卫健委，国家中医药管理局.关于印发公立医院成本核算规范的通知（国卫财务发〔2021〕4号）［Z］.2021-01-26.

［4］国家卫健委，国家中医药管理局.关于印发公立医院高质量发展促进行动（2021-2025年）的通知（国卫医发〔2021〕27号）［Z］.2021-09-14.

［5］财政部.事业单位成本核算具体指引——公立医院（财会〔2021〕26号）［Z］.2021-11-15.

［6］国家卫生健康委办公厅，国家中医药局综合司，国家疾控局综合司.公立医院成本核算指导手册（国卫办财务函〔2023〕377号）［Z］.2023-12-05.

［7］朱晓丹.论公立医院成本核算体系建设［J］.财会学习，2023（10）：97-99.

［8］张琦傲.公立医院成本核算现状及优化策略分析［J］.财经界，2022（19）：44-46.

河南省人民医院："精益运营"引擎激活医院高质量发展内生动力

史晓川　杨阳　李思茗　杨景絮　邵雪丽

基于医改政策引导、医保支付方式改革、医疗资源优化配置、医院自身高质量发展等趋势，传统低效的碎片式运营管理已无法适应新医改以来的高质量发展，公立医院精益运营势在必行。

作为区域龙头医院，河南省人民医院在成本管理视角下探索DIP精益运营，践行构筑了一套可复制、可推广、可实操的精益运营路径样板。有效提升了医疗服务质量和效率、改善了患者就医体验、推动了医院高质量发展进程。DIP病种精益运营体系的建立，或可成为医院在新形势下生存发展，乃至弯道超车的"利器"。

一、破局：构建DIP病种精益运营体系势在必行

国家医疗保障局陆续发布《关于区域点数法总额预算和按病种分值付费试点工作方案的通知》《DRG/DIP支付方式改革三年行动计划（2022–2024）》，倒逼公立医院减少费用开支、加强成本管理。同时，随着医院规模的扩大，医院管理难度加大，医院要想保持高质量持续发展，只能通过提高效率、提升质量、降低成本、控制费用，向管理和服务要效益。这就需要公立医院强化运营管理理念，深化细化成本核算，全面实施成本管控。激发医院内生动力，在成本管理视角下探索DIP精益运营，契合医改形势，以期实现医院与医保的双向奔赴，合力形成满足人民群众的就医体验和健康需求新格局。

因此，实施DIP病种下的精益运营，全面控本降费、提质增效，破局当下瓶颈桎梏势在必行。首先，可以有效助推医院多维度精细化管理与高质量发展体系的构建，实现医疗机构降本增效与提质增量的可持续发展。其次，作为医院管理会计成本工具，DIP病种运营为大型公立医院的精细化管理和成本管控提供更加科学的有循依据。最后，DIP运营通过建立标化诊疗路径、细化成本核算颗粒度，引导医疗资源在诊疗过程中的合理配置，改善医疗服务质量、提高医疗服务效率。

成本管理视角下公立医院DIP病种精益运营研究路线见图1。

二、践行：多措并举保障DIP病种精益运营落地

精益运营作为现代医院管理制度重要组成部分，是医院管理活动的基础，也是现代医院经营管理的中心环节。河南省人民医院始终高度重视医院经济运营工作，坚持本土化、全面性、公益性的原则，从实际出发，创新模式，借助财务会计、管理会计、预算管理、DIP成本管理、绩效管理、内

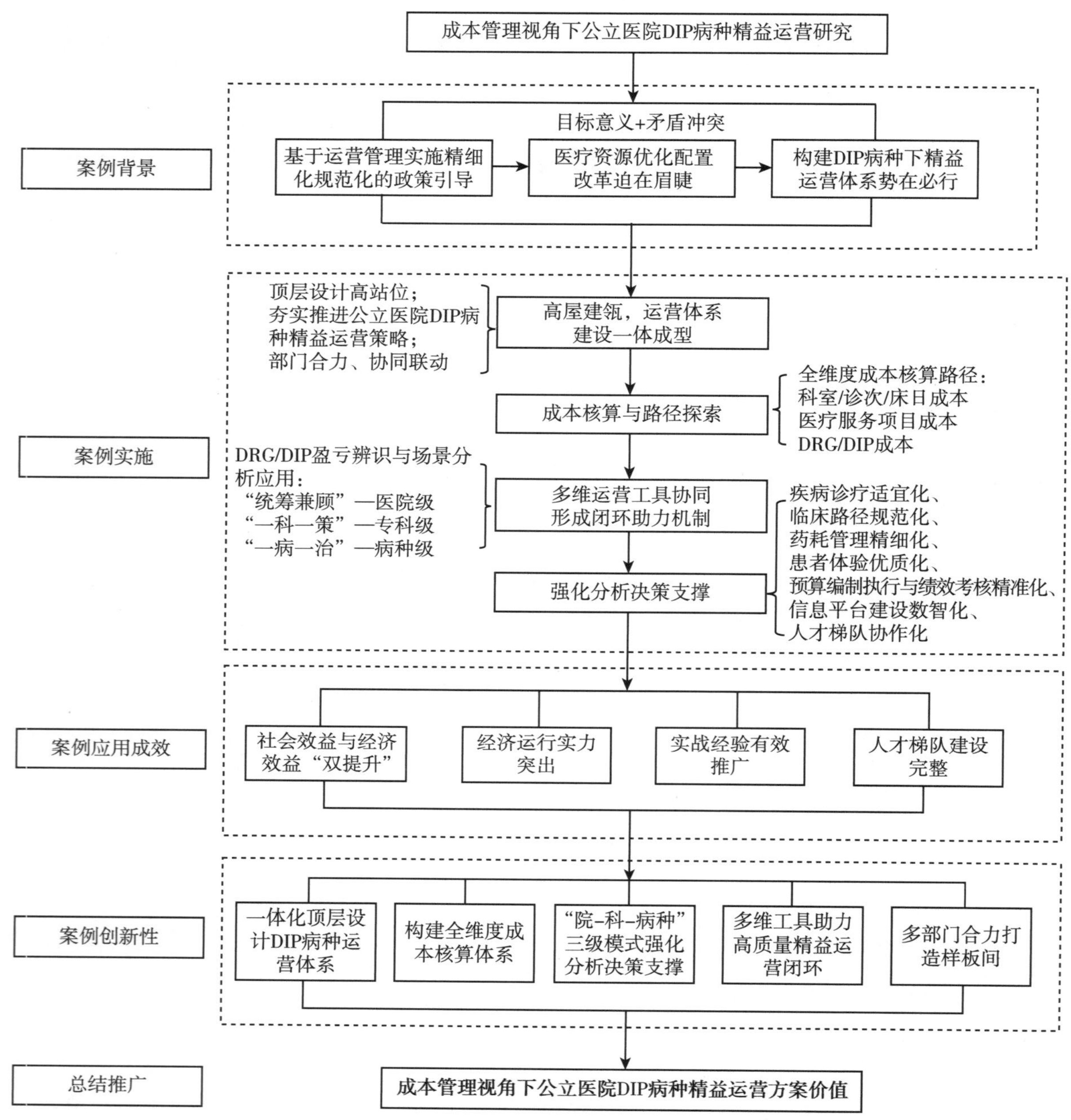

图 1　成本管理视角下公立医院 DIP 病种精益运营研究路线

部控制理论等现代化管理工具和方法，围绕医院发展战略目标，经过多年积累，不断调整构建出了以智慧财务会计体系、全面预算管理体系、DIP成本管控体系、绩效管理体系、人才梯队建设、内部控制和风险预警体系六大体系为一整套的公立医院DIP病种精益运营体系，医院科学化、精细化、专业化管理水平得以不断提高。

（一）建立全方位保障体系

1. 制度保障。河南省人民医院领导高度重视，制定了项目管理和激励制度，建立定期汇报和讨论机制，及时总结研究进展，调整研究方向和方法，以确保项目的顺利进行。

2. 硬件保障。该工作由河南省人民医院财务部主导，有固定办公室并成立研究团队，技术支持咨询顾问、临床医疗人员支持，有常设办公室研究场地。且具备办公电脑、DIP系统服务器、成本核算服务器、HRP服务器以及其他医疗系统服务器。

3.技术力量。团队成员包括正高级会计师、高级经济师、会计师、经济师，而且均在运营管理、DIP病种、绩效管理、成本核算领域有多年实践经验，对DIP付费的理论理解比较透彻。样本数据采集于医院实际业务发生数据，覆盖面广、数量充足，能够对业务流程塑造和数据深度挖掘分析并提出决策方案。

医院具备2019~2023年项目成本数据、作业模型及院内标准作业库，即将开展预分组及动态成本效益实时监测，已具备初步实施条件。

（二）精益运营体系建设一体成型

1.数智赋能、流程优化，顶层设计高站位。在提升内部运营管理水平的基础上，医院成立DIP工作小组，持续探索并完善运营管理机制、多手段协同优化各项管理程序、强化信息与智能化应用，助推DIP成本核算、分析、决策支撑精益运营闭环管理。通过推动DIP付费机理与运营管理深度融合，将现代管理理念、方法和技术融入运营管理的各个领域、层级和环节，提升DIP付费下运营管理精细化水平。

2.基于成本管理视角夯实推进公立医院DIP病种精益运营策略。一是科学配置学科和病种资源，优化DIP病种布局。按照波士顿矩阵分析结论，结合经济业务数据调配医院和学科资源，契合DIP支付改革导向，合理布局学科病种结构。二是推进标准临床路径施治，建立DIP标杆费用体系。制定各DIP付费下标准药径、诊径、麻径、术径等全流程临床路径建设，建立DIP费用标杆，合理控制费用水平。三是把握价值医疗内涵，提升业务效能效率。在保证医疗质量前提下，通过优化治疗方案探索提升床位使用率和急危重症诊疗能力、压缩平均住院日等措施，不断提高社会效益与经济效益。四是做精做细成本瘦身，控制各项支出耗费细节，梳理科室成本管理漏洞，在诊疗过程中精准因病施治。五是建立DIP费用信息平台和预警机制，推进信息化智能控费，为临床合理控费诊疗提供信息化数据加持。

3.形成部门合力，协同联动袪疴治乱。一方面，精益行政部门联动协同管控施策。以职能处室为管控责任主体，按照“谁主管、谁负责、谁管控”的原则，从行政办公费用、药品费、卫生材料费、人员经费等成本项目入手，针对医院运行中的“跑、冒、滴、漏”等异常环节进行重点管控。如卫生材料成本管控主要从推进阳光采购、规范耗材品规准入、强化合理使用、合理控制库存等环节抓起，每个成本项目对应成本控制责任主体，制定成本管控目标，细化成本管控措施，量化成本管控效果。另一方面，DIP付费方式要求医院依据病种的划分，利用更加精准的诊疗信息进行打包定价和支付，并贯穿患者的诊疗全过程。因此，DIP成本核算过程涉及医院多个部门，加强各部门间的信息交流和共享、减少部门间的摩擦成本。

（三）夯实DIP成本核算体系

按照《国家医疗保障按病种分值付费（DIP）技术规范2.0》要求，河南省人民医院遴选2021~2023年共计87万份病历，运用指数平滑法以1：2：7系数赋予比例权重；使用自下而上法与叠加法完善成本核算与效益分析。从医院HIS系统、物流系统、资产系统以及会计核算系统等线上抓取收入和成本明细数据，结合临床诊疗规范，建立项目成本核算模型，根据项目成本核算结果结合DIP分组数据，采用作业成本法核算医疗服务项目成本和叠加法将医疗项目、药耗按照病例加权汇总核算DIP成本。

医院现行DIP成本核算工作路径见图2。

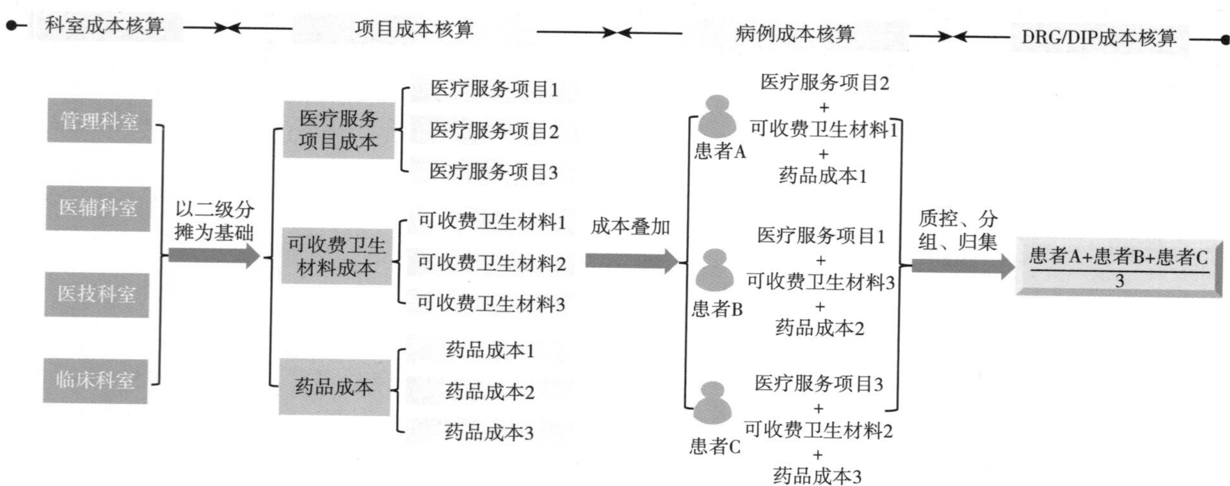

图2　医院现行DIP成本核算工作路径

临床路径作为一种规范诊疗的管理模式，已成为有效保证医疗质量和控制医疗费用的一种科学方法。从患者就医到离院，医院将临床路径与DRG/DIP成本管控有机结合，建立基于病种的标准化治疗模式，以循证医学证据和指南为指导，促进治疗和疾病流程化、标准化管理。

医院以规范的临床路径和统一的资源消耗与服务价格为指导实施DIP成本管控工具，凸显学科与医护人员服务价值，加强全面医疗质量管理。各科室借助临床路径下的DIP成本管控工具，提高专科层面费用成本管控能力，助力临床专科可持续健康发展。标准临床路径以“质量控制”与“费用控制”双协同，以“专病专治”和“同病同治同费用”相结合，在循证核算成果数据加持下，制定各DIP付费下标准药径、诊径、麻径、术径等全流程临床路径建设，推进标准临床路径施治，建立各DIP资源消耗标杆与费用成本标杆，在保障医疗质量下合理控制成本费用水平。

（四）强化分析决策支撑

DIP成本核算真实、精准反映医院的经济运营管理情况，通过对比DIP付费、按项目付费、DIP成本三类数据，穷举四组六类排列组合盈亏情况（见图3），助推医院靶向认知政策要求、正确识别医院实际核算现状、精研预判医改导向。

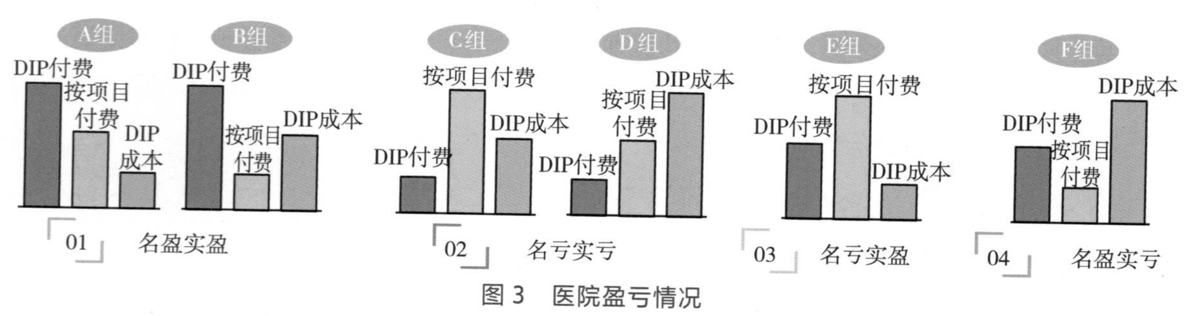

图3　医院盈亏情况

基于实际情况，医院分层构建DIP数据决策管理体系。

1.在医院层面，“统筹兼顾”构建医院级DIP成本管理体系。协同医院学科建设和持续发展能力，体现价值医疗导向。根据DIP总分值和DIP结算差额之间的变化关系，医院运用波士顿矩阵分析法，建立了如图4所示的院级DIP效益战略布局，精准评析各科室的DIP分值与收益情况，有助于领导层摸家底、盘资产，统筹医院资源。医院以临床路径和规范的服务价格为指导，凸显学科与医护人员服务价值。以病种消耗医疗资源的程度确定核算管控目标，通过对学科发展建设合理布局，腾笼换鸟，利用“动态效益分析”引导优质资源扩容和闲置资源“动态灵活”调配，实现双重效益帕累托最优解。

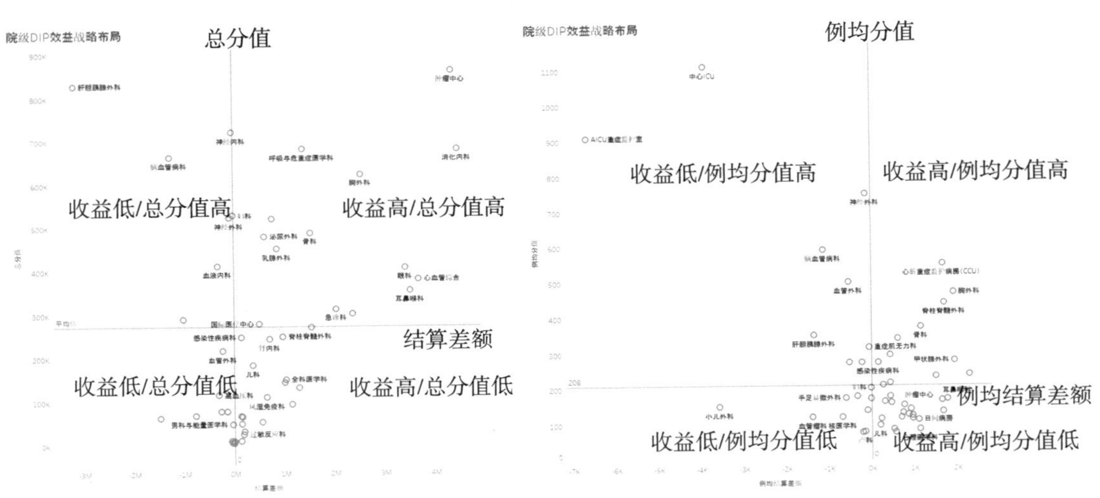

图 4　院级 DIP 效益战略布局

2. 在专科层面，“一科一策”构建专科级DIP成本管理体系。描绘学科层面DIP付费下结余能力四种情况（见图5），专科结余需具备的四种能力分别是：病种收入结构调整能力（控药耗）；DIP付费下规范诊疗能力（标准临床路径）；优质病源的扩容能力（强技术、塑品牌）；效率效益驾驭能力（优配置、短床日、快周转）。优质结余科室的三个特点是：一低（药耗成本占比低）、两高（病区资源使用率高、纯医疗收入占比高）、三优（学科管理、病源结构、临床路径优）。

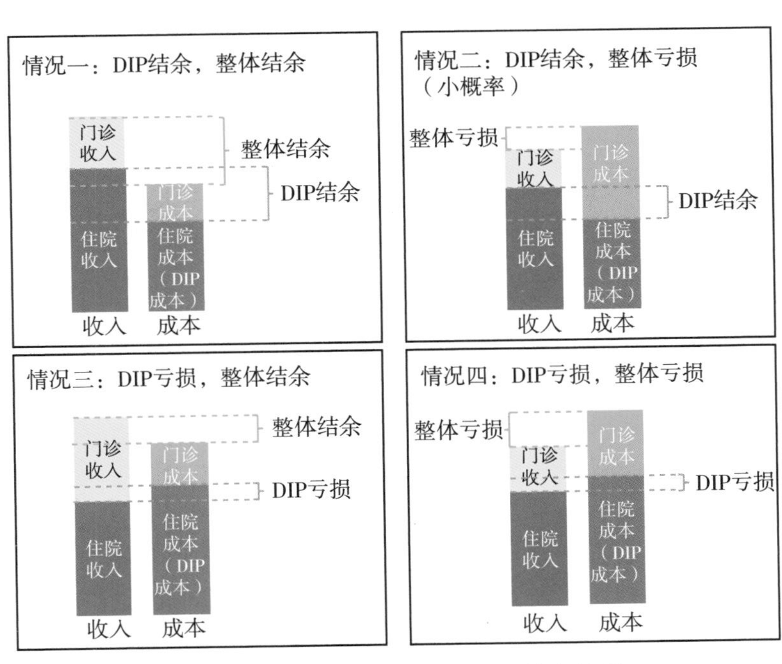

图 5　学科层面 DIP 付费下结余能力情况

以医院胃肠外科为例，根据各病种的全年总病例数（纵轴）与该病种下病例平均DIP结余（横轴）之间的关系，构建DIP病种战略布局（见图6）。通过合理调整病种结构，持续做强优势病种以保持和进一步增加收益，将劣势病种尽快扭亏为盈或减少亏损；针对潜力病种应增加诊治数量，对于重点关注病种应压缩成本、提升效益。

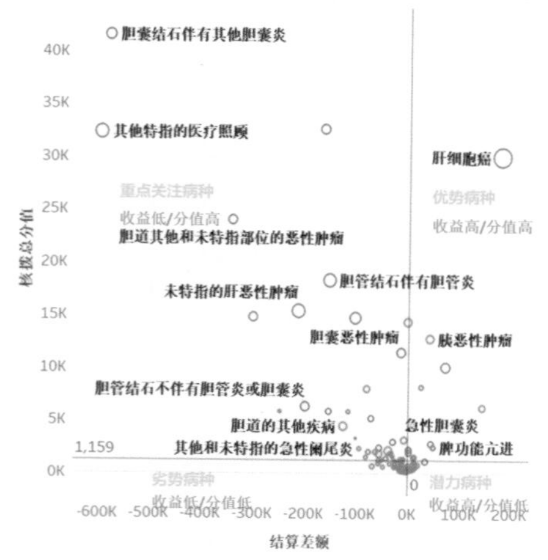

胃肠外科DIP象限划分	收入		病例		结余
病种类型	DIP总收入（万元）	占比（%）	病例数	占比（%）	结算差额（万元）
优势病种	1586.50	39.45	560.00	37.53	158.41
劣势病种	633.79	15.76	237.00	15.88	（156.36）
潜力病种	788.48	19.60	243.00	16.29	166.10
重点关注病种	1013.26	25.19	452.00	30.29	（255.35）
总计	4022.04	100.00	1492.00	100.00	（57.20）

图6　胃肠外科运营分析

通过横向对比胃肠外科各病区收支对比（见图7），实现专科层面的良好运营，要聚焦成本的管控和运营效率的提高，在保证医疗质量的前提下，提高诊疗效率。专科层面开展DIP运营分析，有助于优化病种结构，规范临床路径，提高专科层面费用成本管控能力，助力临床专科可持续健康发展。

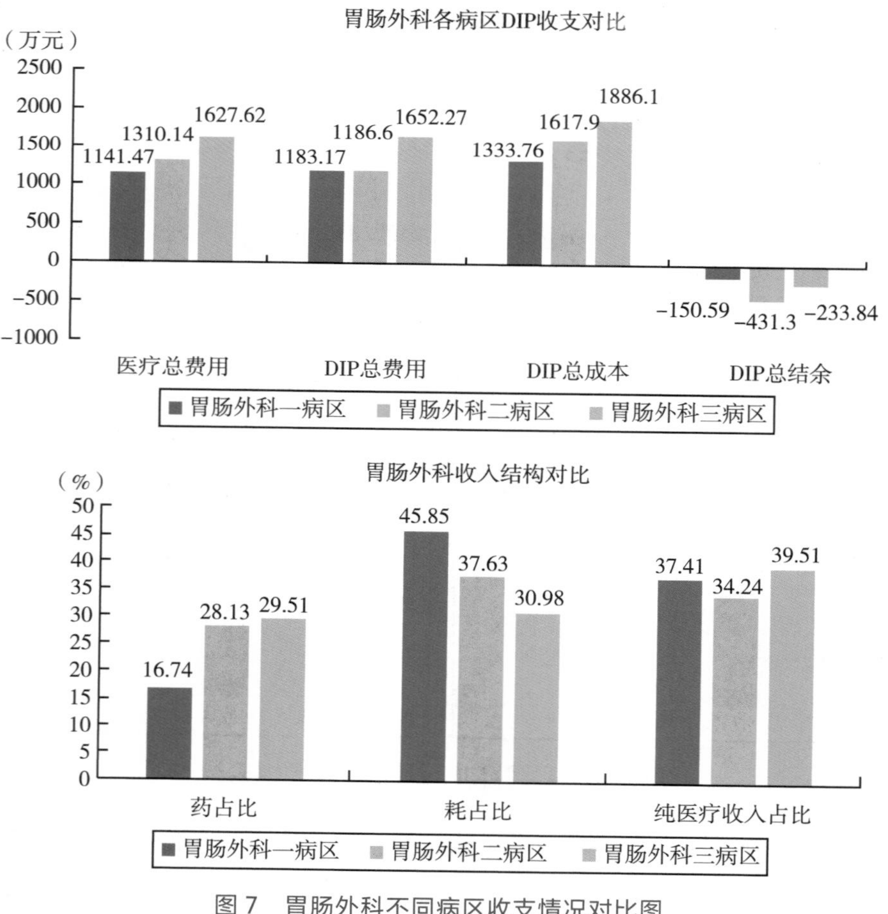

图7　胃肠外科不同病区收支情况对比图

3.在病种层面，“一病一治”构建病种级DIP成本管理体系。运用“病种画像”、结构分析等工具，优化病种内部组成结构、外部病种布局和提升病种诊治效率效能。清晰把握各病种的价值医疗内涵，引导医疗机构通过优化治疗方案、加强体现医疗价值的医务性收入占比、探索提升床位使用率和急危重症诊疗能力、压缩平均住院日等措施，不断提高社会效益与经济效益。

明晰病种成本效益与责任边界，统筹病种病源优化细节。一是组病源，准治疗。通过对比同一DIP在不同科室（病区）中的资源消耗和收支余情况，以期支撑同一DIP病种合理诊治、病源调配有的放矢决策，保证患者诊疗效果最优、诊疗费用最低。二是优结构，提效能。从病种费用结构和治疗流程优化层面为病区的成本管控和效益效能提升指明方向。三是明责任，立奖惩。将病区的责任边界划分明晰，便于后续精准管控和薪酬奖惩等配套措施治理提供数据依据。

末级颗粒度定位管控，医疗偏离行为监管不留死角。随着DIP支付方式对医院精细化成本管控的要求，医院主动对成本费用进行逐本溯源、靶向采取管控方案，因病施治，探索药耗在医师组间的消耗情况。同时，细化DIP病种成本费用有助于明晰各医师组业务责任边界和绩效奖惩科学配置。通过对患者诊疗过程的各项成本分段核算，将病种成本按相应规则配比在各阶段分摊，使得医师组责任边界清晰，在相应绩效奖惩政策下协同规范约束医疗行为。

助力建立标准临床路径下DIP标杆成本体系。标准临床路径以“质量控制”与“费用控制”双协同，以“专病专治”和“同病同治同费用”相结合，在循证核算成果数据加持下，制定各DIP付费下标准药径、诊径、麻径、术径等全流程临床路径建设，推进标准临床路径施治，建立各DIP费用成本标杆，在保障医疗质量下合理控制费用水平。

（五）多维运营工具协同

河南省人民医院以建立DIP成本核算路径数据为分析决策支撑，以改进流程服务为目标，以精细化管理为抓手，与其他运营工具联动形成闭环。

（1）疾病诊疗适宜化。将技术“适宜性”和医疗高新技术“精细化”作为价值医疗目标，遵循“最优化原则”，将生命质量和社会价值相结合；从病情出发，实现适应症最佳、手术最恰当、疗效最理想、副损伤最小。（2）临床路径规范化。通过进一步对临床路径进行规范化管理，注重强化各医疗组诊疗水平一致性、均质性，保障同病同治，实现病种目标管理。（3）药耗管理精细化。以绩效考核为杠杆，通过进一步加强对药品、耗材精准管控，推动科室主动降耗。（4）患者体验优质化。以患者为中心，以病情为导向，通过多种途径的教育培训，重塑诊疗流程规范，培养医生的同理心，改善患者就医体验，包括费用负担减轻和治疗效率效果提升。（5）预算编制执行与绩效考核精准化。通过基础数据分析，细化绩效考核方案，为院内DIP付费预算编制和绩效考核工作实施提供精准的依据。（6）信息平台建设数智化。在构建DIP成本核算路径助力医院精益运营过程中，注重智慧互联信息系统建设（见图8），联通整合业务和财务系统，赋能医院可持续发展的核心竞争力。（7）人才梯队协作化。组建DIP-MDT和运营助理队伍，打造专业性和复合型高素质人才梯队，为DIP付费下医院降本增效、数据政策解析、上传下达起到桥梁纽带和落地支撑作用。

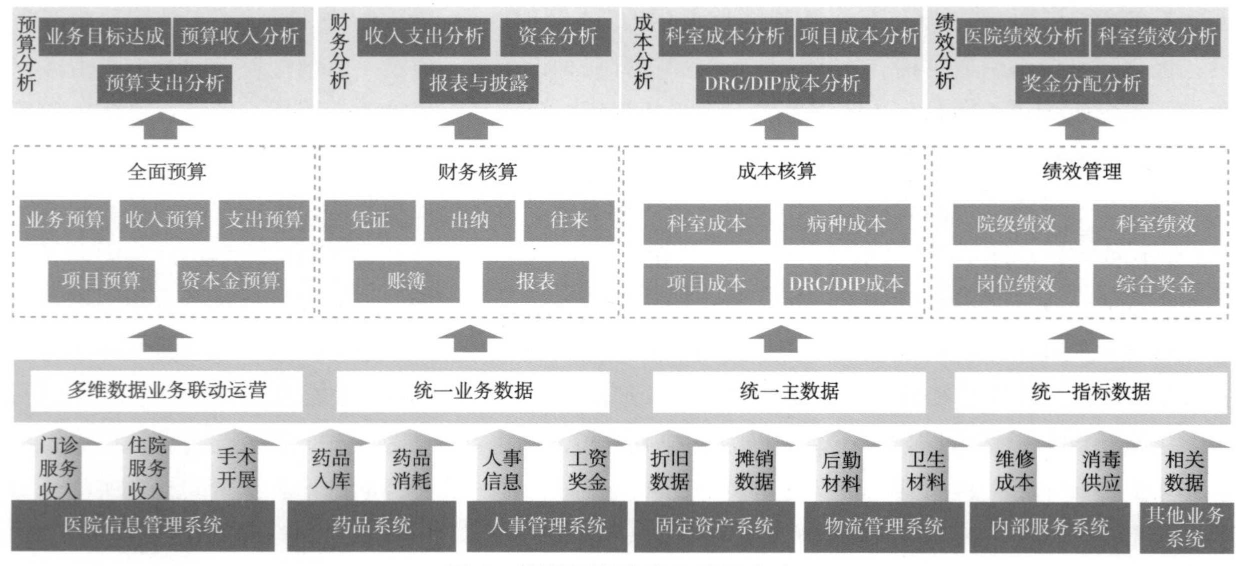

图 8　智慧互联信息化建设方案

三、成效：提质增效实现全面高质量发展

（一）社会效益与经济效益“双提升”

经过实施精细化成本管控建设综合实践，河南省人民医院取得了良好的社会效益和经济效益，国考成绩三届蝉联省内第一，国家A+序列。

1.关键运营指标持续向好。

（1）业务收入快速增长。2023年医院总收入96.20亿元（不含阜外华中医院收入），与2015年相比增长91.63%，年均增长11.45%。院本部职工平均医疗收入由2015年的86.16万元提高到2023年的123.06万元，增长42.83%，年均增长5.35%。床均医疗收入由2015年的84.25万元提高到2023年的149.27万元，增长77.18%，年均增长9.65%。

（2）收入结构总体好转。院本部药占比由2015年的39.71%，下降到2023年的28.91%，下降10.8个百分点。

（3）资产规模不断扩大。院本部总资产由2015年的65.42亿元，增加到2023年的89.72亿元，增长37%，年均递增4.64%。资产负债率保持在60%以下，医院偿债能力不断提高，偿债风险不断下降。

2.诊疗服务质量不断改善。

（1）医疗技术水平稳步提升。出院患者手术占比由2018年的19.0%增长至2023年的31.15%，增加12.15个百分点；出院患者四级手术占比由2018年的28.0%增长至2023年的31.4%，增加3.4个百分点；出院患者微创手术占比由2018年的15.8%增长至2023年的19.5%，增加3.7个百分点；CMI值稳步提高，2023年CMI为1.01；RW ≥ 2比例稳步维持在8.25%~9.95%。

（2）质量安全效能得到提升。全院住院患者平均住院日由2015年的10天降低至2023年的6.94天，共减少3.06天；抗菌药物使用强度（DDDs）由年度最高的2017年的50.36降低至2023年的40.17，共降低10.19；手术患者并发症发生率由2016年的5.67%降低至2023年的0。

（二）经济运营实力突出

河南省人民医院领导班子高屋建瓴，一直以来高度重视经济管理工作，探索建立了以智慧财务、管理会计和效能评价“三位一体”的公立医院现代经济管理体系，为推动公立医院综合改革、提升经济管理水平提供了借鉴和参考。作为全省公立医院的“排头兵”，医院始终重视经管人才队伍建设，且成效明显，目前已培养国家级领军人才8人、省级领军人才17人，财务系列正高级职称3人，副高级职称12人，中级职称38人，可谓是兵强马壮，人才济济。

2019年，河南省人民医院被国家卫生健康委财务司授予全国医疗服务价格和成本监测与研究网络先进机构；2021年，顺利通过河南省财政厅、河南省档案局等6部门组织的增值税电子发票电子化及电子档案试点验收工作；2022年，被财政部会计司选定为全国电子凭证会计数据标准试点单位（河南省唯一一家事业单位）；近五年来，已获河南省财政厅、卫生健康委先进集体表彰13次。医院注重科技创新发展，曾获得科技厅（省部级）二等奖2次、医学科学一等奖1次、医学科学二等奖2次；河南省医院协会管理创新奖一等奖1次，二等奖2次等。由医院牵头起草撰写的相关案例报告多次获得河南省财政厅、省卫生健康委和中国总会计师协会等上级单位和机构的优秀案例评价。成本管控、绩效管理、智慧财务等案例多次荣获中国总会计师协会卫生健康分会等机构表彰。

（三）实战经验有效推广

医院作为主办单位，多次举办“公立医院高质量发展”“公立医院精益运营”等相关主题学术论坛。并作为优秀实践案例，赴全国多地进行宣讲，“DIP病种精益运营体系”构建经验成功分享、得到有效推广。

医院的成本管控项目吸引了包括江苏省人民医院、安徽医科大学第一附属医院、中山大学附属肿瘤医院、首都医科大学附属北京友谊医院、中央财经大学、山西省人民医院、四川大学华西第二医院、浙江省人民医院等多家医院参观交流，并多次在全国各类医院经济运营论坛宣讲授课，传递经验。

（四）人才梯队建设完整

打造专业财务助理人才梯队，保障成本管控方案落地支撑。高质量医院运营明确提出了资源配置以注重物质要素转向更加注重人才技术要素，足见人才梯队的建设与培养是政策落地的支撑和保障。医院成立DIP-MDT和财务助理团队，制定培养细则，采取专职与兼职相结合的方式，为全院所有临床科室配备财务助理，主要工作内容包括：定期制作经济运营分析，为科室做精做细成本核算、资产管理、DIP效益评价及物价咨询等方面的情况反馈，提供经济管理建议，满足临床科室经济运营协助需求等。财务助理在优化DIP付费下精益运营方案和成本费用管控方面起到有力支撑作用。助理在完成对DIP付费改革模式的深度学习培训后，与所负责的临床科室进行深入沟通交流，建立桥梁，普及政策与方案，倡导医务工作者提高政治站位，主动迎接支付体制变革，厘清思路，适应新的工作要求。吸收采纳科室反馈意见，建立监督评价机制，以业财管信融合模式视角助推DIP付费改革下各项精益运营和开源节流策略方案顺利有序开展。

四、创新：重塑医院精益运营新模式

（一）一体化顶层设计DIP病种运营体系

遵循依法管理、归口管理原则，坚持业管融合和问题导向，通过建立成本管控体系，持续优化管理工具和管控措施，形成成本管控长效机制，开展DIP付费下全流程专病成本管控和成本绩效考核，推动医院人财物等核心资源向医教研等核心业务倾斜，在兼顾社会价值、经济价值和临床价值的同时，增强职工成本节约意识，提高医院运行质量和效率，促进医院经济健康持续发展。

通过DIP支付方式改革，医院借势传导目标是将经济运营管理由粗放式转向精益化，通过构建制度完善、运行有效的经济运营管理框架，实现公立医院高质量发展，更好地为患者提供价值医疗行为、提升社会效益。作为实施DIP成本核算改革的全国典范，医院采用“顶层设计、管控策略和部门联动”方案，自上而下推进DIP改革工作落地。

（二）构建全维度成本核算体系

以成本管理为视角，构建DIP精益运营体系，形成全维度公立医院成本核算路径（见图9）。通过DRG/DIP支付方式改革，医院借势传导目标是将经济运营管理由粗放式转向精益化，通过构建制度完善、运行有效的经济运营管理框架，实现公立医院高质量发展，更好地为患者提供价值医疗行为、提升社会效益。

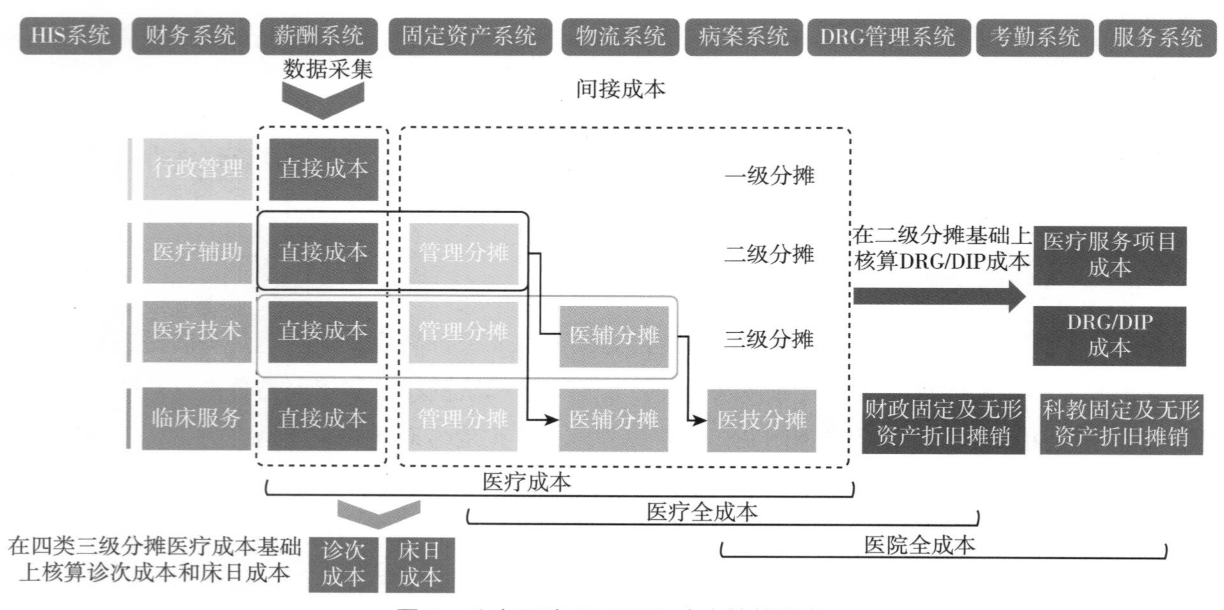

图9 公立医院DRG/DIP成本核算路径

一是多次组织召集DRG/DIP成本研讨会议，针对如何开展DRG/DIP成本核算、数据对接、DRG/DIP成本平台建设等工作进行深入交流探讨，开展全面宣讲培训。二是夯实数据基础，结合医院科室成本、医疗项目成本、病案首页数据，生成DRG/DIP成本核算数据；结合临床反馈信息，进行数据检验，优化数据产出质量。三是创新DRG/DIP成本核算分析思路，针对DRG/DIP成本管控体系及相关问题，运用现代管理工具开展DRG/DIP战略分析评价，基于分析结果提出管理建议。以成本核算为基础，将成本管理延伸至前端业务，即行政管理科室、医辅、医技及临床一线科室，明确成本管控关键节点和方向，落实各单元对各类资源的精准管控成效。传导成本管理意识，提升业务和经济运行效率。

（三）“院—科—病种”三级模式强化分析决策支撑

秉持“算为管用、管算结合”的理念，医院通过构建全维度成本核算路径，利用大数据和智能化手段探索各科室运营总体情况、业务特点、需改进方面等综合要素，有助于形成涵盖全方位的战略决策支撑报告，为医院精益运营管理决策和高质量发展提供有力支撑抓手。一方面，帮助医院正确识别运营状况。通过盘活存量、做优增量，以数据为基础、算法为手段、算力为支撑，不断契合医改形式，靶向认知政策要求、正确识别医院实际核算现状、精研预判医改导向，以期实现公立医院高质量发展既定目标。另一方面，多层级、全维度自医院层面、专科层面和病种层面剖析该医院在DIP成本核算下的运营绩效。引入波士顿矩阵模型，科学分析学科病种布局状况。通过深度结合临床诊疗业务，帮助临床科室调整诊疗结构，优化资源配置，动态布局科室病源病种，从而更好地规划学科发展方向。有助于医院考核学科情况、调整学科与病种结构，从而推动医院的健康可持续发展。

（四）多维工具助力高质量精益运营闭环

精细化管理为抓手，通过七维发力，精确的脉络诊断和靶向研究来解决医疗运营领域的关键问题。（1）疾病诊疗适宜化，以“最优化原则”将生命质量和社会价值相结合。（2）临床路径规范化，保障同病同治实现病种目标管理。（3）药耗管理精细化，推动科室主动降耗。（4）患者体验优质化，减轻费用负担提升治疗效率效果。（5）预算编制执行与绩效考核精准化。（6）信息平台建设数智化，赋能高质量发展核心竞争力。（7）人才梯队协作化，上传下达保障制度平滑落地。

（五）多部门合力打造样板间

医院在推进DIP病种精益运营方案落地实践、促进医院高质量发展的过程中，对各科室、各部门的具体工作做出如下安排（见表1），打造部门合力样板间。

表1　DIP 病种精益运营体系部门分工

部门	职责
财务部	加强DIP成本核算，优化核算数据产出与分析结果，提升成本管控决策精准性；加强内部控制建设，增加业务支出审核力度，把好资金关
运营管理部	建立临床运营助理工作机制，分片包干，分析、监督和反馈“责任田”成本管控情况；完善内部绩效考核体系，基于成本核算机制，将成本管控导向与绩效薪酬政策紧密结合协同
医务部	完善各专科基于DIP临床路径与DIP费用管控体系
护理部	内部管控学科日常物资领取，外向督导临床医师控费降本
采供管理部	推进阳光采购，挤出物资购置价格水分，把好各类资产购置准入关
后勤保障部	加强医院能源费用和后勤物资领取管理，增强医院节能减排省物资意识
网络信息中心	强化信息支撑，牵头构建费用管控、病案首页填报、DIP预分组实现智能管理智能平台
纪委、监察部	对于刻意虚开或违规使用的药品耗材医技对医院的铺张浪费现象加强监管，杜绝违规违纪
其他相关责任管理部	树立成本管控意识，积极参与成本漏点梳理和治理，有效管控医院管理成本
临床专科	调整病种结构和收入结构，提高病种效率和科室效益

五、价值：打造全国运营管理示范标杆

（一）契合医改新方向

随着医改持续向深水区迈进，药耗加成取消、分级诊疗推广、购入物资的市场经济和面向患者销售医疗服务的计划经济以及DRG/DIP支付方式改革持续落地等，面对一系列重构医疗生态的政策压力，在疫情的持续延宕反复影响下，公立医院运营现状越发严峻。2021年5月《国务院办公厅关于推动公立医院高质量发展的意见》提出的“三转变、三提升”也正式官宣了公立医院以规模扩张的发展方式不再可取，同时也标志着医院以成本为中心的时代到来。公立医院向精细化管理要效益的内循环需求已然迫在眉睫，以成本管理为视角，通过构建DIP病种精益运营体系摸清家底、盘活资源成为医院踏上精益运营“万里长征”的第一步。

面对医改背景下公立医院经济模式发展的换挡降速，需要创新驱动新引擎。公立医院在认清生存发展严冬的窘境成为普遍性的既定事实下，主动转变医疗行为，树立运营思维，走向成本管控和集约发展之路成为不二选择。成本管控下的DIP运营体系是医院精益化管理的基础工具和实用利器，是促成医院管理质量不断改进的重要基石，也是漫漫征途的起点。2021年11月，国家医保局印发的《DRG/DIP支付方式改革三年行动计划》提出支付方式改革的主要目的，就是要引导医疗机构改变当前管理粗放式、规模扩张式运营机制，转向更加注重内涵式发展，更加注重内部成本控制，更加注重体现医疗服务技术价值。以大数据方法对医院病种组合指数、成本产出、医生绩效等进行从定性到定量评价，提高效率、节约费用，保障医院内部运营管理机制转变到位。

（二）打造精益运营样板间

医院从成本管理视角发力，顶层一体化设计了DIP付费下病种精益运营体系，从回顾成本核算路径建设历程到探索现行成本核算模式、进而多层级、全维度自宏观、中观和微观剖析该医院在DIP成本核算下的运营绩效。通过联动各项运营工具，全面统筹兼顾社会效益和经济效益，不仅积极打造品牌价值，也致力于推动价值医疗发展。通过切实落实公立医院的功能定位，为医疗行业的进步和高质量发展贡献力量。

围绕“开源增量、节流降本、提质增效”，紧扣DIP付费改革，医院践行构筑了一套可复制、可推广、可实操的精益运营路径样板间，为促成医改政策稳步推进，医疗机构顺利承接和患者体验改善提升和谐共赢局面进行有力探索。

（三）蓄力高质量持续发展

成本管理视角下DIP病种精益运营体系建设综合实践的成功，在于该系统极大地精细化管控医院运行成本，增强职工成本和节约意识，提高医院运行质量和效率，实现医院经济长期健康可持续发展。其关键因素是通过实施全员全程全业务、精细化成本管控与经济运营，从上到下牢固树立精益运营的重要意义，按照医院统一安排部署，认真剖析存在问题，进一步挖掘成本管控潜力，通过完善制度，细化措施，健全工作机制，强化廉政约谈等措施，持续加大成本管控力度。

指标层层分解，责任落实到位。明确专人负责落实本部门成本管控任务及与各相关部门的对接

和协调工作，建立相关管理制度并保证有效落实，建立部门成本管控工作台账，明确时间节点和各项任务责任人员。将成本管控目标完成情况纳入各部门负责人年终考核。每月在医院晨会或院周会上通报本部门成本管控措施、进展及成效。逐步建立科学规范的成本管控机制，使成本管控成为医院增收节支和提质增效的有力管理手段，不断增强医院经营管理软实力和核心竞争力。

参考文献

［1］王琳.DRG和DIP付费方式下全成本管理体系研究［J］.会计之友，2023（07）：69–74.

［2］王帆，曹建海.医保支付方式改革与公立医院高质量发展——兼析完善公立医院成本管理机制［J］.价格理论与实践，2023（02）：80–83，202.

［3］孙尔华.DRG改革模式下的公立医院高质量发展研究［J］.中国总会计师，2023（07）：130–132.

［4］李建军.公立医院现代经济管理体系的理论设计与探索［J］.会计之友，2020（21）：2–8.

中日友好医院：瞄准成本 精准施策 提升科室经济管理质量

许涛 毕春梅 刘英梅

当下，成本核算在医院管理中扮演着至关重要的角色。通过准确的成本核算，医院可以更好地了解自身的成本结构，优化资源配置，提高服务效率和质量。此外，成本核算的结果对于医疗服务价格的制定、医保支付政策的完善、公立医院绩效评价、区域卫生资源的优化配置等方面都有着重要影响。

作为国家卫生健康委直属的大型综合性三级甲等医院，中日友好医院持续完善现代医院管理制度提升管理水平，健全运营管理体系。稳步推进预算、成本及医疗服务价格管理，形成以科室成本为基础的医疗服务项目和病种成本核算，合理控制医疗成本，为医院运营管理水平提升和高质量发展奠定了坚实基础。

一、推进成本核算工作迫在眉睫

《国务院办公厅关于建立现代医院管理制度的指导意见》和《国务院办公厅关于推动公立医院高质量发展的意见》提出要建立现代医院管理制度，构建公立医院高质量发展新体系，公立医院发展方式从规模扩张转向内涵增长，运行模式从粗放管理转向精细化管理。为落实有关政策要求，推动医院高质量发展，推进管理模式和运行方式转变，进一步提高成本核算与管理的精细化势在必行。在此背景下，公立医院需要先夯实成本核算基础，而合理地选择成本核算方法决定了成本核算数据的准确性，进而影响到医院成本管控的效果。

《关于印发公立医院成本核算规范的通知》(以下简称《规范》)财政部制定发布的《事业单位成本核算具体指引——公立医院》(以下简称《具体指引》)、国家卫生健康委、中医药管理局、国家疾病预防控制局综合司联合发布的《公立医院成本核算指导手册》指出，公立医院成本核算体系包括科室成本核算、床日成本核算、诊次成本核算、医疗服务项目成本核算、病种成本核算、DRG成本核算，而医疗服务项目成本核算既是成本核算体系中重要的一项，也是医院业财融合过程中不可缺少的一步，更是病种及DRG成本核算的基础。

中日友好医院自2012年起开始科室成本核算，但限于自身信息基础及管理会计应用不广泛等原因，一直处于科室成本核算状态，没有产出医疗服务项目和病种成本，且成本核算的结果基于财务核算数据产出，没有与业务数据结合，数据管理应用的基础较差，不能满足医院管理精细化的要求。

随着政策的不断变化和自身高质量发展需求，医院“十四五”规划提出，要形成以科室成本为基础的医疗服务项目和病种成本核算，合理控制医疗成本的目标，稳步推进科室成本核算，逐步健全包括科室成本、医疗服务项目成本、病种成本的成本核算体系，并为管理提供数据支撑。医院于2021年修订了《医院成本核算办法》。2022年3月，医院正式实施DRG支付。DRG成本核算结果是医院评估DRG病组盈亏的基础，做好医疗服务项目成本核算迫在眉睫。

二、开展成本核算工作：确立目标、落实保障、选对方法

（一）确立目标

《具体指引》指出，公立医院可根据自身需求来制定成本核算对象，直接成本的归集方法包括直接计入和计算计入，直接成本较分摊成本更容易接受，且能更客观地反映核算对象的实际资源消耗。

在逐步夯实并持续推进科室成本核算的基础上，中日友好医院根据医院管理现状、科室医疗行为、医院目前科室成本核算数据质量、科室精细管理水平等情况，探索不同医疗服务项目成本核算方法的适用性。医疗服务项目成本核算结果中，最大化直接成本的占比，减少间接成本占比，核算结果更能体现实际的资源消耗，更易于被临床科室接受，管理应用的基础更好。

依据新形势，中日友好医院"十四五"规划提出，要形成以科室成本为基础的医疗服务项目和病种成本核算，合理控制医疗成本的目标，稳步推进科室成本核算，逐步健全包括科室成本、医疗服务项目成本、病种成本的成本核算体系，并为管理提供数据支撑。

（二）各项保障

1.组织保障。根据《规范》要求，中日友好医院成本核算工作领导小组由医院主要负责人担任组长，总会计师或分管财务的副院长担任副组长，成员包括财务处、医保办、组织处（人事处）、医务处、药学部、护理部、信息部、保障部、医工处等相关职能部门负责人以及部分临床科室负责人。成本核算工作领导小组主要负责审议医院成本核算工作方案及相关制度，明确各部门职责，协调解决成本核算相关问题，组织开展成本核算，加强成本管控，提升运营效率。

财务处是承担成本核算的职能部门，是开展成本核算工作的日常机构。其主要职责是：制订医院成本核算工作方案及相关工作制度等；确定成本核算对象和方法，开展成本核算；按照相关政府主管部门的规定定期编制、报送成本报表；开展成本分析，提出成本控制建议，为医院决策提供支持和参考。

医院在各临床医技科室、医辅和职能管理部门设立兼职成本核算员，按照成本核算要求，做好本科室（部门）成本管理和控制。

中日友好医院成本管理的组织架构如图1所示。

2.理论保障。作业成本法（activity-based costing）的核算思想基于"产品（服务）消耗作业，作业消耗资源"，但在实际运用中存在着费时、需要反复大量沟通以及难以持续实施等问题，卡普兰和安德森为解决作业成本法运用中存在的主要问题，提出了时间驱动作业成本法（TDABC）。该方法以时间作为分配资源成本的依据，以单位时间产能成本和作业消耗单位时间两个参数估计为起点，二者相乘得到成本动因分配率，再乘以作业消耗量，即为成本对象总成本。

与传统的作业成本法相比，时间驱动作业成本法易于实施、核算准确且更能体现管理导向，适用于产品、渠道及流程复杂、质量要求高且间接成本占比大的行业，非常适合医院医疗服务项目成

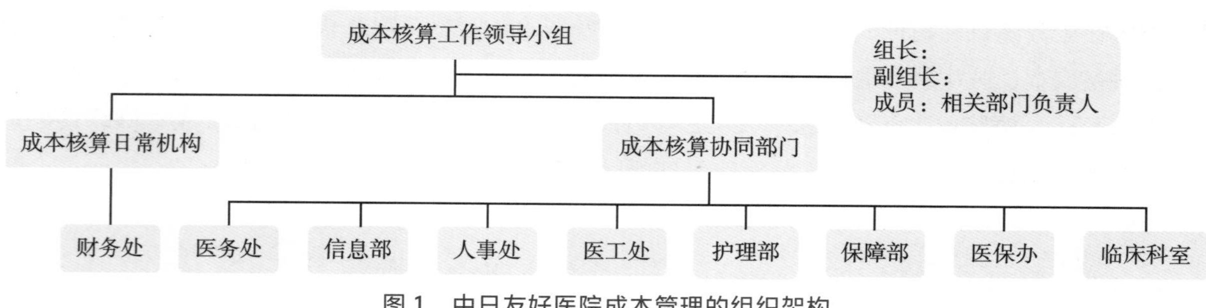

图1　中日友好医院成本管理的组织架构

本核算。时间驱动作业成本法通过融合资源动因和作业动因，以直接测定单位作业耗时来代替估算资源分割系数这一烦琐过程，可以更加合理地将间接成本分配至医疗服务项目上，建立以科学方法为指导、以准确数据为基础、以有效管理为导向的新的核算体系，是精益化的成本核算方式与管理手段之一，反映人员的工作效率、单位时间的产能，通过成本信息质量的提升，积极调动闲置产能，强化医疗服务成本控制。卡普兰和波特于2011年9月在杂志《哈佛商业评论》上发表的“The big idea：how to solve the cost crisis in health care”一文，分析了在医疗领域运用时间驱动作业成本法的可行性和优势，为医疗领域运用该方法提供了理论基础。

3.数据保障。中日友好医院在制定医院成本核算办法、优化核算路径、定制开发成本核算软件、组建专兼职成本核算员队伍等工作基础上，构建了基于业务追溯的成本核算体系，实现了医疗收入、人力成本、药品成本、耗材成本、其他医疗成本数据的业务追溯，并将成本数据向临床、医技科室进行了推广，数据得到了科室的广泛认可，且逐步应用于管理决策支撑。中日友好医院良好的科室成本核算基础，为医疗服务项目成本核算提供了数据基础。

4.信息保障。中日友好医院的信息化建设程度较高，为成本核算工作的开展提供了重要支撑。以血液净化中心为例，其业务系统已上线运行近3年，该系统记录了血液净化中心相关业务的全流程数据，为采用作业成本法提供了良好的信息化支撑。

（三）选对方法

1.选择时间驱动作业成本法的主要原因。《规范》和《指引》要求加强和推进公立医院规范开展成本核算工作，推动成本核算及管理的科学化、规范化、精细化，详细提出了公立医院医疗服务项目成本核算的方法，包括比例系数法、作业成本法和当量法，医院可根据自身实际情况选择合适的方法进行核算，来推动和促进成本核算结果的应用。根据《规范》和《指引》，结合成本核算实际工作和已有研究成果，经过梳理和讨论，列示出了上述三种方法在运用条件及核算结果方面的优缺点，如表1所示。

表1　医疗服务项目成本核算方法对比

方法	数据要求及特点	核算结果的准确程度
作业成本法	依赖于规范的临床路径，复杂、耗时长、工作量大，反映真实的资源消耗	更接近实际
成本当量法	主观性较大，需要选择标准项目	核算结果依赖于标准项目的选择
比例系数法	以科室成本核算为基础，需要夯实科室成本核算。相对简单、易操作	反映的是项目价格与成本的比价关系，以及基于操作数量上的比价关系

2. 管理会计工具方法的创新——基于业务系统的时间驱动作业成本法。时间驱动作业成本法中时间的确定需要与科室进行沟通确认，虽然操作相对简单，但是时间估计上仍会受主观因素的影响而降低对真实资源消耗的反映。在血透项目的成本核算上，中日友好医院对时间驱动作业成本法方法中时间参数的获取进行了优化，采用血透信息系统记录的真实客观时间，血透医疗服务项目成本核算方法选择基于血透信息系统记录的时间驱动作业成本方法。

三、实践分享：血液净化中心的成本核算经验与成果

中日友好医院自2020年初开始开展成本核算数据治理工作，财务处协同信息部对医院的科室成本核算系统进行了升级和完善，对原有的数据流程进行了全面的梳理和改造，至2020年12月中日友好医院成本核算系统实现了业务明细数据的追溯。

为进一步夯实数据基础，中日友好医院运用PDCA质量管理思想，稳步推进科室成本数据的治理与应用。先是选了8个重点科室作为试点，进行了初步的成本核算结果的展示和讲解，根据这8个科室的反馈问题，进行了系统的优化；然后，在主管院长的主持下，召集各科室主任和护士长，进行了集中的动员和讲解，向科主任和护士长讲述成本核算的目的和管理应用的目标；在进行了全院集中培训后，中日友好医院开始对临床科室进行一对一针对性的培训和讲解，内容包括成本核算办法、数据归集规则、查询路径等，并详细记录科室对目前成本核算结果存在的疑问和意见，对所有科室的54个问题和意见进行分类汇总分析，及时反馈解决。完成临床科室的培训和反馈后，于2021年3月对医技科室进行培训和讲解，步骤内容与临床科室相同。

截至2021年3月底，中日友好医院完成了70多个临床科室和11个医技科室关于科室成本核算的培训和沟通，夯实了科室成本核算基础，脚踏实地迈出了业务财务融合之路，为健全医院成本核算体系奠定了坚实的基础；2022年完成了9188项科室级和3922项院级医疗服务项目的成本核算，同时，逐步推进和完善成本核算商业智能（BI）数据展示，2023年第一季度完成了2022年551组DRG病组成本的核算，至此，中日友好医院健全了成本核算系统，整个过程如图2所示。

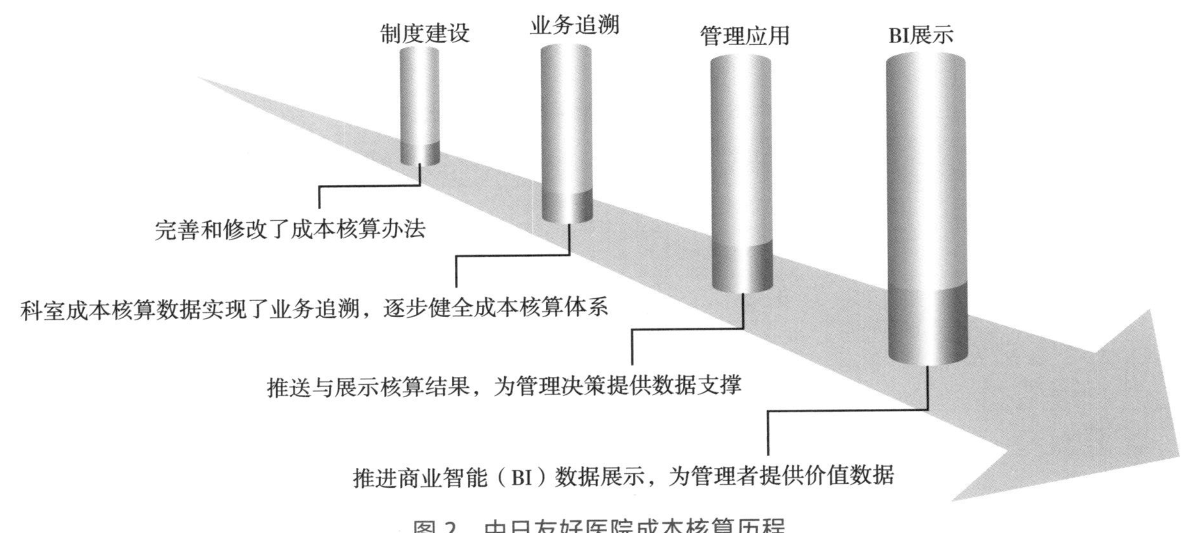

图2 中日友好医院成本核算历程

以中日友好医院血液净化中心的医疗服务项目成本核算工作为例，分享该医院在成本管控上的经验及成果。

（一）参与部门及人员

为健全成本核算体系，提升医院精细化管理水平，依据现有的成本核算基础和医院血液净化中心血透信息系统的数据情况，由财务处牵头，协同信息处、血液净化中心对血透医疗服务项目的成本进行核算与讨论。在此过程中，相关部门围绕核算方法的应用实施，时间参数的选取、数据的合理性进行了多次讨论，最终产出了更加接近实际资源消耗的核算结果，并用于管理支撑应用。

（二）应用时间驱动的作业成本法的资源、环境、信息化条件等部署要求

1. 医疗服务项目成本核算信息支撑系统。目前，中日友好医院医疗服务项目成本核算的信息支撑系统包括HIS系统、物资系统、财务核算系统、SPD物流系统、薪资系统、手麻系统、血透系统7个业务系统，根据《规范》和《指引》中的方法，对不同的医疗服务项目从相应业务系统中提取的参数又有不同（见图3）。

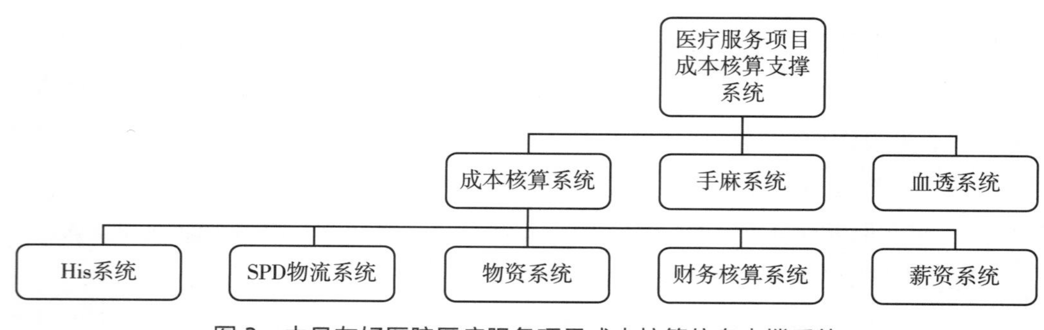

图3　中日友好医院医疗服务项目成本核算信息支撑系统

2. 中日友好医院血液净化中心基本情况。中日友好医院血液净化中心隶属于肾病科，拥有80张血液透析床，常规血液透析患者360人左右。血透患者纸质记录较多，为实现将大量纸质记录电子化并准确记录每位透析患者信息等需求，中日友好医院血液净化中心于2020年11月上线了血透信息系统，详细记录了包括透析机消毒信息、医嘱开立和执行信息，透析机参数设置和运行情况等数据，为应用时间驱动的作业成本法提供了作业步骤和时间参数（见表2）。

表2　中日友好医院血透系统产出的数据

透析机消毒信息	医嘱和执行信息	透析机参数设置和运行情况	透析机采集数据
透析机消毒记录ID	就诊执行医嘱ID	病床ID	采集病床ID
就诊ID	就诊ID	透析机ID	采集参数
消毒护士	医嘱ID	治疗方式	参数值
操作	医嘱内容	透析时长	采集时间
消毒剂	医嘱类型	透析模式	设备类型
消毒方式	收费状态	泵速	
备注	医嘱状态	透析液温度	
消毒开始时间	执行时机	钠浓度	
透析机ID	执行护士	透析液流速	
班次	执行时间	糖浓度	

续表

透析机消毒信息	医嘱和执行信息	透析机参数设置和运行情况	透析机采集数据
机身消毒（1：是 0：否）	审核护士	开机时间	
消毒结束时间	审核时间	开机护士	
机外消毒标识	开立时间	查机时间	
机外消毒时间	开立医生	查机护士	
机外消毒剂类型	……	收机时间	
机外消毒方式		收机护士	
……		拔针时间	
		拔针护士	
		……	

3.具体应用模式和应用流程。

（1）基于业务系统的时间驱动作业成本法中时间参数的优化。依据对血透信息系统记录的数据分析，并经与血液净化中心科主任和护士长反复沟通确认，血液透析的诊疗过程划分为接诊、上机、准备、净化监护、下机、消毒清洗六个步骤，整个计算模型的设计如图4所示，其中，对血透信息系统实际记录的所有患者透析的时间求平均，得到每位患者透析的时间是219.6分钟。在与科室讨论时，科室提出血液灌流与血液透析时间上有交叉，根据沟通情况及科室接受程度，该两项医疗服务项目时间调整为230分钟和20分钟。具体每个医疗服务项目的最终确定时间，如表3所示。

表3 中日友好医院血透系统记录的医疗服务项目及时间

项目名称	系统统计时长（分钟）
血液透析（HD）	230
血液透析滤过（HDF）	238.6
血浆置换（HP）	120
血液灌流（PE）	20
连续性血液净化	60

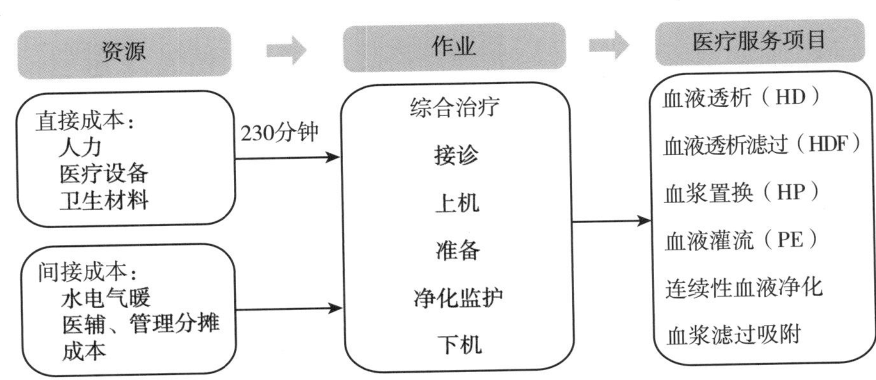

图4 中日友好医院血透医疗服务项目成本的计算模型

在项目实施过程中，通过对血透信息系统记录的时间分析发现，系统目前记录的医生、护士、技师的时点数据未进一步细分。因此，在维护人力资源消耗的参数时将医生、护士和技师合并为一个整体设置工作时长，计算人力成本，整个治疗步骤中涉及人力的部分打包为一个作业，优化后的模型数据如表4所示。

表4　　中日友好医院优化后的血透项目时间驱动作业成本法数据模型

医疗项目	人力资源	时间动因（分钟）	卫生材料资源	数量	设备资源	时间动因（分钟）
1. 血液透析（HD）	血透医护	230	1. 一次性使用透析护理包	1	血液透析设备	230
			2. 血液透析浓缩液	1		
			3. 透析器	1		
			4. 氯化钠注射液	1		
			5. 一次性无菌血液回路	1		
			6. 透析型人工肾一次性使用血液回路导管	1		
2. 血液透析滤过（HDF）	血透医护	238.6	一次性使用透析护理包	1	血液透析滤过装置	238.6
3. 血浆置换（HP）–床旁	血透医护	120	一次性使用透析护理包	1	血液透析设备	157.2
4. 血液灌流（PE）–大厅	血透医护	20	一次性使用透析护理包	1	血液透析设备	20
5. 连续性血液净化	血透医护	60	一次性使用透析护理包	1	血液透析设备	60
6. 红外线疼痛治疗（床旁）	血透医护	5			远红外线治疗仪	40

（2）数据筛选。选取中日友好医院2021年1~6月的科室成本核算结果为核算期间，根据血液净化中心医疗服务项目收入和工作量，选取占比靠前的12个医疗服务项目进行核算。该12个医疗服务项目收入占血液净化中心医疗收入的比例为98%，其中有5个医疗服务项目资源消耗的动因时间数据皆来源于血透系统记录的人员工作时长，其收入占血液净化中心收入的比例为93%。根据帕累托法则，该5个医疗服务项目采用血透信息系统记录的时间驱动作业成本法，其他医疗服务项目的时间按与科室的沟通和确认的平均操作时间，来确定模型分配参数，具体数据筛选流程如图5所示。

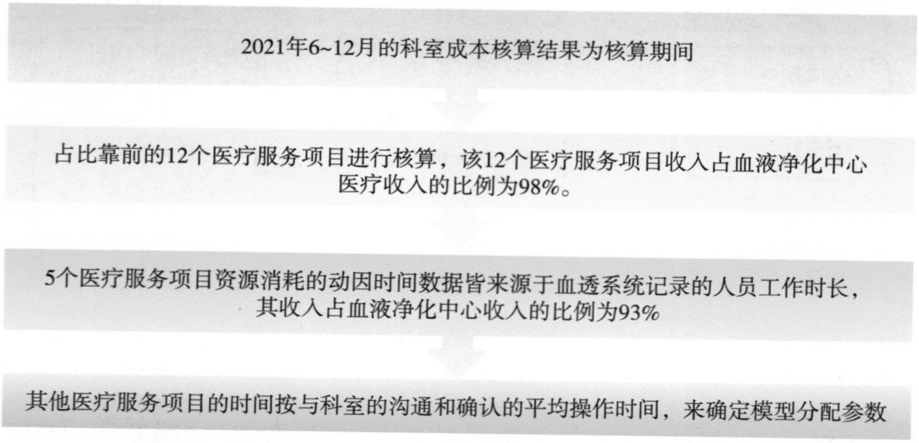

2021年6~12月的科室成本核算结果为核算期间

↓

占比靠前的12个医疗服务项目进行核算，该12个医疗服务项目收入占血液净化中心医疗收入的比例为98%。

↓

5个医疗服务项目资源消耗的动因时间数据皆来源于血透系统记录的人员工作时长，其收入占血液净化中心收入的比例为93%

↓

其他医疗服务项目的时间按与科室的沟通和确认的平均操作时间，来确定模型分配参数

图5　中日友好医院血透系统医疗服务项目数据筛选过程

（3）计算结果。中日友好医院血液净化中心医疗服务项目成本核算结果如图6所示，血透医疗服务项目成本的计算结果如表5所示，其中亏损项目有3个，分别是血液透析（HD）、血液透析滤过（HDF）、连续性血液净化。

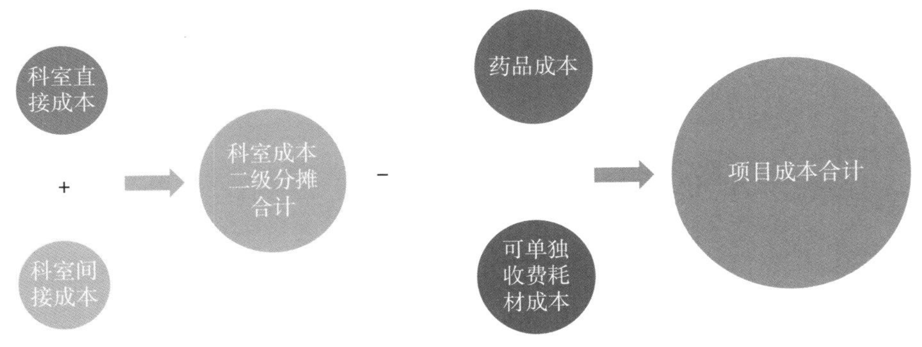

图6 中日友好医院血透项目成本计算过程

表5 中日友好医院血透亏损项目成本计算结果

项目名称	计价单位	物价收费标准（元）	成本回收率（%）
血液透析（HD）	人次	480	68.67
血液透析滤过（HDF）	人次	300	41.72
连续性血液净化	小时	50	27.30

四、成效：夯实成本核算 赋能科室管理

中日友好医院采用基于血透业务系统的时间驱动的作业成本法核算血透医疗服务项目成本，既克服了时间驱动作业成本法在时间估计上需要人为估计的不足，又充分利用了作业成本法根据医疗服务项目服务流程作业计算成本的优势，使得核算结果更客观地反映实际资源消耗，也更容易得到科室认可。

（一）对内辅助科室管理

经过与血液净化中心护士长多次在时间参数和作业流程上的讨论与确定，最终核算结果得到了血液净化中心科主任、护士长的认同，认为计算的过程和结果与实际接近，并与目前血透医疗服务项目成本和价格的比价关系相符，核算结果为血液净化中心从外部争取更多的价格补偿和提升内部管理效率提供了客观的数据依据和标准，为科室管理提供了有效抓手。

（二）对外支撑争取政策

采用作业成本法核算项目成本，关键的一步就是要与科室反复沟通，确认作业的流程、资源与作业的匹配以及确定时间参数。分析系统获取的数据过程也是与科室互动的过程，通过将反映业务流程的数据与科室反映的真实作业流程相结合，既简化了模型设计的作业步骤，又真实地反映了实际的诊疗过程，对时间参数也根据医护的真实感受进行修正，计算出的结果将更能接近实际的资源消耗，为科室申请政策支持时，能够提供有力的数据支撑。

（三）精细核算科室成本

在血透医疗服务项目成本核算基础上，依据《规范》中DRG成本核算方法，采用项目叠加方法，继续产出了血液净化中心所在的肾病科45组的DRG成本，为肾病科室进一步精细化管理病组提供了有力支撑。

五、成本核算应用的经验分享

业务系统的精细化支持财务管理的精细化，财务管理的精细化验证了业务系统的合理性，又进一步促进医院管理的精细化，彼此相辅相成，共同助力医院高质量发展。中日友好医院基于医疗业务系统的时间驱动的作业成本法在医疗服务项目成本核算中的应用及优化，其意义主要有以下几点：

（一）基于医疗业务系统，促进业财深度融合

每家公立医院情况不尽相同，单纯根据制度、办法进行核算，会与各家公立医院实际业务有所偏差。财务人员深入科室进一步了解业务，基于科室业务实际，采用适宜的核算方法，促进业务财务的深度融合。

（二）基于医疗业务系统，科室管理更易接受

成本核算的目的是管理应用，核算方法及结果被科室接受是管理应用的前提，根据医疗业务实际，与科室讨论沟通，在不违背制度的前提下，采用达成一致的核算方法，更易于被科室接受和应用。

（三）基于医疗业务系统，精准支持项目定价

根据国家出台的一系列成本核算的文件，医院成本核算应为医疗服务项目定价提供支撑，找准发力点，精准发力，精准申报，为科室提供参考。基于医疗业务系统记录的客观数据，采用相应的核算方法，结果更符合业务实际，能更好地为医疗服务项目定价提供精准的数据支持。

（四）基于医疗业务系统，方法可推广可复制

基于医疗业务系统的成本核算，进一步提高了核算的准确性，也使核算结果更加符合医疗业务实际；在信息化建设快速发展的时代背景下，该方法具备较强的可推广和可复制的特点。

（五）业务系统信息化的提升，助推医院管理的精细化

业务系统的信息化程度在很大程度上制约和影响成本核算方法的运用和核算结果的精准。中日友好医院依托血透信息系统，优化了血透医疗服务项目成本核算。随着医院业务系统的完善、信息基础的提升，将持续助推医院成本管理的精细化，赋能医院高质量发展。

参考文献

[1] 郑琳莎. 时间驱动作业成本法在医疗服务项目成本核算中的应用研究 [J]. 中国注册会计师，2018（09）：4.

[2] 鲁献忠，谭琳琳，许梦雅. 医疗服务项目成本核算方法探讨 [J]. 卫生经济研究，2014（12）：33.

[3] 朱洁，张洋，金丽霞等. 公立医院病种成本核算方法探究 [J]. 中国卫生产业，2021，18（15）：5.

贵州医科大学附属医院：数智化赋能预算管理　助力医院内涵式发展

谌贻萍　周醚　戴玲

在不断深化公立医院改革、促进公立医院发展的时代背景下，公立医院的发展模式和管理模式都面临着重大的挑战。以管理提升推动公立医院转变发展模式，推动优质公立医院发展，已经成为公立医院应对挑战的必然之举。加强医院经营管理，预算管理是重点。加速落实公立医院全面预算管理，无论就国家层面还是单位层面而言都具有重大意义。

贵州医科大学附属医院（以下简称贵医附院）以先进信息化为依托，建立医院运行管理决策支撑体系，强化全面预算管理，完善绩效考评机制，形成“编制预算有目标、执行预算有监控、完成预算有考评、考评结果有反馈、反馈结果有应用”的全口径预算绩效管理体系，促进医院运行管理科学化、规范化、精细化，助力医院高质量发展。

一、顺势——全面预算管理迫在眉睫

随着《关于加强公立医院财务和预算管理的指导意见》《关于全面推行预算绩效管理的意见》《关于加强三级公立医院绩效考评工作的意见》《关于推进公立医院高质量发展的意见》《公立医院内控管理办法》《关于促进公立医院高质量发展的若干意见》等一系列政策的密集出台，催生了亟待转型升级的医院运营管理模式的变革。在预算管理上，要求加强全面预算管理，重点围绕医院战略发展规划和年度计划目标，加强全口径、全过程、全员额、全口径的预算管理（见图1）。

新的政策要求和趋势给医院财务管理带来重大挑战，要求医院从小财务向大财务转变，从核算型会计向管理型会计转变，从传统财务向战略财务转变。贵医附院在此基础上，确立了四个方面的建设目标：

（一）责权明晰

预算管理是医院战略目标量化分解的过程，目的是提高科室及相关人员工作的主动性和积极性，协助科室明确业务职责，赋予医院可利用资源的相应权利。

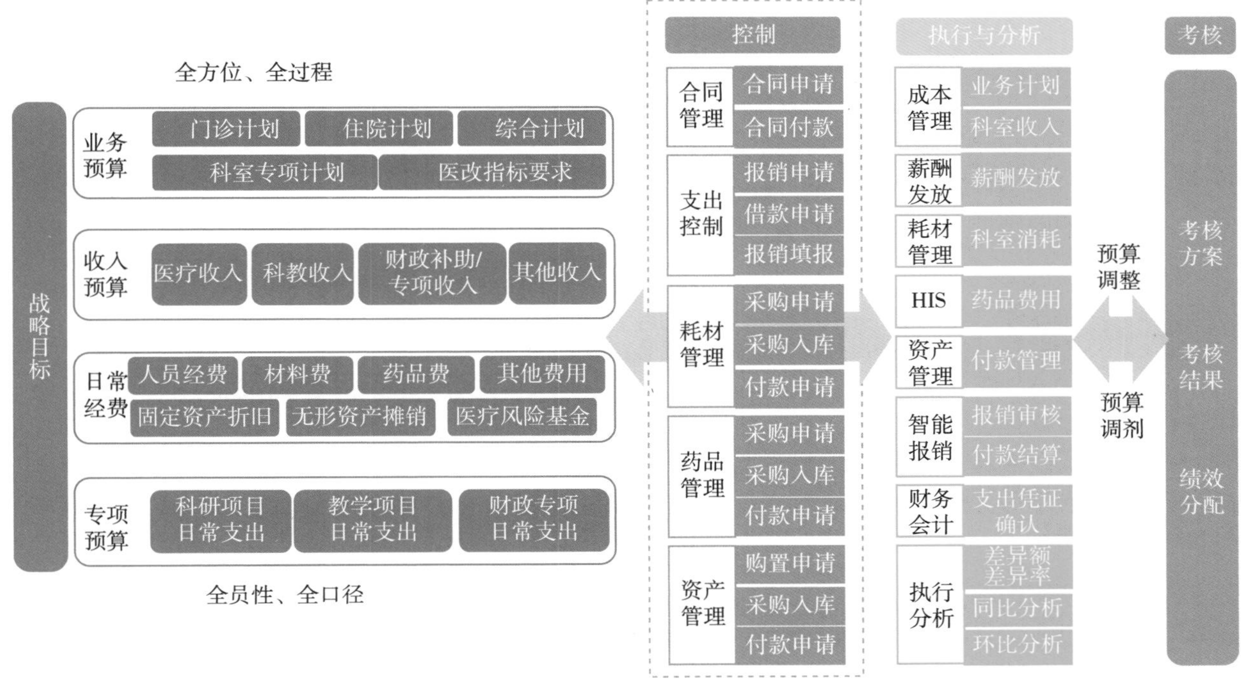

图 1 全面预算业务架构

（二）合理分配资源

基于医院发展战略，明确科室责任、目标以及可分配的资源，形成“钱随事走，事财结合”的管理机制。

（三）强化预算约束

全面预算管理体系的建立使医院、科室经营行为有章可循，实现业务可控、资金可控、风险可控，解决超预算、突击花钱等难题。

（四）内部控制有力

全面预算管理体系的建立使预算贯穿于医院所有经济行为过程之中，所有资金支出均在预算控制范围内，确保医院内控有力、运行高效。

二、聚力——构建全面预算管理体系

（一）统筹管理 保障先行

1.组织保障情况。全面预算管理实施的重要支撑是领导重视、部门协同、全员参与。贵医附院充分落实“一把手”工程，院领导鼎力支持，把全面预算管理委员会作为医院预算管理工作的牵头和决策机构来抓。由计划财务处牵头，各职能科室负责人参与，明确了预算管理的组织架构和各层级、各部门、各人员在其中的职责，为全面预算管理的落地提供了坚强的组织保证（见表 1）。

表 1 组织保障与职责分工

序号	归口部门	建议职责
1	计划财务处	• 明确会计核算政策并提出核算要求、样表 • 拟报院预算管理委员会审定医院全面预算管理制度和实施办法，设计预算样表，明确预算编制流程、预算控制方法等，并与归口管理部门协同推进实施，具体实施情况如下： • 一是编制预算，预算控制方法等 二是与科教等部门协同制定科研、专项项目管理业务流程，明确项目预算申报、资金到账、资金使用方法 三是建立健全医院成本核算办法，协同归口管理部门推进实施，规范人员经费、材料、药品、资产等业务数据并定时上报 四是提出相关数据要求报信息科协调相关供应商支持
2	信息中心	• 按财务信息化要求协调相关供应商进行接口数据开发，实现与HIS收入、药品、物流、资产等系统集成，规范HIS、病案数据 • 负责预算管理，资产管理，IT 备品备件归口信息科
3	人事处	• 与财务、信息、绩效等部门确定医院组织架构，确定科室/人员变更、考勤上报、薪酬变更等流程，确保与财务、信息数据一致 • 负责人员经费预算的编制、审查把关及经费落实情况的分析等工作
4	设备处	• 梳理并优化医用物资、资产管理业务流程，以达成预期建设目标 • 负责医疗物资和设备的预算编制、审查和执行控制及执行分析 • 负责医用材料、设备运行成本记录、台账、成本分析
5	后勤处	• 梳理并优化非医用物资、资产管理业务流程，达成预期建设目标 • 对非医用材料设备的预算编制、审核与执行控制、执行分析等工作负有重要责任 • 负责非医用材料、设备运行成本记录、台账、成本分析
6	药剂科	• 按成本核算要求优化药品管理业务流程，满足成本核算的数据要求 • 负责编制药品预算，审核与实施控制，分析药品执行情况 • 负责药剂成本记录、台账、成本分析
7	科研处	• 负责医院科研课题管理的业务流程、协同财务的科研经费管理 • 负责科学编制教育事业经费预算、审核把关和执行分析
8	医务处	• 协同财务组织临床部门进行医疗服务项目资源消耗模型制定 • 组织临床科室进行编审分析和收入预算执行
9	护理部	• 协同财务组织临床部门进行护理项目资源消耗模型制定 • 负责控制和护理类预算项目的编制、审查和实施分析
10	医疗质量与安全管理处	协同信息科提供病案首页、ICD-10及ICD-9字典数据、质控规划，满足DIP分组、DIP病组成本核算需要
11	党办、院办	负责“三公”经费、公共事务、党建项目预算的编制、审核与执行控制、执行分析
12	其他归口部门	负责项目预算编制、审查与执行控制、归口职能管理事务范围内的实施分析等工作

2. 制度保障方面。医院健全完善了综合预算管理体系，推动综合预算管理各项工作落到实处。将预算管理工作制度化，对预算管理工作的目标、口径、流程、组织制度等内容进行了明确和清晰的界定，使全局预算管理工作规范有序、运转高效得到有效保障。

（二）打造“四全”一体化全面预算管理体系

医院以战略发展规划和年度计划目标为导向，对管理目标进行量化分解，通过预算管理，以目标推动计划与执行，形成“谋事有计划，花钱有预算”的管理机制，统筹医院资源投放决策，在医院经济运行过程中发挥作用，实现管理集权与分权的良好融合。建立了业务可控、资金可控、风险可控的“全口径、全过程、全员参与、全方位”的预算管理综合体系。

为提高预算编制的合理性和预算控制的可操作性，在实践过程中反复摸索，形成了一条富有贵州医科大学附属医院特色的指标预算、事项预算和项目预算相结合的预算管理之路。其中指标类预算用于日常开支，保证医院基本运转；事项预算用于各部门本年度基于目标明确的非日常工作计划的预算编制，确保部门预算与工作计划紧密衔接，通过预算绩效考核评价工作目标完成情况；项目预算用于有特定经费来源的项目进行预算编制和管理，如财政项目、科研项目等。同时，协同全体人员通力协作，全院14个归口管理科统筹确定预算管理目标，以业务科室工作计划为依据，强化预算执行和分析考核机制，对各预算项目、指标明确的归口管理科室，建立预算业务单元138个，责任到人，确保计划的达成和落实。

1. 全口径预算管理：经过认真梳理医院经济业务形成计划指标22项、工作量指标130项、支出指标86项，涵盖业务预算、收入预算、支出预算、项目预算等。

2. 全过程预算管理：实现预算方案全过程管理，预算编制全过程管理，预算审核全过程管理，预算汇总与批复，预算执行，预算调整，预算执行分析。预算编制事前多部门协同配合；事中，按照不预不支的原则控制，严格预算执行，对超预算情况按照调整流程需经预算管理委员会审核后方可执行；事后，分别从院级、职能部门和业务部门层面进行多维度的预算执行分析。

3. 全员性预算管理：按照“权责对等、归口管理”的原则，建立院级、归口管理科、预算科三级预算管理制度，全院人员参与预算管理，跟踪分析所负责事项的实施进度和效果，及时采取措施，做到一级抓一级，层层抓落实。

同时，结合本院实际，采用了多种预算编制方式，如业务科室填/归口代编、归口汇总审核等，使预算编制简便易行，操作性强。

（三）预算全闭环，业务全联动

全面预算管理不仅要求预算实现对医院业务的全面覆盖，还要求实现全链条、全环节的预算管理，从编制、执行，到预算考核、反馈等各个环节都要全面覆盖。医院构建“业财合一、内控共通、数据共享、智能互联”的智慧财务体系，以全面预算管理为主导，资金实时管控为核心，会计核算为基础，内控贯穿全局，进而促进医院管理型会计核算发展（见图2）。

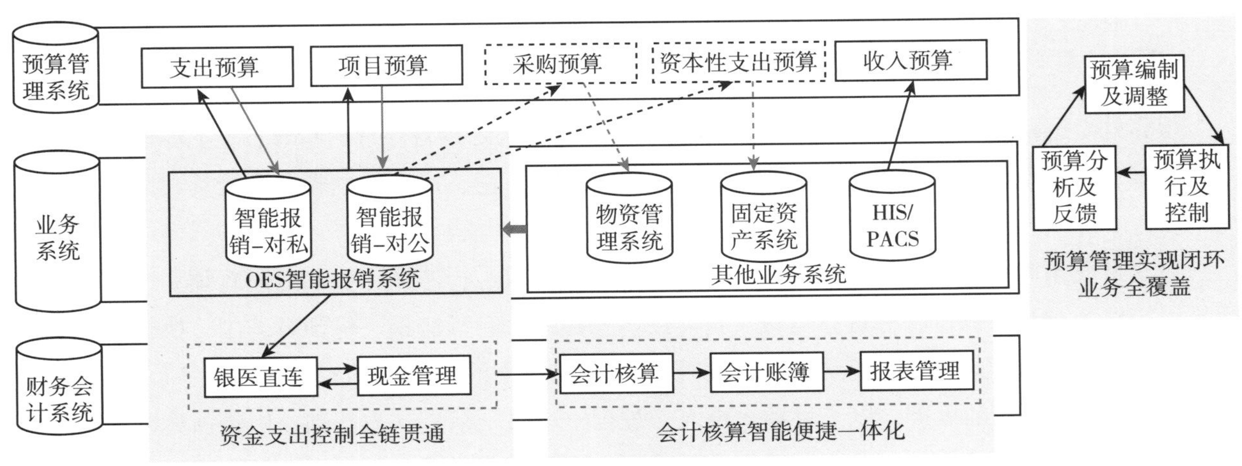

图2 智慧财经体系中预算与业务系统关联

通过预算管理系统及其与智能报销、HIS、PACS的互联互通和数据共享，实现了预算编制与调整、预算执行与控制、预算考核与反馈的管理闭环，以螺旋式的方式促进医院预算管理水平的持续改善。在编制和调整预算环节，借助制度编制收入、支出、项目、采购、资本性支出等预算，在预算的调整和控制上给予支持；在预算执行与控制环节，该院通过与智能报账系统、HIS系统、账务系统等互联互通，通过智能报账系统实时核销医院收入支出预算执行情况；预算系统支持有关部门在预算分析反馈环节，对预算执行中出现一定的偏差幅度以外的业务进行原因分析，财务部门对反馈的业务进行进一步审查，并在网上填报。

（四）资金支出线上全链贯通

资金支出从支出预算、报销审批、支付审核、网上支付、事后稽核，从线下移到线上，全程透明、过程留痕、过程可追溯，借助智能报销系统，以及与预算管理系统、财务核算系统的互联互通，实现了资金支出的全链条贯通。促进管理会计工作的开展，提高工作效率，降低经费支出风险，提高医院内控管理水平。

医院在加强预算管控的同时，着力从三个方面打造提高职工报账服务满意度的智能化报销控制体系。（1）报销与预算制度相关联，在事项申请、费用报销环节中引入预算数，在业务发生时能实际看到预算余额，在超预算时按制度设定的控制策略进行预算控制，通过强化预算执行控制机制，有效防范资金支付风险，实现医院资金支出的高效管理。（2）统一全院经费支出口径，按不同支出类型，按文件格式和审批流程，通过报账系统完成日常费用、差旅费、会议费、培训费、劳务费、合同费、采购费、维修费/维保费等经费支出。彻底解决了该不该发生费用，该不该合理开支，该不该超预算，有没有资金风险，该不该审批，规范了经费开支业务的管理难点问题。（3）引入智能手段，如手机App、OCR识别、发票验真、发票防重等帮助员工在电脑端和 手机端同时办理报销、查询、审批等报销事务，高效处理报销事宜；支持 OCR对发票信息进行自动识别，通过打通第三方税务系统接口，对已填好的票据进行自动记号，并对报销的发票进行自动的防重处理。

智慧报销彻底改变了原来的财务报销方式，将报销流程简化到各个环节，有效解决了财务报销“急、难、愁、盼”的问题，提高了办事效率，平均审批时间由原来的十几天缩短到两三天，实现了“信息多跑路，职工少跑腿”的设计初衷，使职工的报账服务体验得到了极大的提升。

（五）预算与成本绩效管理相辅相成

预算处于医院运营管理核心领导地位。《关于加强公立医院运营管理的指导意见》明确，公立医院运营管理“以全面预算管理为核心，以业务流程管理为手段，以全成本管理为工具，以绩效管理为手段”。

建立财政预算绩效考核评价指标体系，对财政预算绩效进行考核评价，对财政预算绩效的考核评价指标体系和考核评价指标进行考核评价。逐步构建绩效管理链条，将预算编制、执行、决算等工作贯穿始终。参照政府预算绩效评价，按照“4E”原则中的经济（economy）、效率（efficiency）、效益（effectiveness）的标准，以“目标—投入—过程—产出—结果”为基础，构建预算绩效评价体系。灵活纳入绩效评价体系，增加预算绩效评价功能，真正实现全口径闭环预算管理，是医院预算管理体系中针对医院特点和管理需求而制定的。医院通过对战略目标分解、预算编制、项目库建设、绩效评价等关键环节的重点管控，在建立健全全面预算管理体系和组织体系的基础上，借助信息化手段，辅助医院推进全面预算管理工作。

而预算与成本是协同作战的。医院在全面预算管理上下足功夫的同时，也非常注重成本的管理。医院开展科室全成本核算、项目成本核算及DIP成本核算，强化成本及预算分析，打造“预算、业务执行与监督、核算、分析”的管理闭环。

（六）构建大数据智能分析体系

依托医院全面预算、成本、财务收支等各种管理数据，通过智能分析系统，集成医院前端医疗业务数据与后端运营管理人、财、物的数据，建立财务智能分析、科室分析、院长驾驶舱等分析主题，实现医院关键数据指标的实时、动态、可视化监测与分析。

以医院运行数据为核心，结合重点业务指标呈现情况，院领导能够在监测运行情况和业务异常变化的同时，迅速掌握医院运行现状，对医院经济运行、医疗服务产出、服务效率、潜在经营风险等领域的核心关键指标进行监测预警分析，准确定位，为优化日常运行管理提供重要数据支撑和技术支撑，从而形成科学的、精益的决策服务制度。

基于医院的不同发展阶段和特点，每个医院都会有自己的重点指标，这些指标涉及服务效率、服务质量、合规等多个方面，具体指标如：药占比、耗比、医生日均负担门急诊人次、医生日均负担住院床日数、三、四级手术率及占医院比例、占医院人数、占医院总人数、贵州医科大学附属医院按照分析主题的划分设置运营座舱、财务主题分析、成本分析主题、耗材分析主题、医疗服务分析、掌上运营分析、CMI 分析、国家考核指标、波士顿矩阵分析、本量利分析、床位工作效率分析、科室综合运营分析等多个专题，并根据分析主题的不同，制定相关管理办法。

上述指标通过同比增长率、同比、趋势和年平均、院/科平均等对比方式，按照院级、科室等组织维度，对医院运行现状进行直观立体的反映，并对异常关键指标进行了支持预警和挖掘分析。通过建设综合运营分析平台，建立统一的医院管理应用分析系统，统一医院管理分析指标体系，从医院价值层面对医院管理和经营决策的响应能力进行综合提升。

三、收效——实现“四化”，赋能精益管理

医院自2005年开始实施预算管理，从最开始的建章立制、雏形搭建、逐步规范到精益管理体系建设，经历了从无到有、循序渐进的过程，预算管理理念也从最初的“量入为出、降低成本”的财务思维提升到“量化战略目标、合理集权与分权”的组织管控思维，基本实现了每年上一个台阶的目标。

（一）实现预算管理“四化”

1.预算项目多样化。为医院项目预算管理流程优化、项目申报审核强化、项目绩效管理强化、项目执行监督滚动储备体现医院专科发展特色的重点项目，医院搭建了全院各部门项目和资金信息共享平台，从最初的只编制项目预算，到申报项目溯源、支持项目支出下行。

2.预算控制精细化。涵盖通过预算控制接口服务、预算核销人工采集功能和财务数据中心，实现经费支出的事前控制和各类预算的自动核销，包括人员经费、药品采购、卫生物资、其他物资、固定资产、无形资产、风险基金、费用支出等业务，涉及HIS、药房药库、智慧报销、后勤、资产、

合同、控费等多个系统。

相关支出指标通过预算系统执行数据进行管控；药品采购预算按照药品预算总额进行月度、年度提醒控制，以药库入库数据作为执行结果；卫材物资采购预算按照卫材费用的预算总额对月度、年度提醒控制，订单环节进行占用，入库环节进行占用释放，预算核销为入库数据作为执行结果。

3.预算实施落地化。医院以“指标量化、管控精细化、考核数据化、分配公开化”为目标，不断探索 符合医院实际的精细化预算管理模式，实现了三级预算的全员参与、全院覆盖，将预算管理作为医院战略管理落地的工具真正纳入医院经济管理活动中，实现以预算为抓手、以预算为主导的医院管理创新。

（1）将全面预算管理的理念传达到各科室，使全院各科室形成统一认识，为全面预算管理工作的顺利实施保驾护航。

（2）注重业务与财务的融合，将专业的财务资料转化为业务信息，便于管理层与业务科室的理解，指导科室对相关材料进行分析，挖掘材料背后的意义，进而指导具体工作的开展。

（3）以严控预算、规范经费审批报销流程、加强经费支出控制为手段，强化预算刚性约束，预算编制的科学性不断提高。

4.预算管理服务化。夯实预算管理，不仅提升了全院对财务工作的满意度，也提升了财务人员的工作效率。

（1）通过“信息多跑路、职工少跑腿”，让领导放心、归口管理有章可循、职能省心、职工舒心的方式，降低医院经费支出风险。

（2）财务工作的质量和效率都有了很大的提高。业财合一，使财务在医院经济运行过程中充分参与，业务信息自动传递到财务，财务人员的工作压力得到了极大的解放，能够把更多的时间投入到管理会计工作中，变事后核算为事前计划、事中监督、事后分析，使财务工作从后台走向前台，从而更好地服务于一线员工，为提高医院的财务管理水平提供力所能及的帮助。

（二）运营体系数智赋能，促进管理优化升级

1.业财深度融合。构建财务管理闭环系统，集“预算、业务执行、监督、核算、分析”为一体，让财务充分参与医院经济运行过程，进一步减少各业务科室之间的管理脱节现象，以翔实的数据主动参与业务、指导临床业务优化，使财务工作由后台向前台转移、由被动向主动转变。变事后财务为事前有计划，事中有控制，事后有记载，事后有分析。

2.强化内部控制。将医院内控管理制度植入医院经营管理业务流程。以预算管理为主线，以资金管控为核心，贯穿医院日常经费、专项资金、合同管理、资产采购、物资管理、资产管理等经济活动全过程，为最终核算、考核评价和管理报告服务，实现了以资金管理为核心，强化内部控制，降低经营风险的目标，并在全院范围内开展了以资金管理为核心。

3.优化资源配置。理清医院、科室、病种、项目的资源配置与消耗，以预算管理为起点，以人、财、物管理为基础，以成本核算为核心，以运营数据分析为基础，算清一笔明白账，重估医疗服务价值，寻找成本控制点和业务改进策略，优化临床路径，提升管理能力。

4.高效决策支持。提供全院级、科室诊疗组级、专病级多层次运营监测、分析与管理决策支持，形成有效的运行管理闭环。及时准确地呈现关键数据信息，并根据量化数据进行科学决策。同时，

抽象数据的可视化分析图形呈现形式，让管理者更加直观地掌握医院运营状态，寻找经营差距及解决办法。

（三）提质增效，打造运营管理“贵医模式”

以“国考”“省考”指标为导向，逐步建立起适应医院发展、具有贵医特色的医院运营模式，在2023年公布的“国考”中，贵医附院位列全国第58位，较上年上升9位，其中，CMI、每百名卫生技术人员科研项目经费、四级手术例数在贵州省排名第一位。

2023年3月26日，贵医附院《全面推进预算管理，助力医院高质量发展》案例荣获国家卫生健康委主管的唯一医院管理类杂志《中国医院》杂志社“医院财务管理卓越奖”。2023年5月19日，第十七届中国医院院长年会暨第三届公立医院绩效大会，医院荣获“2022公立医院绩效考核实践金杠杆奖——‘运营效率’杰出实践奖”。

贵医附院作为主办单位，多次举办“高质量发展”“经济管理年”等相关主题学术论坛。吸引了来自卫生健康行政部门、省内外多家医学院校、各级各类医院的专家学者与医院管理者到医院实地学习交流，为医院预算与内控运营管理提供了可参考借鉴的实践经验和路径启迪。医院也将继续立足于公立医院公益性和推动医院高质量发展，聚焦区域医疗中心建设，发挥辐射带动作用。充分发挥省内“龙头”医院的带动作用，打造深化版运营管理“贵医模式”。

四、谋远——引领内涵建设为抓手，持续提升运营管理水平

（一）预算是医院发展战略落地的重要工具

《公立医院运营管理指导意见》要求医院实施规范化、精细化、科学化管理工程，实行全面预算管理，建立权责清晰、管理科学、治理完善、运转高效、监督有力、信息系统固化、承载落地的现代医院管理制度体系；助力公立医院优质发展，实现“三个转变、三个提升”，医院需要不断调整收入结构，精打细算支出，实施预算管控，深化成本核算，实时掌握医院经济运行情况，以精益运营管理体系实现医院优质发展。

在新的时代条件下，医院必须认识到，提高治理能力和水平，已经成为医院全面预算管理的重要抓手。充分发挥预算管理的重要作用，需要将先进预算管理理念与信息化手段结合，重构全面预算管理体系，将其真正带入医院经济管理活动中，真正实现以预算为抓手、为主导的医院管理革新，进而提升医院精益管理水平。

（二）预算、成本协同建设，促进资源配置优化

全面预算的核心是分解医院管理目标，以管理目标为核心配置人、财、物等各种资源，全成本管理则是对目标执行过程中消耗的各种资源进行精细化核算、分析和货币表达量反馈，两者相互衔接，构建起“预算、业务执行和监督、核算、分析”的管理闭环，共同推动医院优化资源配置，实现全成本管理。

在强化全面预算管理的同时，推动医院全成本管理的建设，将成本管理精细化、深入临床业务，促进业财融合。在建设路径上，在医疗服务项目费用核算、病历费用核算、DIP费用核算等方面，以

科室全成本为基础，逐步将成本核算向纵深推进；在分析应用上，以预算管理为抓手，以人财物管理为基础，以成本数据分析为核心，强化医院、科室、病组、病历乃至医师级的经济效益分析，全面加强资源配置优化，强化全成本管控，切实将财务管理工作深入到临床业务中去，找到成本控制点和业务改进策略，倒逼临床优化和管理提升。

（三）信息化加持，赋能全面预算管理体系重构

贵医附院面对新的改革形势和长期存在的预算管理难题，结合当前形势，借助先进的信息技术手段，不断创新财务管理理念，实现了全员参与、管理流程信息化、预算执行可视化、编制方式多样化、预算运行一体化，构建了全员额、全方位、全过程、全覆盖的预算管理综合体系。

全面预算管理覆盖医院经济业务全过程，涉及部门多、业务关联性强、时间周期长，容易形成部门间信息脱节、业务不协同、管理滞后等现象，导致出现预算编制不科学、预算控制不力、跟踪分析困难，甚至突击花钱、超预算支出等问题。对医院经济业务运行过程中存在的突出问题，可以通过信息化手段，有效解决医院经济业务运行过程中存在的经费紧张问题和经费难题。比如，将预算管理办法、控制规则、业务流程、业务表格等植入信息系统，通过信息化手段，确保预算管控有力、业务运行高效，变“人控”为“数控”，将人为因素的冲击降到最低，从而有效实现数据共享、业务协同（见图3）。

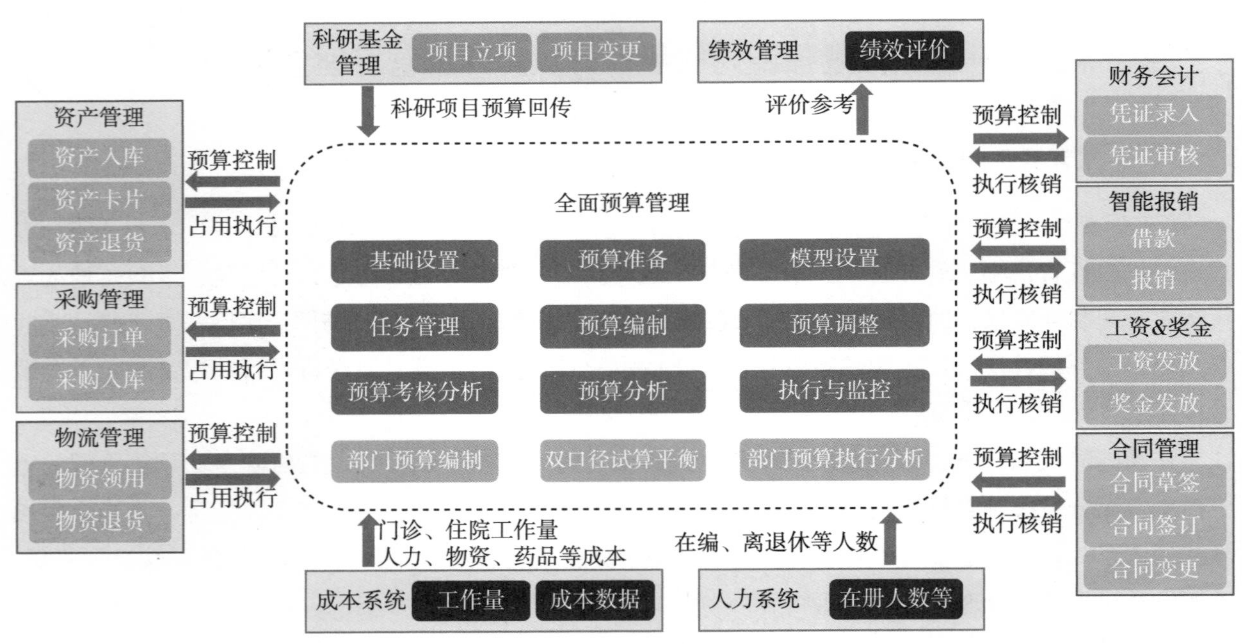

图3　全面预算管理信息化功能支撑

通过预算系统与HIS系统、财务系统、报销系统、采购系统、成本系统、材料系统等多个系统的互联互通，实现内控要求在各个环节的落地，实现院内运营系统的一体化建设，从顶层开始把控。实现了多口径、多维度的数据分析，包括但不限于医院基本情况分析、医疗收入预算分析、医疗费用预算分析、医疗收支预算分析、经费预算分析等多种分析，使领导对医院预算执行情况做到了一目了然、可视可控、实时可控，真正做到了以案说法，让领导在信息化加持之下，通过全面预算管理系统有效整合和优化了医院资源配置，实现提质增效，真正成为医院运营管理的重要抓手。

（四）医院预算内涵式建设，重构医院生态价值链

经过多年预算管理实践改革，贵医附院的全面预算管理已经成为医院战略管理落地的重要支撑。建立集"预算、核算、监督、分析"为一体的财务闭环管理模式，使财务部门全面参与经济运行业务流程，包括事前计划、事中监督和事后核算分析，确保每一笔资金的流向清晰可控、每一笔经济业务的核算准确、每一类费用的控制有力，确保每一笔资金的流向都能得到有效控制，以标准成本管理、事中智能控费、辅助临床业务优化为目标，确保每一笔资金的流向都能重构医院生态价值链条体系。

全面预算管理是现代医院管理工作的重要内容，是公立医院运行管理工作的核心之一。未来，贵医附院将进一步加强内控制度建设，完善精细预算管理体系，不断提升医院精细化管理水平，为医院持续健康发展提供坚实保障。

参考文献

［1］《省医保局关于印发贵州省DRG/DIP支付方式改革三年行动计划的通知》（黔医保发〔2022〕4号）.

［2］国家卫生健康委，国家中医药管理局.关于加强公立医院运营管理的指导意见［Z］.（2020-12-21）.

［3］国家卫生健康委，国家中医药管理局.公立医院全面预算管理制度实施办法.2020-12-31.

［4］国家卫生健康委，国家中医药管理局.公立医院内部控制管理办法.［Z］. 2020-12-31.

［5］国务院办公厅.关于推动公立医院高质量发展的意见［Z］.2021-05-14.

［6］国家卫生健康委，国家中医药管理局.关于印发公立医院运营管理信息化功能指引的通知［Z］.2022-04-25.

上海交通大学医学院附属上海儿童医学中心：建立多部门联合专科运营模式　优化病种资源消耗管理

包维晔　陈志军　朱晓莉

医保支付方式改革的深入推进，特别是按病种付费制度的推广落实，对公立医院管理和运营提出了更高要求，成本管控势在必行，而病种资源消耗的精益管理则成为工作重点。作为国家儿童医学中心，上海交通大学医学院附属上海儿童医学中心以医院高质量发展要求为指导，加强学科建设，积极优化病种费用结构，开展病种资源消耗优化专项管理，取得显著成果。

《关于推动公立医院高质量发展的意见》《关于推进儿童医疗卫生服务高质量发展的意见》提出应充分考虑儿科疾病特点，优化疾病分组、权重、分值计算，落实儿童支持政策，打造医疗技术顶尖、医疗质量过硬、医疗服务高效、医院管理精细、满意度较高的公立医院。基于高质量发展及医院运营管理要求，病种资源消耗优化管理成为提高医院发展新效能的重要手段，上海交通大学医学院附属上海儿童医学中心成立综合绩效运营管理领导小组，下设专科运营专项管理团队，融合临床业务、医政管理、运营分析、信息支撑、行风监督等各部门力量，以“优化病种结构，降低医疗费用”为目标，开展病种消耗资源专项管理，从机制和人员上提供实施保障；项目组采用任务分解法，将优化病种资源消耗的总目标细化为病种筛选、资源消耗现状分析、数据标准化、临床行为分析、资源消耗标准方案制订、落实管控举措及成效跟踪等若干个分目标，对不同的分目标，明确牵头及配合部门，召开目标分解会议，将分解目标细化到任务、行动，形成了一套目标明确、逻辑清晰、任务细化的整体执行方案，同时设置运营协调监督组，对里程碑目标进展进行跟踪协调，发挥平台支撑作用，形成合力促进目标实现。

医院筛选出重点管控病种，开展资源消耗分析，制定管控病种资源消耗标准参考值，进行了纠偏和管控。对病例数较多、亏损较大、变异大的重点管控病种，分析不同科室、不同医生、不同场景下资源消耗的差异，关注药品、卫生材料、医生诊疗路径资源消耗异常，通过多层次的专家论证，制定不同严重程度的病组标准的用药、卫生材料，尤其是抗菌素和止血耗材的标准区间方案，通过规范临床路径、结构优化管理、医政管理、行风管理等多维度举措针对性引导纠偏。在实施过程中，建设运营决策平台，整合医院资源，通过跟踪小组与临床密切协作，有效促进管控举措的落地。

管控后首年住院均次下降5.56%，节约医疗费用3.46%，实现收支结余反亏为盈，病种绩效得到明显提升，有效减轻了患者负担。医院在CMI难度儿童专科医院始终居于首位的情况下，例均费用逐步下降，病种费用结构优化，专科影响力持续提升；同时建立了一套多部门联合的专科运营管理模式，实现管理工具与临床视角的融合，运营效率得到提升，连续三年全国三级公立医院绩效考核综合得分位列全国儿童专科医院第一名，其中CMI难度指数、四级手术人数均居于首位。作为国家儿童医学中心，也为区域医疗中心及医联体单位的运营管理提供了参考和借鉴。

一、病种资源优化管理的必要性

《国务院办公厅关于推动公立医院高质量发展的意见》明确指出，医院应建立病种组合标准体系，形成疾病严重程度与资源消耗在每一个病组的量化治疗标准、药品标准和耗材标准等，对医院病例组合指数（CMI）、成本产出、医生绩效等进行监测评价，引导医院回归功能定位，提高效率、节约费用，减轻患者就医负担。

（一）病种资源消耗管理的目标及思路

1.管理目标。医疗资源是指医院提供医疗服务消耗的生产要素的总称，包括医疗人员、医疗床位、医疗设备装备、药品、卫生材料、知识技能及信息资源等。病种是指以病例单元第一诊断为主，并与国际疾病分类编码相对应的一组具有相同临床特征、相同资源消耗的疾病组合。顾名思义，病种资源消耗也就是医院在某个病种治疗过程中，提供医疗服务而消耗的所有生产要素。病种资源管理部门包括医务、药剂、运维、病案、财务、信息等。医院病种资源消耗管理，就是在整体资源的协调支撑下，各部门通过临床路径优化、绩效运营指标管控等方式，降低病种消耗，降低医疗费用，降低患者负担，提升资源使用效率，提升患者满意度。

2.总体实施思路。按照国家卫生健康委《关于推进儿童医疗卫生服务高质量发展的意见》要求，积极发挥国家中心在儿科疑难危重症诊断与治疗方面的辐射带动作用，探索儿童病种资源消耗优化路径，通过任务分解法，根据总目标，自上而下分解出病种筛选、资源消耗现状分析、数据标准化、临床行为分析、制定资源消耗管控标准方案等阶段性分目标，明确各目标的细化任务，落实执行部门、执行人，形成合力推进目标实现。

任务分解法是一种为实现管理目标，按照目标→任务→工作→活动的处理步骤实施的管理方法。病种资源消耗管理就是要将“优化病种资源消耗，降低医疗费用”的总目标，自上而下分解到专科运营团队各部门，按照细化目标制定个人工作任务及具体活动，同时制定各步骤的里程碑和监控点，通过运营组织跟踪协调和管控举措的执行，最终确定病种资源标准化，降低医疗费用。

（1）任务分解原则：横向到边，分解的任务目标涵盖病种资源消耗优化所涉及的所有项目，杜绝漏项；纵向到底，分解的目标和任务要足够细，落实在具体部门、具体人员，职责明确清晰；专科运营统筹协调：设置专项运营工作组，发挥平台支撑及跟踪协调、监督作用。

（2）任务分解方法：自上而下分解目标；召开专科运营小组工作会议，组织分目标专题论证会议讨论；涉及具体目标任务召开小组和任务部门、任务人的单独讨论会议，确保分解目标及任务目标明确，可操作、可执行。

（3）任务分解标准：分解后的目标清晰明确；所有子目标能够组成符合逻辑的完成方案，促进总目标的实现；各子目标涵盖了实现总目标所必需的过程要素；分解的目标和任务包含各阶段的里程碑，设置协调监控部门把握项目总体进度和效果；所有任务内容清晰，细化落实到具体执行部门及执行人。

（二）病种资源消耗管理的内容

1.制定细化分目标。在总目标基础上，工作小组通过团队会议、单独沟通、政策咨询讨论等多种形式，制定实现总目标所涉及的所有环节里程碑分目标，以及分目标行动内容。

2.分解目标。以自上而下的形式将分目标分解到医务、财务、信息、病案、临床科室、运营团队相关部门，将目标任务分解到工作人员，并建立任务分解工作机制，对任务执行中遇到的困难问题分层次、不定期组织讨论，确保行动目标明确。

3.运营平台数据支撑。通过运营平台获取病案、费用、床日、均次、收入结构、开单及执行医生、手术医生等信息资源，提供数据标准化信息支撑。

4.专科运营团队协同推进。重点管控病种临床运营助理及行政助理共同协作，针对科室病种资源消耗分析数据存在的问题开展探讨，提出纠偏建议，及时将信息反馈到一线医务人员，确保纠偏执行通畅。

5.完善跟踪监督。工作小组定期召开例会，设定项目跟踪职责及人员，负责协调及监督，跟踪分解里程碑目标按期完成。

6.建立报告机制。专项运营小组定期向院务会报告实施进展，对里程碑目标的推进情况及过程中存在的重大问题进行决策，把控实施方向及进度。

病种资源分类管理情况见图1。

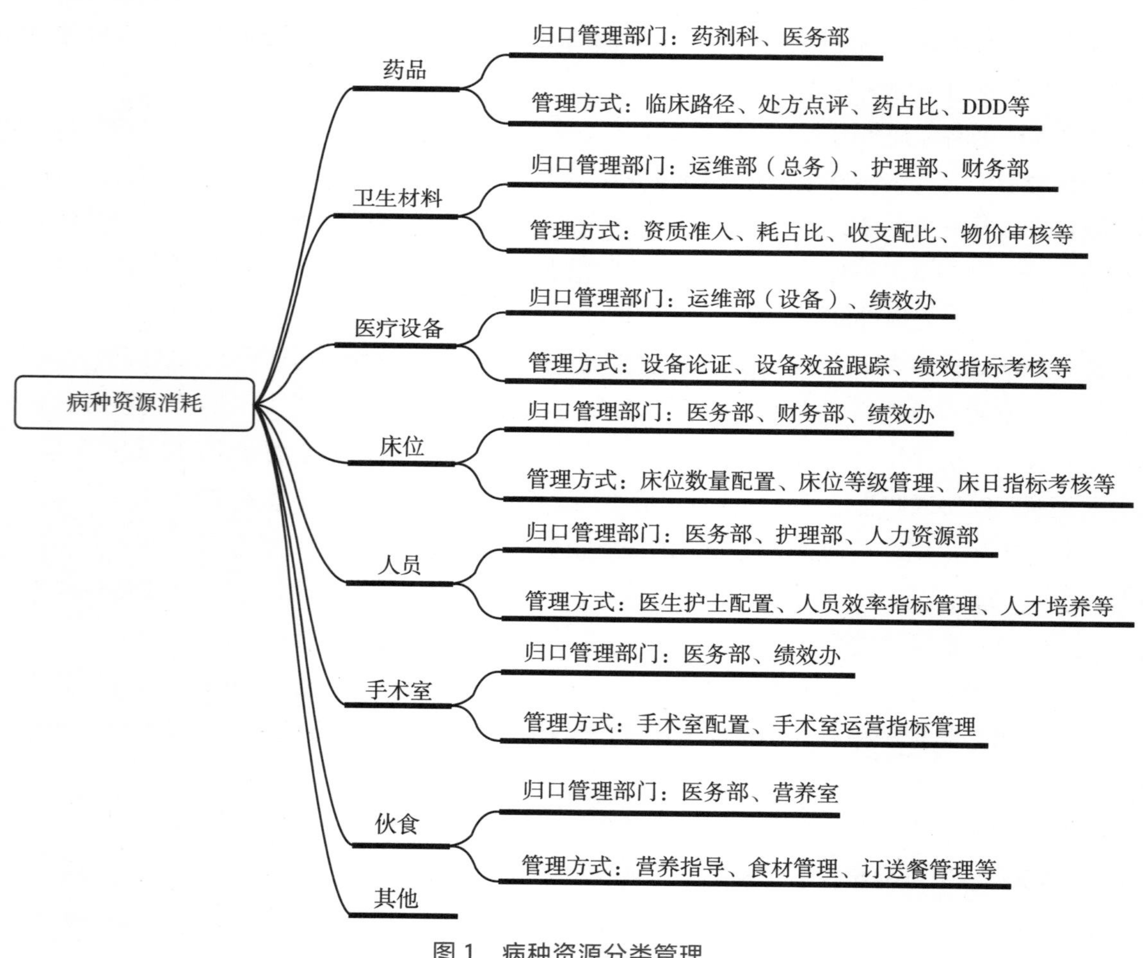

图1　病种资源分类管理

二、“合力”推动项目落地实施

（一）领导力

按照高质量发展要求，通过院务会决策，医院成立综合绩效运营管理领导小组，由院长、书记亲自挂帅，总会计师分管，所有院领导均作为领导小组成员。下设专科运营管理办公室，由总会计师任办公室主任，选取运营管理重点试点科室，针对每个试点科室设立专科运营助理。助理均为来自职能部门的优秀骨干及临床科室护士长或医生，推进专科运营管理团队深入临床，并建立了完善的例会、考核、奖励、培训机制，提升了运营队伍管理能力。在试点科室的选择上，从业务规模大、学科优势明显的科室入手，逐步扩大到平台科室，目前覆盖了心胸外科、血液肿瘤科、心血管内科、普外科、骨科、新生儿科、重症医学科、国际诊疗部、检验科等科室。医院病种资源消耗优化项目，依托专科运营团队，成立专项工作小组，由院长亲自领导，总会计师牵头，财务、医务、信息、病案、各专科运营助理团队共同参与，落实项目实施，项目实施所需的信息资源、运营平台建设经费由医院年度预算全额保障。

（二）执行力

1.参与部门和人员。病种资源消耗优化项目由医院综合绩效运营管理领导小组领导，总会计师牵头，作为专科运营专项组织推进，参与部门包括财务、医务、信息、病案、绩效及专科运营团队30余人。

2.实施及部署要求。

（1）建立运营平台，能够获取选定期间内，医院所有病种相关病案信息，包括诊断、开单医生、主刀医生、总费用、分类费用、住院天数、医保类型、收费项目等资源消耗信息。

（2）具备临床及运营管理经验的专科运营助理，熟悉病案诊断、临床路径管理，能够对病种资源数据开展标准化处理及分析，开展统计分析。

（3）领导小组成员熟悉相关政策法规及医改精神，能够应用任务分解方法，针对总目标，协调团队共同参与开展分目标制定，联合临床、管理部门共同推进项目实施。

（三）实施过程

1.目标分解（见图2）。确定总目标后，项目组通过方案设计论证，将总目标分解为：筛选病种、病种资源消耗现状分析、数据标准化、临床行为分析、制订资源消耗管控标准方案、落实管控举措及成效跟踪六个分目标，项目确定每个分目标的牵头部门及配合部门，同时制定分目标的实施任务及行动内容。比如，筛选病种由医务部牵头，财务部、信息部配合，工作任务包括确定样本数据期间、汇总全院病种资源消耗数据、确定筛选原则、论证筛选病种，最终通过工作小组最终讨论需开展管控的重点病种。每项任务均落实具体负责人，确定时间节点后，分解到底，落实实施。

2.目标执行。

（1）筛选病种。

根据病种总人数、结余情况、变异情况和医保支付情况四项指标，参考病种例均费用，优先例均费用高的病种。同时结合临床诊疗过程，优先诊疗过程相对固定的病种。当多个疾病满足以上指标时，依据指标差异大小，按优先次序，确定病种。以下以重点病种A的资源优化过程为例展示项目实施的过程。

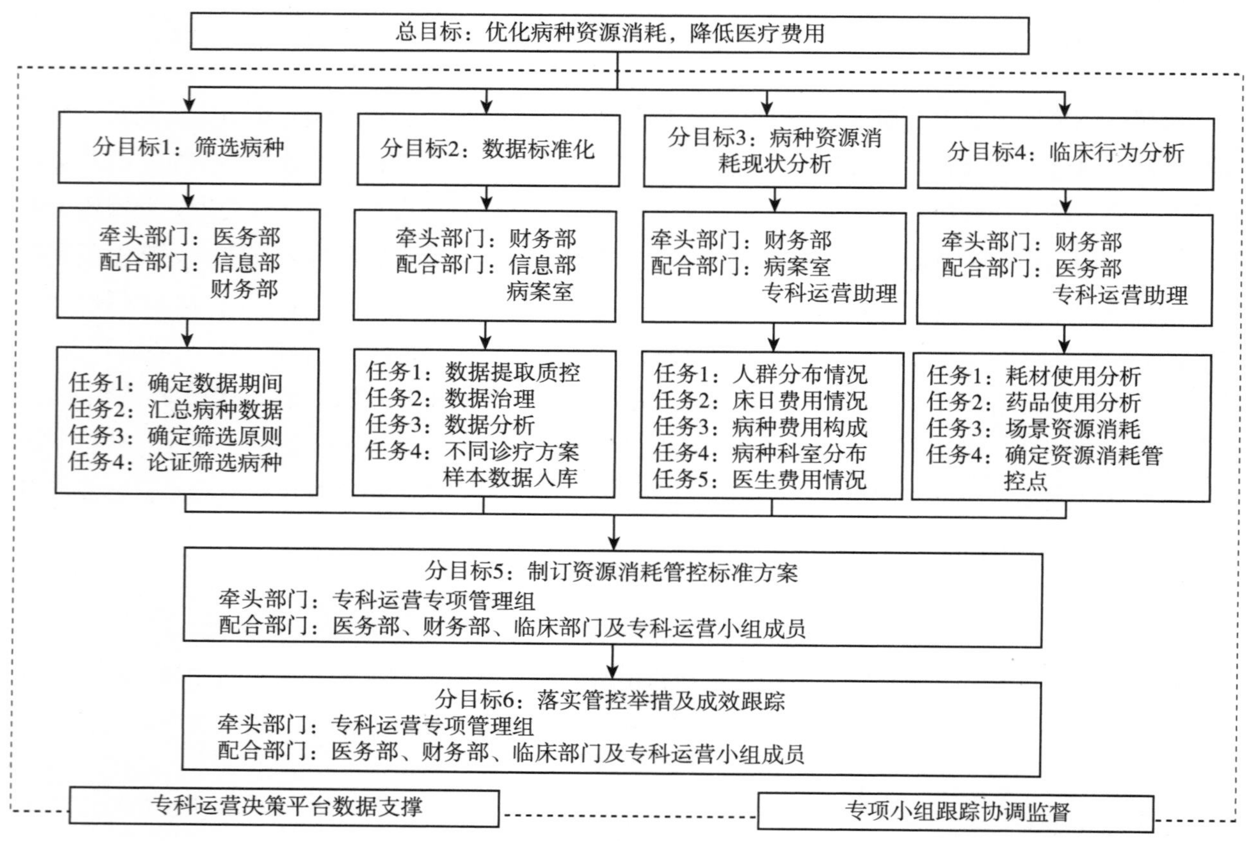

图2 目标分解职责

①病种筛选依据：年总出院数＞500人次；病种医疗成本收益亏损金额排名靠前；病例、医师CV值偏离较高；入组例均费用＞医保支付标准。

②病理筛选原则：综合考量筛选依据中的四项指标，参考病种例均费用，优先例均费用高的病种；结合临床诊疗过程，优先诊疗过程相对固定的病种；当多个疾病满足以上指标时，依据指标差异大小，按优先次序，不同阶段逐个优化管控（见图3）。

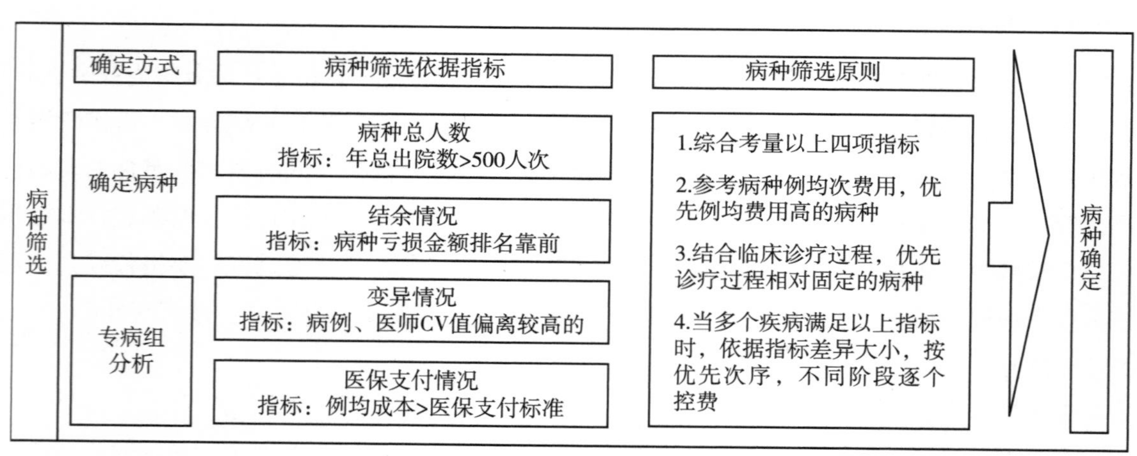

图3 病种筛选原则

根据以上原则，项目组对医院样本期间内所有病种进行筛选，初步筛出4个重点病种，进一步分析，病种A人次多、总费用高，全院7个科室开展，且均次费用明显高于其他病种，经小组论证，最终选择病种A作为项目重点优化病种（见表1）。

表1 初筛病种信息汇总

序号	主诊断	病案数	分布科室数	总费用排序	科室cv值
1	病种A	1636	7	1	0.54
2	病种B	746	2	3	0.23
3	病种C	518	1	2	0.35
4	病种D	385	3	4	0.24

（2）数据标准化。在确定试点病种后，综合听取专项工作小组、运营管理团队成员和有关专家的建议，对于病例数据采集时间周期进行了确定，并且对于采集数据的纳入标准和排除标准进行了规范。共对1029个收费项目进行标化确定标化名称，基于标准化项目名称，对药品、耗材、服务项目构建215个同功能标签，为病种资源消耗分析规范标准。

（3）病种资源消耗现状分析。专项工作组分析了样本病例性别、年龄、平均住院日等构成和分布情况。如图4和图5所示，针对重点病种A，采集了样本期间（一年内）的出院病例，其中医保人数877人，患者年龄区间0~15岁，46.39%为自费患者，44.80%为异地医保患者。

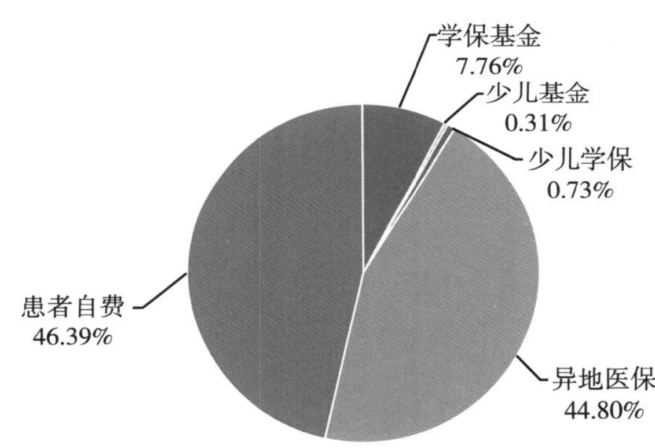

图4 病种A医保类型分布情况

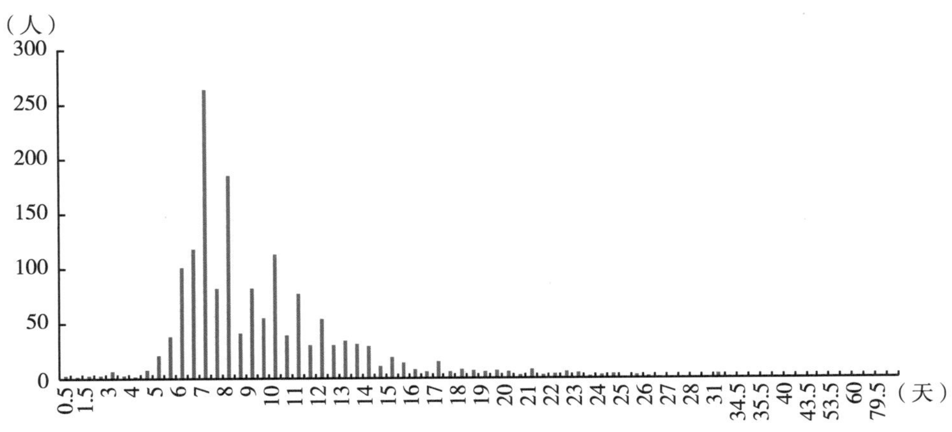

图5 病种A住院天数分布情况

根据病案信息，项目组分析了不同主治医生对病种A的床日费用情况。病种A平均住院日为9.94天，平均每床日费用7928元。医生01实际占用总床日数最多，其平均每床日费用为8081元，略高于全院平均水平；实际占用100床日以上的医生中，医生16平均每床日费用最低，为4010元，医生07平均每床日费用最高，为8985元（见图6）。

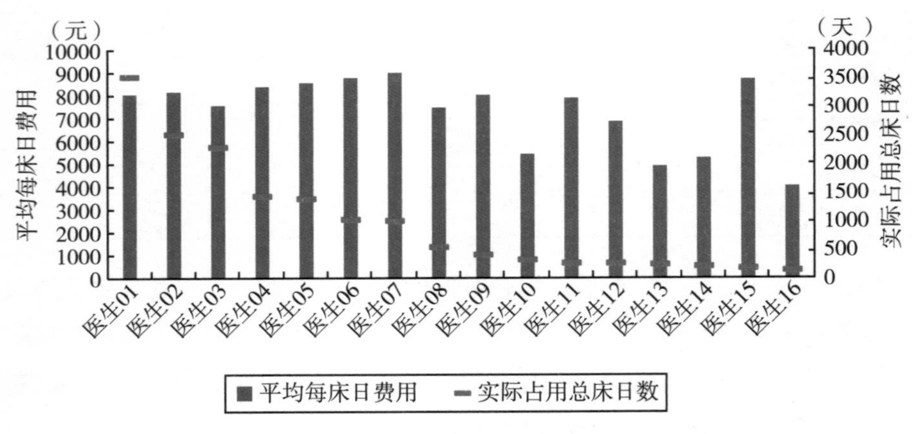

图6　病种A平均每床日费用情况

根据病种费用情况，项目组分析了结构占比，病种A总费用中医疗服务项目费用占比最高，约占55%。从费用细分结构看，住院手术材料、手术、化验、西药、病室治疗费、卫生材料费和检查费占比较高，累计占总体的83.18%（见图7）。

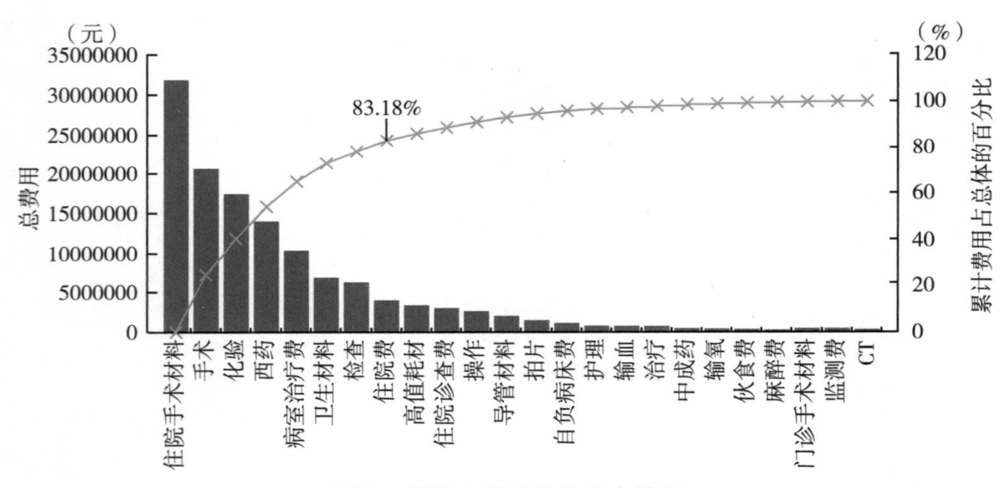

图7　病种A费用结构分布情况

按照病例收治科室，分析了不同科室收治病种的数量和费用情况。病例共分布在7个科室，集中在科室1；其次是科室2；其他科室人数较少。科室3病例费用整体高于其他科室，且费用差异较大。

根据病种A收治医生较多的情况，项目组针对32位主任/副主任医师收治费用进行了分析。该病种全院例均费用为78812元，在病例数20例以上的医师中，医生05、医生08和医生09例均费用较高（见图8）。

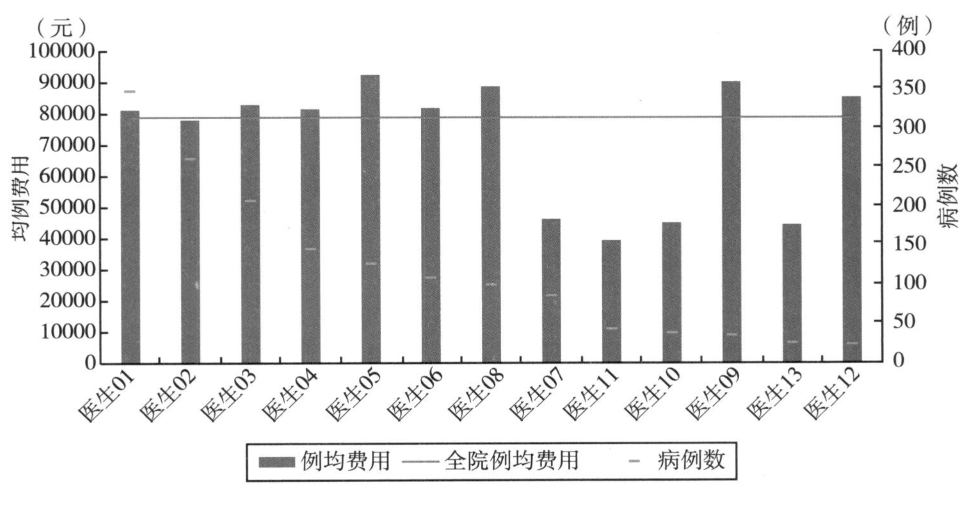

图8　病种A医生例均费用情况

（4）临床行为分析。病种A的临床路径治疗以手术治疗为主，卫生材料尤其是止血耗材资源使用较多。项目组分析不同医生耗材使用习惯和产生的费用情况。止血材料几乎所有患者都需要使用，例均费用存在统计学差异，医生08例均费用最高；医生06例均费用最低。进一步对比医生08和医生06常用诊疗方案，发现医生08比医生06较多使用止血材料B和止血材料D，导致例均费用较高（见表2和表3）。

表2　病种A医生止血材料费用情况

项目	医生08	医生05	医生03	医生01	医生02	医生09	医生12	医生04	医生06
病例数（例）	76	101	179	239	242	32	21	109	90
止血耗材使用率（%）	100	100	99	100	100	100	100	100	99
例均止血材料费用（元）	4422	4141	3782	3397	3329	3087	2955	2925	1892

表3　病种A医生止血材料使用率情况　单位：%

名称	总使用率	医生01	医生02	医生03	医生04	医生05	医生06	医生08	医生09	医生12
材料A	86	82	82	88	98	82	84	91	94	100
材料B	66	60	75	79	91	56	10	84	19	24
材料C	86	96	87	98	17	92	97	96	100	95
材料D	55	55	52	72	4	82	11	86	94	71

按照病种A药品费用信息，项目组分析不同医生药品使用情况。全身用抗菌药几乎所有患者都需要使用，例均费用存在统计学差异，医生12例均费用最高；医生06例均费用最低。进一步对比医生12和医生06常用诊疗方案，发现医生12的抗菌药A使用量高于医生06（见表4和表5）。

表4　　病种A医生抗菌药使用费用情况

项目	医生12	医生09	医生05	医生04	医生01	医生03	医生02	医生08	医生06
全身用抗菌药使用率（%）	100	100	100	100	100	100	100	100	100
例均全身用抗菌药费用（元）	1272	1053	939	886	842	842	762	678	644

表5　　病种A医生抗菌药使用率情况

项目名称		抗菌药A	抗菌药B	抗菌药C	抗菌药D	抗菌药E	抗菌药F	抗菌药G	抗菌药H	抗菌药I
中位用量（例）		2	17	17	17	7	4	45.5	12	20
总使用率（%）		25.40	98.2	14.1	12.6	5.30	1.30	0.40	1.90	0.40
医生01	均用量（例）	2	18	18	18.5	6.5	—	—	12	15
	使用率（%）	15	99	15	10	5	—	—	2	0
医生02	均用量（例）	2	17	17	17	8	—	—	8.5	20
	使用率（%）	44	99	8	11	4	—	—	1	0
医生03	均用量（例）	2	18	20.5	11	4.5	—	39	12	—
	使用率（%）	20	98	13	19	2	—	2	7	—
医生04	均用量（例）	2	14	11	23	8	4	—	12	21
	使用率（%）	33	100	18	12	6	11	—	1	1
医生05	均用量（例）	2.5	18	17.5	17	5	—	—	12	22
	使用率（%）	2	97	24	12	9	—	—	1	1
医生06	均用量（例）	2	17	14	15.5	11	4	—	—	—
	使用率（%）	7	99	18	7	2	3	—	—	—
医生08	均用量（例）	2	19	8	15	7	—	—	16	—
	使用率（%）	16	100	7	16	3	—	—	1	—
医生09	均用量（例）	2	15	26	24	8	—	—	—	—
	使用率（%）	88	94	9	16	16	—	—	—	—
医生12	均用量（例）	2	18	13	40.5	17	—	—	—	—
	使用率（%）	76	100	10	10	10	—	—	—	—

项目组分析了医生手术、检查等资源消耗差异。场景标签基于收费明细数据确定，分为手术、检查、检验、其他（主要为病房）等。表6可直观看到资源消耗占比情况，从而结合实际判断资源消耗合理性。分析后发现，例均费用最高的是医生12，其检查、化验费也是最高的；例均费用最低的是医生02，各场景下费用也较低。

表6 病种A医生资源消耗结构 单位：%

项目	手术费占比	化验费	检查费	其他占比
医生12	53.2	17.7	7.0	22.0
医生09	56.5	17.7	5.8	20.1
医生08	56.8	14.7	4.8	23.7
医生05	55.4	15.2	4.9	24.5
医生03	55.0	15.7	5.3	24.0
医生06	54.8	15.4	5.0	24.8
医生01	56.7	15.4	5.1	22.7
医生04	55.9	15.7	5.1	23.2
医生02	58.7	15.8	5.2	20.4

（5）制订资源消耗标准管控方案。在对病种A资源消耗情况进行深入分析后，专项管理团队结合各科室实际，综合临床医疗行为分析情况，确定了资源优化关注重点（见表7），同时制订下一步的资源消耗管控方案（见图9）。

表7 病种A资源消耗优化重点关注点

序号	收费大类	标签	重点关注项目	重点关注医生
1	药品	全身用抗菌药	抗菌药A、抗菌药B、抗菌药D	医生01、医生02、医生03
2	卫生耗材	缝合线	缝合线A、缝合线B	医生01、医生02、医生03
3	卫生耗材	止血材料	止血材料A、止血材料D	医生05、医生01、医生08
4	卫生耗材	辅料	辅料A、辅料B、辅料C	医生01、医生05、医生02
5	卫生耗材	清热剂	清热剂A	医生01、医生05、医生08

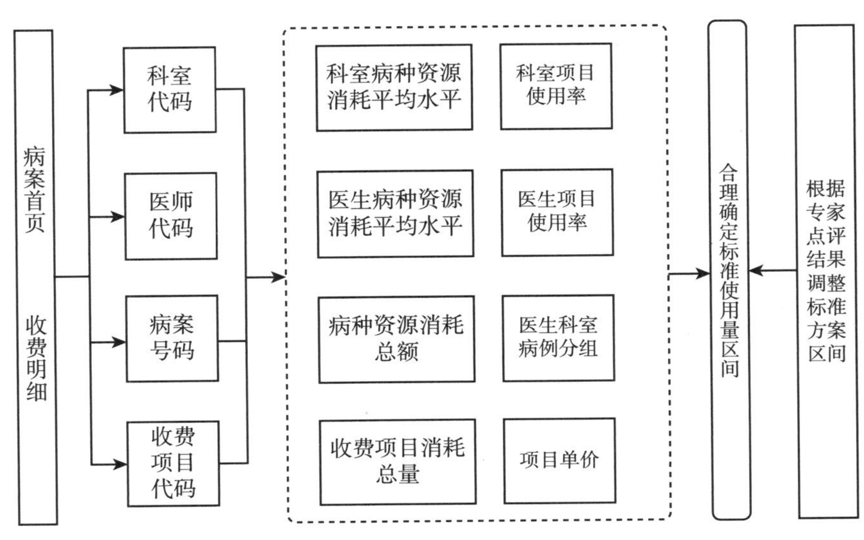

图9 资源管控标准制订方案

专项工作小组通过系统测算推荐控费方案，按照任务组织院内临床专家对病种资源消耗现状及重点关注问题开展论证点评，去除不合理收费项目，根据点评结果矫正制订标准方案。点评依据包括：病种内容；病种临床诊疗规范、临床路径、指南；医疗资源消耗合理性和必要性；临床行为分析。基于收费项目数据，使用统计学方法，结合专家点评结果，制定出了一套基于具体收费项目名称的合理使用数量区间范围。

（6）落实管控举措。根据标准资源消耗方案，通过专项工作组将改进举措分解到相关部门，医务部负责推进标准临床路径管理，将资源消耗标准方案下发各临床科室，召集临床专项病种资源优化工作会议；临床专科运营助理，根据建议方案落实与重点医生的沟通交流，针对科室重点病种资源消耗偏高的病种和医生进行重点跟踪矫正；绩效部将资源消耗执行偏差纳入月度绩效考核；专科运营小组定期跟踪资源消耗优化情况，针对持续偏差项目开展个案分析；行风管理部门针对止血耗材、药品使用数量、费用总额居高的医生开展行风约谈；项目组持续跟踪改善情况，并上报院领导，推进改善进度。

3. 主要问题及解决方案。

（1）病种成本支付亏损获取困难。案例实施过程中，医院充分发挥运营团队业财融合作用，但由于儿童医保DRG付费仍出于探索结算，病种成本涉及人、财、物各个方面，各家医院病种成本核算方法存在差异，病例数量积累不足，对核算结果的准确性提出了挑战，病种成本亏损数据核算需要夯实基础数据，科学核算。

为了能够科学计算出病种成本的参考数据，医院在前期科室、项目病种核算的基础上，按照《病案首页疾病编码（国家临床版2.0）》，采用CHS-DRG分组器、按照《公立医院成本核算规范》计算病种成本，采用自下而上法，将医疗服务项目成本、药品成本、单独收费的卫生材料成本对应到每名患者后，形成每名患者的病种成本。将同病种患者归为一组，然后将组内每名患者的成本累加形成病种总成本，采用平均数等方法计算病种单位成本。再将每名患者归入相应的DRG组，将组内每名患者的成本累加形成该DRG组总成本，采用平均数等方法计算该DRG组单位成本。同时，比对了上海及其他省市儿童医院相关病种核算结果，重点病种成本盈亏情况基本趋同的情况下，在确定样本期间的病种成本后，对业务量多、亏损较大、治疗手段相对趋同的病种最终作为首批管控病种。

（2）资源消耗标准制定缺乏依据。实施过程中，由于管控病种治疗方式上存在一定差异，对药品、耗材、诊疗行为标准制定的科学性合理性难以把控。

在病种资源消耗标准制定的过程中，专项小组根据收费类别将治疗方法一致的归为一组，召集临床专家多层次讨论，邀请药剂科、手术室、医务部、感控部等共同论证标准的合理性，尤其对偏离较大的医生诊疗行为进行个案分析，反复论证，最终确定标准区间，获得临床认可，为后续的标准管控奠定基础。

三、实施效果及应用价值

（一）实施效果

1. 建立成本核算决策平台，摸清病种成本盈亏状况。通过项目实施，医院以科室、项目成本核算为基础，完成医院、科室、病区各类病种数据的成本核算，搭建成本决策平台，展现病种各类成本消耗、盈亏情况，为管理决策提供抓手。

2.病种资源消耗得以优化，实现医疗费用和患者负担双降。通过管控，病种资源效益得到提高，降低了患者费用负担。从管控病种来看，按照不同治疗方式，建立了病种资源消耗标准区间，提高病种资源使用效益。以病种A为例，管控后单季度，该病种均次费用下降7.88%，医疗费用减少415.29万元，其中药品减少126.43万元；卫生材料减少267.7万元；卫生材料中止血材料减少109.65万元。该病种的主要诊疗科室，药占比下降1.88%，耗占比下降0.48%，收入结构得到优化，资源使用效率得到提升。从医院整体来看，项目实施后，住院均次明显下降，药品和卫生材料下降明显。实施后首年，医院整体住院均次下降5.56%，其中均次药品下降14.70%，均次卫生材料下降3.94%，全年因住院均次下降医疗费用降低3.46%，业务结构得到明显优化，成本控制效果明显。

3.构建综合绩效运营管理体系，激发医院发展新效能。通过几年的专科运营实践，建立了领导小组—工作小组—运营团队的三级组织构架，运营工作制度齐全，运营助理岗位职责明确，人员团队稳定，有效保障了各专项运营项目的开展。同时，专科运营决策平台初步建成，整合院级、科室级、病区级的病种成本信息，将临床业务量、医保、结构、病种成本、绩效指标、运营指标通过运营助理传达至临床一线，为推进医院高质量发展、强化国家中心建设提供了新的管理思路和方法，业财融合有效促进了医院高质发展。

4.运营效率提升，为实现整体战略目标提供助力。通过专科运营项目的实践，医院成本管控的理念深入人心，构建了一套完善运营管控的工作体系。医院连续三年全国三级公立医院绩效考核国家监测指标排名第一，其中CMI难度指数、四级手术人数均位居全国儿童医院第一，医院住院均次逐年下降，获批高质量发展试点单位。疫情之后，业务量迅速恢复，年度收支结余得到改善，为医院多院区建设、发挥区域医疗中心辐射作用提供助力，正体现了医院“一切为了孩子”的发展目标。

（二）应用价值

医院高质量发展和高效运营必须借助有效的管理工具，目标分解法与专科运营管理相结合，将目标充分分解为与整体目标一致的若干分目标，契合执行部门和执行人员的专业能力，形成合力能够有效推进总目标实现。本案例能够有效实施的关键因素首先是组织保障，医院领导层高度重视医院运营效率，建立了制度健全、运行有效的专科运营的组织构架，培养了一批临床、管理专科管理人员，具备从多视角开展分析管理的能力。其次，全面开展成本核算工作，历年积累的病种成本数据为管理提供了有力的支撑，在项目成本调研的过程中，临床部门对项目病种成本控制的理念逐步深入，充分理解项目实施的必要性。最后，在团队协同下，对总目标进行了充分的论证和分解，执行部门执行人对任务目标和执行要求明确，在各项分目标任务制定执行中发挥了运营助理穿针引线的润滑作用，定期地跟踪汇报监督，保障了项目有序推进。

任务分解法能够明确任务，形成激励，有效地管理和控制目标，但也存在目标分解困难，不够细化、目标执行过程中调整困难，可能引起分目标与总目标偏差等问题。在实践中可以探索多维度的任务分解模式，基于业务视角，充分发挥组织、团队的作用，自下而上、自上而下地开展目标分解讨论，根据目标内容的不同，由粗至细逐层细化目标，建立目标执行跟踪反馈机制，充分沟通提供目标调整论证通路。医院也充分发挥国家医院中心的引领辐射作用，将实践中的案例点总结，开展医院之间、区域医疗中心之间、医联体单位之间的交流，分享经验，同时积极向主管部门汇报经验，为行业管理提供借鉴。

参考文献

［1］郑秉文，韦玮.中国医保支付体系改革25年：成就、问题与展望［J］.社会保障评论，2024，8（03）：75–89.

［2］赵丹丹.上海市医疗资源及其纵向整合现状分析［J］.中国卫生资源，2008（06）：259–262.

［3］范卫东，张文昊.公立医院临床专科运营助理工作的实践与探索——以DY医院为例［J］.卫生经济研究，2022，39（10）：88–91.

［4］陈志军，包维晔，沈思远.儿科病种成本收益影响因素及优化举措［J］.中国卫生资源，2023，26（05）：503–520.

大连市妇女儿童医疗中心（集团）：财务一体化破解“一院多区”管理困境

许可　王大庆　郭爱华

近年来，我国大型公立医院依照国务院政府工作报告提出的“推动优质医疗资源扩容和区域均衡布局”举措，纷纷践行“一院多区”模式，整合有限医疗资源，以缓解医疗服务压力，并扩大医疗辐射范围。

为积极响应国家政策，大连市妇女儿童医疗中心（集团）应运而生。相较于派生型、托管型等分院区类型，政策性整合的分院区在人力资源调配、专业调整、文化融合、运营管理等方面存在一定的难度。三年来集团做了大量工作探讨，而财务管理工作作为集团管理中的一项重要内容，对加速集团的融合和稳定发展起着至关重要的作用。

大连市妇女儿童医疗中心（集团）财务一体化创新整合路径，以制度建设为基础，以信息化整合为纽带，以人员整合为最终目标，持续推进三院区业务整合、资源整合和人员整合，最终实现财务一体化管理。经过近三年的财务一体化工作探索，集团运营管理一体化得以推进，三院区在保留各自发展优势的前提下，加速业务整合发展。整合后集团优质资源得以均衡配置，资源使用效率不断提高，服务效率进一步提升，运行成本不断下降，“一院多区”运营效果凸显，医院高质量发展目标逐步实现。

一、推进“一院多区”统筹管理

2020年8月29日，大连市委十二届十二次全会讨论通过了深化医改的两个顶层设计方案——《关于进一步深化医药卫生体制改革的实施意见（2020~2030年）》《关于改革完善公共卫生应急管理体系建设的实施方案》，促进优质医疗资源均衡布局，打出一系列医改组合拳，其中就包括组建大连市妇女儿童医疗中心（集团），推动探索“一院多区”建设。

2021年3月2日，在大连市委、市政府的主导下，原大连市妇幼保健院、原大连市儿童医院、原大连市妇女儿童医疗中心三家医院整合成立大连市妇女儿童医疗中心（集团），构建“一院多区”扁平化管理格局，重新定位各院区的功能和发展重点。在集团整合合并前，三家医院业务存在交叉，且三家医院各隶属于不同行政区划，业务上甚至存在无序竞争，资源上尤其是优质医疗资源分散，没有得到充分利用等情况。

在一院多区的管理中，人、财、物的管理是实现统一高效的运营管理的主要抓手，财务整合更是推动财务管理与业务运营深度融合的重要举措。财务整合能够使医院管理者及时获得相关管理数据和业务运营反馈的信息，进而及时调整和优化医院的资源分配，提出管理要求。通过近三年的工作探索，大连市妇女儿童医疗中心（集团）逐步探索出一条通过财务一体化，辅助推进集团一体化，助力“一院多区”模式统筹管理，实现各院区差异化发展的道路。

二、“一院多区”财务一体化管理实践

（一）目标及意义

我国近几年快速发展一院多区，更多是为了优质资源提质扩容、均衡布局。特别是新冠疫情期间，一院多区在一些高水平医院的疫情防控、功能转换、重症救治过程中发挥了作用。但一院多区也带来了管理变量和运行变量增加的不确定性，一体化管理在一院多区发展过程中起到重要作用。大连市妇女儿童医疗中心（集团）以一院多区运营模式下财务整合为切入点，探索财务一体化整合对集团一体化整合的重要作用。

财务工作一体化整合不是一蹴而就的。在近三年的工作实践中，根据大连市妇女儿童医疗中心（集团）财务一体化的实施过程，总结出以制度整合为基础，以信息化整合为纽带，持续推进业务整合、资源整合和人员整合，最终实现财务一体化整合。财务整合立足于集团“一院多区”管理模式，探索相同体量医疗机构多院区融合路径，为集团实施高效有效的运营管理创造有利条件，推动集团一体化高质量发展。

制度建设是财务一体化整合的基础。制度本身依据国家法律、政策等，结合医院自身情况制定，有一定的程序性，能够给职工的工作行为提供可遵循的依据；又因其具有指导性和约束性，也能在财务整合初期，规范相关人员做些什么工作、提示和指导具体工作应该如何开展，能够为千头万绪的财务整合工作提供突破口。

信息化建设贯穿财务一体化整合工作的始终。集团整合前期，运营管理信息化面临诸多挑战和困难，亟须对运营管理体系进行全面升级，以信息化为支撑促进医院现代化管理水平的提升，逐步实现医院各项工作的精细化管理。

业务优化整合是财务一体化整合工作的核心，包括账户合并、资产、资金合并，账套合并，工资合并发放，纳税申报合并等工作。

资源整合是财务一体化实施的重要突破。三家医院在合并前是医疗体量几乎相当的三家市级医院，各院区配备同样或类似医疗设备，不仅造成资源浪费，更缺乏引进高端医疗设备所需要的足够资源和研究团队。政策推动集团化后，集团在“一院多区”模式下的统一高效运营，实现了同质化的多院区管理。实现医疗资源整合共享，不仅节约医疗资源，降低集团运营成本，还通过引进达芬奇机器人等高端医疗设备，使更多患者享受优质、可靠、便利的医疗服务。

加快推进“一院多区”模式下员工内部认同，是集团化整合最终也是最重要的一环。既要符合多院区员工柔性流动的管理要求，更要达到文化认同、方向一致，然而政策性合并导致员工们缺乏相互认同的文化背景，基于这一点考虑，集团将财务人员合并进程延后，将人员整合作为财务一体化的最后环节。

（二）组织实施

1.制度整合先行，平稳过渡合并初期。集团合并后首先印发了《大连市妇女儿童医疗中心（集

团）关于印发资金支出报销流程规定（试行）的通知》。经费报销是医院每天都要进行经济业务活动，这件事小到关乎职工的学习进修，工资薪酬发放，大到关乎医院的业务能否正常运转，例如药品和耗材的采购，工程的付款等。尤其是集团合并之初，报销制度的确立不仅在于财务上的支出控制和流程管理，更能有效减少职工不满和抱怨。集团首先梳理原三所医院报销业务流程的不同并进行优化和统一，使集团在成立之初资金管理能够顺利平稳过渡。

2021年，财务科整合包括财务管理制度、全面预算管理制度、成本核算管理制度、资产管理制度、运营管理制度、外出进修学习及公务出差报销管理规定、培训费管理办法等多项财务制度。2022年随着财务一体化进程的稳步推进，以国家出台的各项政策规定为依据，结合集团实际情况，财务科重新修订涵盖预算、成本、采购、运营、资产及捐赠管理领域的40余项管理制度；整合三院区委员会及领导小组，如全面预算管理委员会、运营管理委员会、国有资产管理领导小组、“经济管理年”活动领导小组、成本核算工作领导小组、内部控制领导及评价监督小组、财会监督领导小组等；明确各部门责任分工，确定近40个财务岗位的岗位职责并形成岗位说明书，有序完成集团财务工作的制度统一。

2.搭建高效运营管理系统（OES），实现人财物系统互联互通。立足于集团“一院多区”模式下各院区急需整合的现状，梳理影响运营整合的问题，如科室架构不统一，职责划分不够明确；信息系统不一致，医生无法跨院区查询化验和检查报告，不便于提升就医效率；患者不能跨院区挂号和就诊，患者就医感受差；三院区运营管理水平参差不齐，库存管理中仅一个院区实现了耗材二级库管理等。在集团领导班子的决策领导下，统一了三院区HIS等核心医疗系统，在此基础上逐步推动OES信息系统各个模块上线，以信息化为纽带推动集团统一科室架构，统一资源使用，加速推进院区融合。

从2022年1月1日起，集团三个院区统一升级、更换新信息系统，完成了集团三个院区HIS、EMR、LIS、PACS等核心业务系统的整合，实现了三院区数据标准统一、无缝融合，为实现集团内信息化的统一协同迈出了第一步。医生可以实现跨院区查询患者化验报告、跨院区执行医嘱，打破地域对医疗资源的限制，充分为患者就医提供便利，提高诊疗效率。

在核心业务系统整合的同时，集团于2022年4月1日正式推出了互联网医院小程序，统一了三院区挂号入口、在线支付等功能，支持线上查询化验、检查报告等，为患者就诊带来便利。为大力推广门诊患者对于小程序的使用，财务科人员和收款员熟练掌握挂号缴费流程，能够对患者进行熟练培训指导。除了在门诊大厅随处可见的自助挂号缴费教程宣传，科室人员更是在门诊高峰时期在门诊指导患者使用手机缴费，缓解门诊缴费排队压力。截至2022年9月30日，小程序新增用户达到71万人，累计用户约112万人；在线挂号总量超过69万个，占比全院挂号量56.97%；门诊线上缴费额约1.74亿元，占比全院门诊交费额的50.11%。通过发挥信息技术优势，搭建院内外一体化平台，实现了跨院区异构系统间的业务协同、数据交互共享、互联互通。

2022年，集团在融合发展的关键期，启动高效运营管理系统（OES）项目建设，OES系统建设包括财务、物流、供应宝、固定资产、人力资源、预算、科室成本、合同管理、易普网、党费管理10个业务模块，目标在于打造集团统一的运营管控平台，实现全集团范围内人财物等关键业务信息的集中；构建基础数据、组织关系、业务流程、财务数据、业务数据的标准化体系；实现财务集中核算，将全面预算管理、资金集中管理贯穿于业务过程中，将财务核算与资金结算、全面预算的监控功能融为一体。

信息化项目启动前，集团正式成立智慧财务管理系统项目建设领导小组，由院长和书记担任组长，分管财务和信息副院长为常务副组长，并下设管理办公室，多部门联合工作，责任分工明确。

OES系统通过构建业务模块和财务模块间的有效连接，推动业财融合和监管机制建设，实现对集团经济运营活动的全过程管理，进而为实现科室、院区以及全集团大数据的分析与应用，确保各类数据信息的规范性、完整性和有效性。

集团以OES系统为依托，以预算管理为主线，建立面向“全过程、全员、全口径”的全面预算管理体系，包括预算编制与调整、预算执行与控制、预算分析、考核的全过程管理；构建集团级、院区级、归口管理级、业务科室级四级预算管控体系，确保全员参与；涵盖收入预算、支出预算、项目预算以及资本性支出预算的全口径预算管理体系。“两上两下”预算编制流程，更是将所有收入、支出及项目采购等经济事项纳入预算管理系统中，覆盖人、财、物全部资源；同时集团预算编制、执行、核销、调整、分析、查询汇总等预算管理流程均能在系统中实现。

目前，集团已完成统一的信息系统建设、一致的科室架构体系、各院区趋于一致的运营管理模式。一致的信息系统消除了三个院区间的物理距离，各院区的业务量水平、收支情况、资源消耗情况都能在系统内查询，随时随地掌握集团运营情况，大大地提高了运营管理的质量和水平。

3.推进财务业务整合，实现财务一体化管理。财务业务整合是财务一体化管理的核心，财务部门根据业务发展需要，分期、分步骤进行业务整合。集团的健康运营离不开准确的财务核算及稳健的现金储备，随着财务一体化进程的推进，整合处理各类账户的工作提上日程。

2021年9月，集团实现财务核算账套统一，同年集团完成财政资产账户整合。在此基础上，集团先后完成了集团及原三所医院银行基本账户、零余额账户开户及销户，集团党费账户开立、备案及销户，财政非税收入系统集团开票端合并等工作。2023年，在摸清家底、权衡资金流动性的基础上，分别在8月和10月办理集团大额存单和定期存款，提高了集团资金使用效率。2023年，职工保险和公积金实现集团账号统一缴费。2024年5月，集团逐步完成税务账号的整合切换工作。

4.推进资源共享，提高资产利用效率。集团成立之初，通过规范制度建设，加强资产信息化管理，摸清集团家底，实现资源整合与调配。

集团成立国有资产清查工作领导小组，由院长、书记担任组长，分管财务、物资、信息的副院长担任常务副组长，其他班子成员作为副组长，领导工作小组办公室设在各院区财务部，由各院区财务科长担任领导工作小组办公室主任。制订固定资产清查盘点计划，由财务科牵头组织相关业务科室清点各院区固定资产与无形资产，内审人员监查，梳理解决历史遗留问题，保证账账相符、账实相符，最终在清查的基础上，整理卡片初始化数据，完成全集团共97931张卡片梳理工作。在资产清查基础上，集团于2022年6月完成OES固定资产管理模块上线工作。

集团在资产清查基础上，加大闲置资产清理力度，对各院区闲置资产调剂使用，提高资产使用效率。集团明确资产跨院区调拨管理流程，并通过OA系统审批执行。集团自成立至2023年通过院区间调剂启用闲置或使用率不高的设备2000余件，合计金额2600余万元；低值易耗品约900件，合计金额29万元；激活儿童院区价值5000余万元设备，实现消化内镜、胎儿镜、超声等设备三院区共享；引进高端技术，妇科和儿科共同使用达芬奇手术机器人，大幅提升资源利用率。下调医用耗材和检验试剂价格，年节省资金3000余万元。

加强卫生耗材管理。卫生耗材成本占集团总运行成本的20%，因此加强卫生耗材管理，对降低集团运行成本，控制医保不合理超支意义重大。整合前三个院区耗材管理有一定差异，审计多次提出个别院区卫生材料尚未启动二级库管理，存在账实差异问题；另一院区尽管设立了二级库，但未能发挥二级库应有的作用。为加强耗材精细化管理，规范库存仓储行为，强化成本管控，集团在完善耗材管理制度基础上，通过上线物流系统，明确卫材管理模式。

集团建立医用耗材二级库管理办法，规范卫材等物资管理流程，加强对临床培训，提高各科室对管控的重视程度，要求临床科室根据医疗服务需要量，实行耗材管理负责制，合理制订需求计划，避免医用耗材积压、浪费及流失。器械、财务部门协助临床每月盘点实物，查看效期，收费耗材自动核销，不收费耗材手工核销，并每月统计二级库账实差异率，分析耗材不合理核销原因并持续整改。科主任责任状中设立百元业务收入卫生材料消耗考核指标，通过考核使临床在日常医疗工作中不断强化耗材节约意识；同时从管理的角度，实现高值耗材零库存管理，减少资金占用，提高耗材周转率。

2022年9月，三个院区建立高值、试剂及普通卫生耗材二级库，上线一级库房27个，科室库219个，实现全集团覆盖；高值耗材采用代销管理模式，条码可追溯到患者的姓名、住院号，医生等信息，亦可追溯到每件高值材料的采购源头；普通卫材耗材采用系统定时核销模式，实现规范管理，减少人为干预。

集团通过搭建供应商协同平台，打通医院与供应商之间的采购订单线上协同、供应商送货与医院库房验收入库线上协同。将以往的口头通知供应商下达订单，变为线上系统通知。实现医院下单，供应商接收订单、备货、送货，到医院验收入库的线上线下相融合的完整采购业务流程。借助信息化，集团实现物资字典的统一管理，统一目录、统一编码，统一供应商目录，建立从供应商至最终消耗环节的全流程管理。基于医疗安全保障，建立供应商、耗材物资准入控制与退出机制，确保资质证件符合法律法规要求的供应商、耗材物资、设备资产才能进入医院采购渠道；并结合条形码、计算信息化手段实现证件预警、效期预警、耗材追踪，闭环管理等。

5.人员岗位整合，财务一体化最终实现。经过财务人员的不懈努力，财务制度整合、信息化整合、业务整合、资产整合在推动集团一院多区一体化管理方面均取得了一定成效。集团整合后，在“一院多区”扁平化管理格局下，重新定位各院区的功能和发展重点。2023年，集团完成临床科主任及护士长的聘任工作，在此基础上，由财务、人事牵头，完成了信息系统对临床科室组织架构字典调整。

随着集团整合工作的推进，具体财务业务如工资发放等已经进行整合，但是三个院区的财务人员仍是三套财务工作班子，不仅会存在工作内容交叉，也会导致工作杂乱、职责不清晰、人员能动性降低等问题。财务一体化工作的最后一个环节——推动财务科内部岗位融合迫在眉睫。

在集团合并初期整理的岗位职责基础上，根据近年工作发展要求和工作内容变化，重新对科室岗位职责进行修订，梳理完善包含财务、审计在内的32个岗位职责。

集团每周在总会计师带领下，召开财务例会，汇报讨论岗位整合进度，在保证工作正常完成的基础上，按照“成熟一个整合一个”的原则有序推进岗位整合。随着集团银行账户的启用，第一步整合的是出纳岗位，由一名出纳负责集团的所有出纳业务，并根据目前管理要求重新捋顺票据传递等相关流程及跨院区报销流程。第二步进行收入岗位的整合，统一的HIS业务系统和广泛推广应用的电子支付也为收入岗位的整合提供了便利，通过OES与业务系统的对接，同步收入数据后能够生成自动凭证，一名收入会计就可以完成之前三名收入会计的工作。第三步进行整合的是工资会计岗位，由于工资保险绩效等业务需要人事科的配合，特组织薪酬协调会，与人事科沟通确定工资绩效保险及公积金业务流程。支出会计、科研及财政专项经费会计，药品会计、资产会计、成本核算等岗位也相继完成岗位整合。财务一体化整合实现质的提升。

三、“一院多区”财务一体化管理成效

（一）财务一体化推动一院多区精细化管理

通过业务、财务一体化信息系统构建，自动生成相关会计凭证，自动参与科室辅助核算，大大提高财务核算的效率和准确率；成本核算层面，精准归集各业务单元经济运行数据，为医院经济管理决策提供数据支撑。

借助信息化工具，重新梳理整合资产、物资、科室、人员等多类基础信息，开展大规模资产清查摸清家底，逐步启动财务、物流、资产、成本、预算、人事、采购等10个运营信息模块初始化上线工作，并以此为契机重新梳理优化制度流程，促进实物流、资金流、业务流、信息流四流合一，实现院区之间运营管理融合统一。

（二）财务一体化使优质医疗资源合理布局

资产整合和信息化整合帮助大连市妇女儿童医疗中心（集团）打破原院区之间的壁垒，重新调整功能定位，把解决疑难重症和罕见病作为医疗服务的供给重点和发展方向，将优质医疗资源均衡分布在3个院区，实现人员院区流动、医疗物资统一补给、药品耗材统一采购、医疗器械统一调配。集团儿外科、耳鼻喉科、妇科肿瘤专家跨院区出诊和手术，提高了体育新城院区（原妇儿中心）手术室的利用率，手术量从原来的400台/年提升至4000台/年。建设病理中心、检验中心，有效降低运营成本；消化内镜、胎儿镜、超声等设备3个院区共享，使价值5000万元的设备高效使用；利用整合优势，下调医用耗材和检验试剂价格，节省成本3300万元。

通过集团统筹布局，释放了妇产、儿童院区空间，解决学科发展受限的问题，充分发挥体育新城院区占地面积大、房屋多的优势，为提高体育新城房屋使用率，集团决定取消另两个院区两处租用业务用房，每年节省租金1600余万元。

（三）财务一体化助力医疗服务供给结构调整、质量效率提升

扩大资源规模不是大连市妇女儿童医疗中心（集团）组建的初衷，改善资源配置和供给结构是其实现高质量发展的重要环节。制度的整合、业务的融合都体现了妇儿集团职工的凝聚力，资源整合、调整结构更是为提升供给质量和效率提供了有力保障。2023年，集团累计获批国家血液系统疾病临床医学研究中心协同研究中心、中西医结合儿科和中医妇科等省级重点专科12个。门急诊量达271万人次，同比增长53%；出院患者8.04万人次，同比增长37%；手术人次数3.93万人次，同比增长19.59%；病床使用率90.6%，同比增长29%；平均住院日5.61天，同比下降0.15%；门诊预约诊疗率达93.56%；分娩活产数1.52万例，占全市分娩量的49.17%，占市内四区分娩量的72.9%。药占比由20%下降到19.1%，耗材占比由8.9%下降到7.7%。

四、“一院多区”财务一体化管理经验

财务一体化作为推动集团一体化重要组成部分，以制度整合为切入点，短时间内减少原制度的冲突；信息化为支撑，贯穿一体化整合全过程，坚持业务流程、财务流程和管理流程的有机结合，从而保证业财融合的协同效果，优化资源配置，落实集团的“一院多区”扁平化管理战略；根据集团政策性合并的实际情况，充分发挥主观能动性，将人员岗位合并作为财务一体化最后环节。

大连市妇女儿童医疗中心（集团）的成立作为市政府深化医疗卫生体制改革的重要举措，有着深远的政策性意义，集团成立三年来探索一院多区协同发展的方法和路径对于为其他地区建设一院多区模式有一定借鉴意义。

虽然财务一体化尽可能地从管理制度、资源配置、流程管理等方面进行了统一和完善，但在集团“一院多区”融合发展过程中也难免出现文化难以融合、文化冲突不断等问题，如职工在多院区的文化认同方面，仍存在一定的偏见和误差等，影响公立医院高质量发展。因此，文化建设仍然是公立医院“一院多区”发展的难点和重中之重，也是大连市妇女儿童医疗中心（集团）目前和今后仍然需要努力的方向和目标。

参考文献

[1] 赵作伟.优化存量做强增量，实现高质量发展[J].中国卫生，2022(04)：20-21.

[2] 王大庆.公立医院一院多区的需求侧政策演变及预期[J].中国医院管理，2023，43(03)：26-29.

[3] 王大庆.“三合一”打造高质量妇儿集团[J].中国卫生，2022(04)：30-31.

[4] 王大庆.公立医院一院多区的供给侧政策分析与实践[J].中国医院管理，2023，43(08)：84-86.

[5] 王大庆，刘鑫.以一院多区为契机 助力妇儿集团高质量发展[J].中国医院院长，2022，18(22)：75-77.

[6] 贾末，王梦莹，孙震，等.多院区协同信息化平台的设计与实现[J].医疗卫生装备，2020，41(06)：64-72.

[7] 李笛.运营信息化建设助力公立医院高质量发展——以A医院智慧运营实践探索为例[J].财经界，2024(08)：60-62.

[8] 邹欣芮，杜鹏.三院合一共发展融合资源出成效[N].健康报，2023-03-17(3).

贵州中医药大学第一附属医院："智慧招采"助力社会与经济效益双赢

陶婉菊　史华　姜祥筑　张妮

一直以来，采购管理都是医院经济运行和运营管理至关重要的业务活动之一。采购管理要做到合法合规、符合业财融合的内控要求，同时还能助力医院降本增效、高质量发展，需要医院从组织战略层面提升对采购管理的重视，还要有战略视野的顶层规划，要有长期的、稳扎稳打的管理改革决心。

在公立医院业财融合领域的探索上，贵州中医药大学第一附属医院以医院采购管理为切入口，顶层规划，分步建设，经过五年的布局与发展，逐步形成了具有本院特点的智慧招采业财融合管理实践经验，进一步促进了提质、降本、增效，极大提升医院影响力，实现了社会效益和经济效益双赢。

一、采购管理改革的必要性

（一）政策背景

1.公立医院运营及高质量发展。2020年12月，国家卫生健康委、国家中医药管理局发布《关于加强公立医院运营管理的指导意见》在我国公立医院运营管理进程中具有里程碑意义，首次明确了公立医院运营管理是以全面预算管理和业务流程管理为核心，以全成本管理和绩效管理为工具，对医院内部运营各环节设计、计划、组织、实施、控制和评价等管理活动的总称；是对医院人、财、物、技术等核心资源进行科学配置、精细管理和有效使用的一系列管理手段和方法。

2021年6月，国务院发布《关于推动公立医院高质量发展的意见》明确健全以经济管理为重点的科学化、规范化、精细化运营管理体系，正式启动我国公立医院高质量发展进程。

2022年4月，国家卫生健康委发布《公立医院运营管理信息化功能指引》对医院高质量发展在信息化建设层面提出了指导建议，并在资产域（物资管理、资产管理、供应商协同）、专项运营分析（设备管理分析、物流管理分析、采购管理分析）、内控管理等层面提出具体要求。

2.公立医院内部控制。2021年1月，国家卫生健康委、国家中医药管理局发布《公立医院内部控制管理办法》。2023年12月，财政部、国家卫生健康委、国家医保局、国家中医药管理局等四部委《关于进一步加强公立医院内部控制建设的指导意见》提出，2025年底，建立健全权责清晰、制衡有力、运行有效、监督到位的内部控制体系，强化财经纪律刚性约束，合理保证公立医院经济活动及相关业务活动合法合规、资产安全和使用有效、财务信息真实完整，有效防范舞弊和预防腐败，提高资源配置和使用效益。

总之，医改的持续推进、政策的密集发布、医疗扩张的天花板，均要求公立医院从过去依靠规模扩张的“原始积累”向精细化“高质量发展”模式演进。在内控标准的高要求以及医院内部人力成本与效率矛盾的内因影响下，公立医院运营管理已进入由点及面的发展阶段，实现从“单点逐个切入”向业务与财务“交错融合发展”转变。本案例从医院制度化建设、信息化建设出发，从全面内控、业财融合的供应链管理体系呈现医院“业财融合”管理实践成效（见图1）。

信息功能指引

2022年4月国家卫生健康委颁发《公立医院运营管理信息化功能指引》，对招采建设提出具体指导意见

内控建设

2021年1月国家卫生健康委、国家中医药管理局联合发布《公立医院内部控制管理办法》，明确招采层面应：
- 强化预算约束、深化合同协同
- 健全制度规范、落实归口管理
- 推进岗位分离、嵌入信息系统

智慧管理

运营管理

高质量发展

2020年12月国家卫生健康委、国家中医药局发布《关于加强公立医院运营管理的指导意见》
- 强化全面预算及财务信息共享共用
- 构建资产采购、领用、库存等全链管理体系
- 强化业财融合及预算、成本、内控管理意识

2021年3月国家卫生健康委发布《医院智慧管理分级评估具体要求》
- 招采关联5级评审项8条、4级评审项7条、3级评审项4条
- 对招采系统在档案归档、业务联动、全链管理、数据留痕等方面提出要求

2021年6月，国务院发布《关于推动公立医院高质量发展的意见》。提出“以建立健全现代医院管理制度为目标，公立医院发展方式从规模扩张转向提质增效，运行模式从粗放管理转向精细化管理”

图1　公立医院内部控制

（二）医院招采管理的沿革及现状

医院招采管理实践经验以2019年为分水岭。2019年以前，医院采购工作以支持医院业务、规模快速发展为核心，在医院医疗业务快速发展的过程中，采购管理起到了举足轻重的作用。随着国家对公立医院政策指导的演变，医院在规模扩张的同时及时向精益运营转变，以应对医保支付改革、医疗费用增加等一系列外部经营压力。在医院向精细化运营改革的过程中，以招采管理为例，自2019年起经过了三个探索发展阶段：

第一阶段：2019~2020年。在设备科内部通过对医院采购制度化建设、耗材采购管理修订，结合公立医院内部控制管理要求，初步在业务层面针对采购内控进行流程梳理与设计，同时注重培养科室人员在采购管理方面的专业学习和工作能力。

第二阶段：2020~2022年。医院上线使用了院内采购管理平台“易普优采”，先从设备类，再逐步覆盖至耗材类、服务类。在设备科内部，对院内自采的项目，实现部门级信息化建设，解决院内自采的效率及留痕追溯问题。

第三阶段：2022~2024年。医院成立国有资产管理科，对采、管实行组织级分隔；全面落实归口管理，强化部门分工与协同。医院将原有院内采购管理平台升级至全院智慧招采系统，在发挥原有院内自采线上协同的优势经验基础上，横向将采购作业延伸至预算部门、需求归口审批部门、合同管理部门、财务结算部门，以预算为主线，打造医院在招采管理领域的业财融合采购闭环；纵向将院内自采以外的，包含集采类、代理采购类等其他采购方式的项目全口径纳入智慧招采系统管理，加强与采购代理机构的协作及对其约束管理，通过流程信息化，强化医院作为采购人主体的管理要求能够有效执行，并能及时自查、及时改进。

（三）建设目标

医院智慧招采建设进程（PDCA）（见图2）。

2020~2022年
设备科自采线上化
2019年探索采购线上化，上线易普优采平台，实现线上自采试点，满足医院制度诉求，安全合规，提升采购工作效率

2019~2020年
设备科采购规范化
采购制度化完善
业务层面采购内控流程设计
学习与培养专业能力

2022~2024年
业财融合、采购数字化
完善制度，强化分工；深入业财融合实践，强化采购归口管理，加强部门协同，探索数智化升级，实现从预算、采购、合同全链联动管控

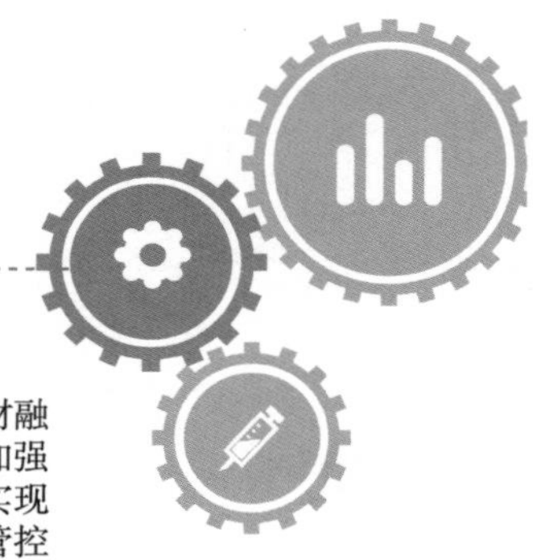

图2　医院智慧招采建设进程（PDCA）

以信息化为抓手推动医院精益管理变革，建立符合公立医院改革精神的智慧管理体系，实现“业财深度融合、强化内部控制、高效运营分析、优化资源配置、细化项目分类”的分步目标，助推医院高质量发展。

1.业财深度融合。构建集“预算、业务执行、监督、核算、分析”于一体的闭环财务管理体系，使财务充分参与医院经济运行过程，进一步减少各个业务部门之间的管理脱节现象，主动参与业务并以翔实的数据指导临床业务优化，使财务工作从后台转移到前台，从被动转向主动，变事后财务为事前计划、事中控制、事后记录分析。

2.强化内部控制。将医院内控管理体系植入医院运营管理业务过程之中。以预算管理为主线，以资金管控为核心，贯穿于医院日常经费、专项资金、合同管理、资产采购、物资管理、资产管理等经济活动过程，并服务于最终会计核算、考核评估和管理报告，达到强化内控、降低经营风险的目标。

3.高效运营分析。提供全院级、科室诊疗组级、专病级多层次运营监测、分析与管理决策支持，形成有效的运行管理闭环，及时、准确呈现关键数据信息，依据量化数据科学决策，将抽象数据转变为可视化分析图形，让管理者更加直观地掌握医院运营状态，寻找经营差距及解决办法。

4.优化资源配置。以预算管理为起点、以人财物管理为基础、以成本核算为核心、以运营数据分析为依据，厘清医院、科室、病组甚至医师级资源配置与消耗情况，为医院、科室、病种、项目算一笔明白账，重估医疗服务价值，找到成本控制点和业务改善策略，倒逼临床优化和管理提升。

5.细化项目分类。以内控制度为框架，根据项目标的物的具体应用场景和医院使用的实际情况，

细化项目分类，设置不同的审批、采购、验收、使用等流程，通过精细化的划分，避免“一刀切”带来的成本增长或内控漏洞。

二、采购管理的建设

在《推动公立医院高质量发展的意见》指导要求下，为将公立医院内部控制落实在医院运营中，贵州中医药大学第一附属医院梳理已有制度文件、财务业务流程及配套信息系统建设情况，发现在医院的采购管理实践中，存在不相容岗位分离与流程脱节之间的矛盾、医疗采购专业度与需求编审规范性之间的矛盾、快速发展下的效率要求与频繁更新的制度规范之间的矛盾。

因此，在医院领导班子的指导与支持下，结合实践探索经验，通过完善内控制度、采购管理制度，进一步落实论、采、管、用分离；并以信息化建设为抓手，解决效率、协同方面的跨部门管理问题；采购预算管控贯穿采购作业全流程；加强医院作为采购人责任主体，在采购需求、采购过程留痕及采购资料归档方面的管控。

医院于2022~2024年规划并实施了以财务全面预算为主线、以单位层面内控为指导、以业务层面采购内控为核心、以合同管理及智能报销为两翼的业财融合建设思路。

（一）梳理采购组织与采购角色、业务流程

采购组织层面，形成归口管理，管、采、用三权分置机制，实现组织与角色的重新梳理与规划。在业务上确保全程数据留痕、可溯。深度应用信息技术，将基于国家政策及院内制度制定的作业流、审批流嵌入招采系统，固化内控管理，保障招采合规性，降低招采风险（见图3）。

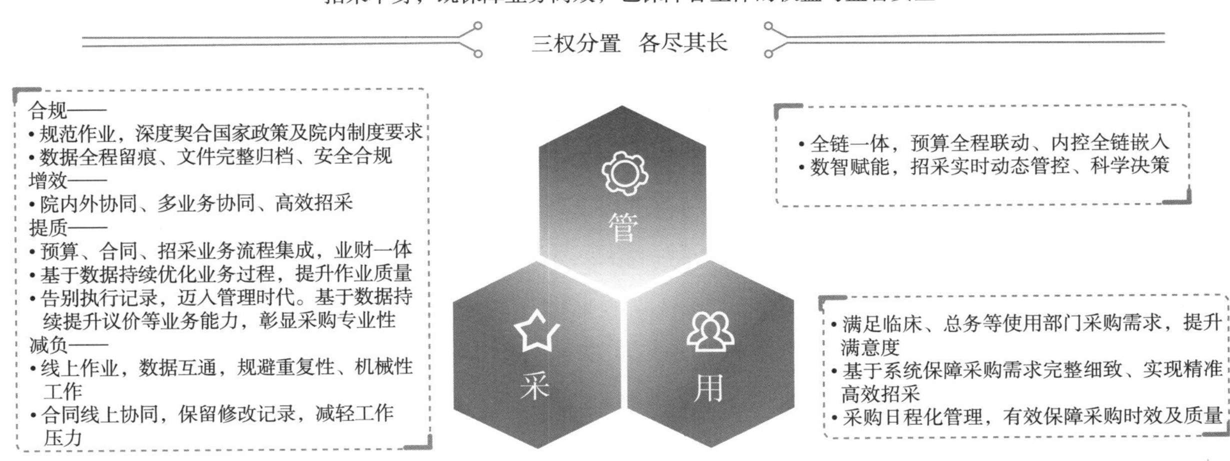

图3 采购组织与采购角色、业务流程

（二）实现采购内控在全业务流程中的贯穿

1.建设医院耗材供应链全流程内控体系。依托信息化系统，医院探索搭建“从招采、配送，到验收、入库、出库，再到消耗、结算”的运营管理体系，并依据院内内部控制制度将内控关键节点及流程嵌入系统，逐步将管理从“人工控制”转变为“系统控制”，在医用耗材供应链管理领域，加

强内部控制管理，实现数据线上留痕、全程可溯，满足医用耗材从采购到结算全生命周期管理需求，实现每一件医用耗材向前可溯源、向后可追踪。

2.建设基于内控的招采体系。

（1）严格按照制度要求合规采购。严守招采内控点，根据国家相关政策要求、医院实际采购物资及预算金额，判断招采方式，并严格遵循对应的招采流程。

（2）严格把控执行环节合法合规。资质预审，事先将不符合资质要求的供应商剔除，提升线下评审会效率，同时严格把控比选满足条件的供应商数量不得少于三家。谈价满足条件的供应商不足三家时，必须进行市场调研。以此有效解决招采过程中效率与合规的矛盾。

（3）严格落实国家相关政策要求。按《医疗机构医用耗材管理办法》中“医院必须对医用耗材的采购进行统一管理，其他科室不能进行采购业务”的要求，医院探索线上用采分离模式，采用双信封制，商务标和技术标相互分离，临床只负责技术标的审核，评审专家则在临床评审的基础上进行进一步的综合评审，有效解决用采分离模式与保障临床医疗质量的矛盾，确保合规并满足临床使用。实现院内自行采购方式下的招采业务线上化、数据留痕、过程文件留档，可查可溯。

3.建设基于内控的院内外物流管理体系。

（1）规避资质证件过期。供应商按要求上传资质证件，医院审核、随时可查。效期预警，规避因证件失效带来的安全隐患。

（2）全方位验收物资质量。科室需求、采购单、配送单、入库单全共享，货票同行，有效规避过去验收与采购之间的数据脱节，便于验收环节全方位把控物资质量——资质证件是否过期、配送的是否遴选库的耗材、数量是否一致等。

（3）院内物流全程管控，医用耗材条码管理，高值耗材单一条码管理。全程扫码完成信息录入及出入库记录。探索搭建ABC三类库房管理模式。B库下分13个二级库，57个三级库，实现耗材从资质、入库、医嘱核销、财务付款的全生命周期管理。

（三）实现业财融合与采购全链管理集成

1.智慧招采关联预算，实行“无预算、不采购”。采购计划即关联经费来源/资金类型/预算额度等数据，实现全程预算控制及不同经费类型管控，支持将全部资金类型纳入预算管理，严格落实专项资金管理，内控层面通过系统落实无预算不采购、超预算不采购。

2.招采项目与合同联动，完善内控数据链。招采项目执行完毕后，可根据中标信息生成采购合同，数据自动导入，规避人工录入及供应商篡改条款的风险。线上即可协同供应商完成合同修改，支持合同模板定制、合同水印，与合同管理系统联动，从招采打通合同后续审批会签流程，完善内控数据链，实现系统融合与标准数据联动（见图4）。

3.耗材供应链数据同源、业财融合。依托信息化系统，实现耗材供应链各环节的数据同源，规避数据孤岛，在信息化建设初期即以“将来实现业务互联互通”为规划指导，形成业务与财务“交错融合发展”的管理体系，基础数据字典建立映射关系，为医院管理者综合把握供应链运营情况、业务单元成本核算、医院整理绩效评估、优化医院管理模式，提供全面、联动的数据支撑，实现由点到面的科学管理，助力医院高质量发展。

4.耗材采购闭环视角的业财融合。

（1）发票协同、货票同行、账实相符。送货单、发票单、付款单逐单关联，货票同行，确保账实相符。发票单据信息化管理，高效准确，供采双方可明细级追溯、强化资金监管。

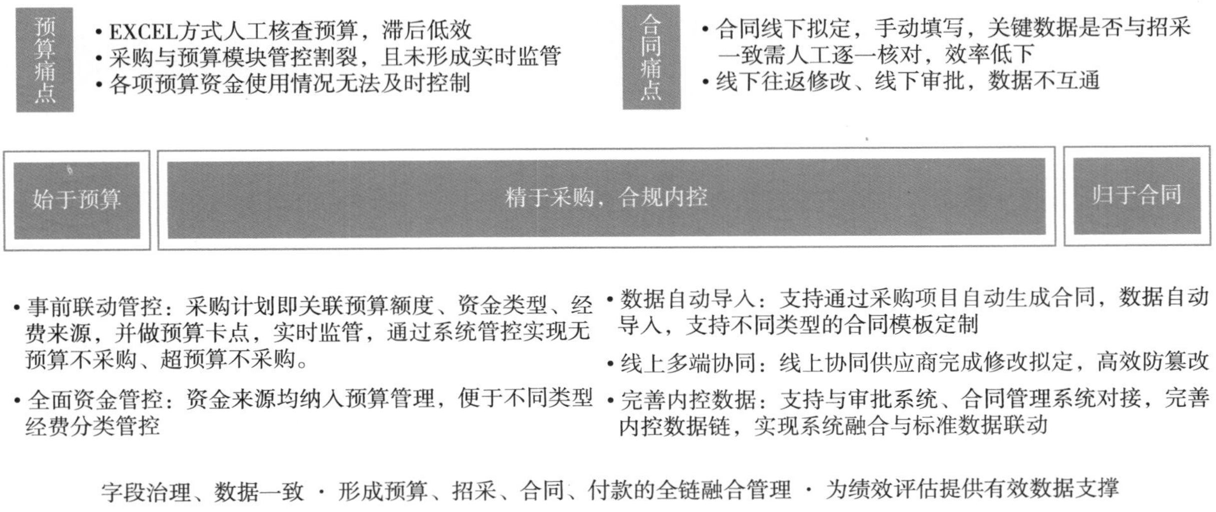

预算痛点
• EXCEL方式人工核查预算，滞后低效
• 采购与预算模块管控割裂，且未形成实时监管
• 各项预算资金使用情况无法及时控制

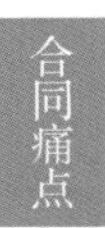

• 合同线下拟定，手动填写，关键数据是否与招采一致需人工逐一核对，效率低下
• 线下往返修改、线下审批，数据不互通

始于预算　精于采购，合规内控　归于合同

• 事前联动管控：采购计划即关联预算额度、资金类型、经费来源，并做预算卡点，实时监管，通过系统管控实现无预算不采购、超预算不采购。
• 全面资金管控：资金来源均纳入预算管理，便于不同类型经费分类管控

• 数据自动导入：支持通过采购项目自动生成合同，数据自动导入，支持不同类型的合同模板定制
• 线上多端协同：线上协同供应商完成修改拟定，高效防篡改
• 完善内控数据：支持与审批系统、合同管理系统对接，完善内控数据链，实现系统融合与标准数据联动

字段治理、数据一致 · 形成预算、招采、合同、付款的全链融合管理 · 为绩效评估提供有效数据支撑

图4　业财融合与采购全链管理集成

（2）实物账、实物、财务账三流合一。①数据共享互通，采购、库管、验收、入库全链打通，不同岗位工作人员可直接了解每一笔物资的采购品类、数量、价格，有效规避了过去各环节信息的脱节，确保每一环节数据都对得上；②医用物资条码管理，扫码完成入出库，全程操作留痕，有效避免跑冒滴漏；③医嘱核销，通过HRP与HIS系统对接，实现结算耗材库存自动消减，全方位确保实物账、实物、财务账的统一。

（3）供应商科学遴选、管理。基于数据同源、业务单据留痕，可全面科学评估供应商服务质量，不断强化供应商响应效率及服务水平，为医院后续科学管理、遴选供应商提供数据支撑。

“五优”供应链管理体系见图5。

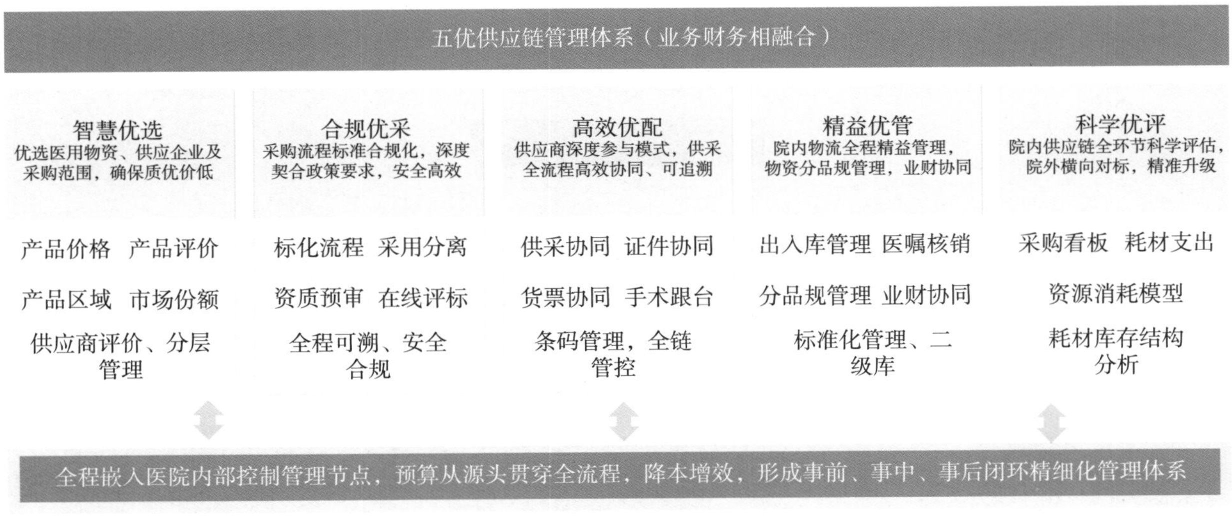

五优供应链管理体系（业务财务相融合）

智慧优选 优选医用物资、供应企业及采购范围，确保质优价低	合规优采 采购流程标准合规化，深度契合政策要求，安全高效	高效优配 供应商深度参与模式，供采全流程高效协同、可追溯	精益优管 院内物流全程精益管理，物资分品规管理，业财协同	科学优评 院内供应链全环节科学评估，院外横向对标，精准升级
产品价格　产品评价	标化流程　采用分离	供采协同　证件协同	出入库管理　医嘱核销	采购看板　耗材支出
产品区域　市场份额	资质预审　在线评标	货票协同　手术跟台	分品规管理　业财协同	资源消耗模型
供应商评价、分层管理	全程可溯、安全合规	条码管理，全链管控	标准化管理、二级库	耗材库存结构分析

全程嵌入医院内部控制管理节点，预算从源头贯穿全流程，降本增效，形成事前、事中、事后闭环精细化管理体系

图5　“五优”供应链管理体系

5.信息系统自动控制刚性环节。通过内控规则和内控点嵌入信息系统，通过系统自动控制刚性环节。如预算关联、采购方式选择、合同核心条款及采购验收的一致性，不相容岗位的互相监督、互相制约，自采流程规则遵守等，均通过信息系统自动约束，人为无法干预，保证了招采全闭环的

合法合规、公平公正性。

三、智慧招采系统的建设保障

（一）组织保障

由院领导班子牵头，财务、资产管理科、设备科、信息科等多个相关部门协同组成医院业财融合专项领导小组；望海康信（大连）科技有限公司（以下简称“望海康信”）作为医院“易普优采平台”信息系统设计与建设方，负责本次业财融合项目暨智慧招采系统的承建，共同组建项目组。

医院通过内部流程梳理、制度完善、理念宣导等方式，不断深化院内在管理目标方面的共识，加强部门间的工作协同。望海康信通过多年行业积累的医院项目实施经验，为医院提供信息化设计建议并提供实施过程中的技术支持。

（二）资源保障

1. 人力资源保障。为将智慧招采业财融合的管理实践落到实处，医院不仅强化部门之间工作协同机制，还适时灵活调整人力资源配置，为智慧招采闭环业务设置预算专员，严格将“无预算、不采购”落实到系统设计和日常软件管控中。

2. 知识资源保障。为加强相关科室人员的专业技能和知识储备，医院鼓励学术交流与培训学习。曾在贵阳主办题为《经济管理年背景下的医院供应链管理》的学术会议，邀请前国家卫生健康委、贵州省卫生健康委、贵州省中医药管理局有关领导，以及全国近50家医院参与研讨交流，促进了知识共享与医院职工的学术交流。

3. 财务资源保障。医院从绩效考核指标维度，以绩效为杠杆，促进本案例在院内的不断实践。

（三）实施过程

1. 项目组构成（见图6）。

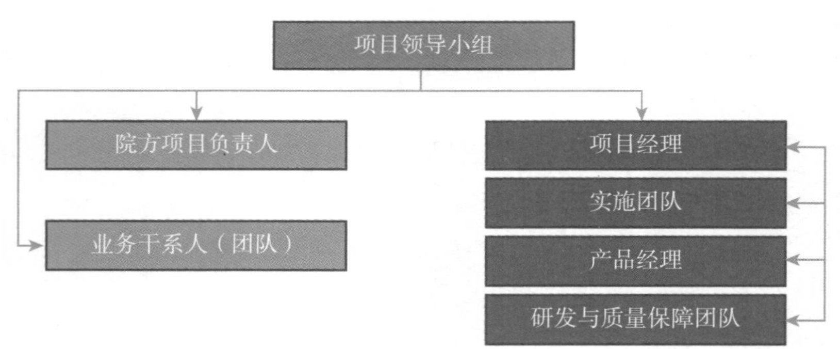

图6　项目组构成

2. 业务实施过程。以医院采购业务为合规导向，将采购预算、采购需求、采购项目执行、采购合同协同、供应商管理等延伸到医院日常运营管理过程中，规范化采购流程确保采购合规，保证医院采购行为安全合规，在采购业务过程中全程实现有效监管与数据可追溯，强化业务连接，使需求科室回归业务发展，归口部门聚焦专业管理，采购部门专注于采购本身，充分发挥专业特长。用采分而不隔，明确用采边界，保障业务高效的同时，保护各部门的权益与监管安全。同时为医院高效运营提供实时、动态、可量化的数据，为医院各层级管理提供决策依据，提高医院运营管理能力。

建设内容如下：

（1）采购预算管控。预算管理在招标采购中扮演着至关重要的角色。①根据政府相关文件要求，公立医院必须实行全面预算管理，其中预算编制和执行对采购活动进行约束，是贯彻预算管理的关键环节。②有助于帮助医院真正实现无预算不采购、超预算不采购的精细化管理要求。③在确保合规的前提下，在招标采购执行的事前、事中实现基于预算的风险控制是十分必要的。④预算管理也提供了在预算维度下对于招标采购执行过程和质量的绩效考核依据。

通过信息化建设，将采购需求、采购执行进行与医院预算管理联动融合。支持预算关联、调整、查看，落实无预算不采购的内控管理原则。

（2）采购需求管理。业务科室所提交的需求是采购工作开展的依据，归口管理部门在收集汇总业务科室需求后，按医院管理制度进行提交审批；采购系统中应纳入需求详情及审批附件，重点要在需求环节落实参数详情及调研依据，为后续的采购执行环节建立基础，将业务科室的需求与执行采购的业务部门进行衔接。

（3）采购计划管理。基于采购需求制定合理的采购计划是执行采购工作的重要工作，采购人根据对标的物参数、市场情况、医院库存等各类客观因素的综合考量，对采购工作开展的时间、标的物、数量、负责人做出明确的任务安排。做好采购计划对于采购工作的提质增效，对于医院供应链整体效率与成本的平衡具有积极意义。

（4）采购项目管理。将医院的招标工作通过项目化的方式进行整合与管理，针对不同的标的物、金额匹配不同的采购方式，按照医院采购内控管理制度，对采购过程进行全面、系统、有序地管理和记录。医院自主采购类业务应实现全流程线上采购；非自主采购类的项目应按内控管理制度登记采购结果。

（5）采购合同管理。采购项目在确认中标供应商并完成公示后，采购人需要与中标供应商签署合同。在拟定合同过程中，双方需要进行多轮次的修订与确认，在定稿后需要进行医院的内部审批，通过后才能进入双方正式签署环节，完成合同的签订。

由于采购合同的签署是医院与供应商都要参与的重要工作之一，做好采购合同管理，一方面是医院采购审计的明确要求；另一方面对于保护供需双方的利益，确保医疗供应链的稳定性与执行效率，具有积极意义。

（6）公告管理。采购人在执行采购过程中，按照政府采购有关法律法规的要求，需要在不同的阶段进行公告、公示，以满足政务公开的要求。同时方便供应商及时对采购活动进行了解和响应。不同的采购项目按医院的采购内容管理要求有不同的格式或模板要求。对于采购过程中医院发布的公告、公示，通过信息化系统进行分类管理、集中归档。

（7）归档管理。医院招标采购归属于政府采购业务，上级主管部门对其业务过程和结果具有监管与审计要求。对于医院自主采购，也要由本院内部审计部门进行审计。其数据要求保存时限为采购结束之日起至少十五年。因此，医院对于采购项目需要进行归档，基于无纸化办公的趋势和环保诉求，系统支持电子归档与归档管理。需要归档的内容包括但不限于：采购需求信息、参数信息、调研论证材料、招投标过程信息、合同信息等，以及过程中各类审批信息、其他需要留档留痕的文件、材料等。

（8）供应商管理。采购人在执行招标采购的业务过程中，通过对供应商资质的全过程监控，实现从报名、报价、投标到评价的闭环式管理，充分考虑供应商的资质合规性、服务质量和遵守信用，并对各类违规行为进行记录和处理，切实保障招标采购活动的公平性、公正性与合规性，使之不受不良供应商的影响，为医院提供持续高质量的采购服务。

通过供应商管理模块的有效运用，采购管理系统可以为采购人员提供全方位、一站式的供应商管理服务，提高供应链的质量和效率，降低采购成本和风险，促进采购活动的可持续发展。

（9）采购台账及报表。医院的招标采购活动具备合规性、时效性、关联性要求，通过结合医院实际招标采购管理要求，通过报表将招采业务进行数据化、可视化表达，让招采负责人对招采活动了如指掌。对关键风险能够及时消弭，对采购的执行效率有清晰的认知。从而实现采购业务与管理的PDCA循环建设与精益化发展。

四、实施效果

2022年7月，国家卫生健康委公布最新全国三级公立医院绩效考核成绩单。贵州中医药大学第一附属医院在中医类别全国考评等级为A+，位列贵州省第一名，在全国465家三级公立中医医院中排名第23位，其中运营效率得分比上一年度增加了8分。

（一）招采过程可追溯

耗材供应链全链线上管理、数据留痕，每步操作均可查可溯，文件线上完整留档。实现全面而精细的医用耗材管理模式的构建，医用物资全生命周期管理、全业务高效协同、全链条线上管控、全流程安全合规、全场景科学评价的管控闭环。

（二）决策依据可视化

数据同源、业财联动，形成完整内控、绩效评估、成本核算数据链，管理者可基于全局数据视野，形成事后科学评估的管理机制，实现全链精益管理持续升级优化。

（三）质量评估可量化

首先，有效提升信息透明度，供应商可第一时间了解招采各环节进度及未中标原因等信息，降低沟通成本，供应商满意度从2018年的98%增长至100%，实现零投诉。其次，通过五优供应链优采产品与其他医院共享优质供应商资源，报价供应商从100家增至1000多家，报价供应商质量有效提升，竞价更充分。最后，分段评标、科室参数盲审，符合使用科室需求的进入谈判环节，严把质量关。30万元以上预算价，实行价格控制。

（四）效率提升看得见

招采全流程耗时从过去的35.08天降至15.2天，降幅达56.67%；招采项目达成率从过去的80%提升至98%，增长22.5%；临床平均收货时间从3.1天降至0.8天，降幅74.19%，有效提升了供应商响应及配送效率；探索移动端审批办公，随时随地掌握各项事务进度、提高审批效率。

（五）成本结构更优化

2019年至今，耗占比连续三年控制在20%以下，耗材成本增长率逐年下跌。耗材降本上，以揿针为例，医院通过易普优采引入优质供应商，在进行充分扩面及竞价后，进口价格从11.2元降至5.5元，国产价格降至3.5元，按进口20万只、国产150万只计算，采购成本下降超1200万元。

（六）医疗服务价值更凸显

作为新医改下一个10年的开局之年，2020~2023年国家密集出台了诸多管控政策，在以“腾空间、调结构”为核心脉络的管控基调下，医院通过业财融合指导下的智慧招采建设，有效挤压成本空间，优化成本结构，将工作人员从琐碎的事务性工作中解放出来，为彰显医疗服务人员价值及价值医疗的践行，起到了极大的促进和推动作用。

经过多年探索实践，医院摸索出符合本院发展的管理路径和发展方向，在已有的经验基础上，将不断深化管理与政策的结合，通过加强制度建设及信息化建设“双管齐下”，结合“智慧医院”评级标准指导，补齐系统之间的有机联动，通过设备采购绩效评价、耗材采后评估、供应商评价等手段，构建招采闭环管理。通过智慧招采系统积累更全面、颗粒度更细的业务运营数据，以期将精益运营的业务数据应用于更优的管理决策、更科学的绩效评价。

五、应用价值

（一）战略意义

医院在临床学术发展和经济运行管理双轨并重的战略下，立足于贵州省内、辐射西南更广泛区域的中医药专科发展的医院。高质量发展指导下的智慧招采业财融合探索实践案例，使医院从组织竞争力、服务竞争力等方面突出优势，并为医院组织级战略绩效改革提供充分的探索实践及管理依据。

在《公立医院内部控制管理办法》要求下，既做到单位层面三权分离、不相容岗位分离，同时又在需要资源调配的每个业务活动中，注重业务融合、系统联动。医院于2021年探索、2022年成立独立的采购部门，归口全院采购管理职能，从院级、科室级制度建设入手，全面进行组织内控调整及人才培养；另外，通过战略规划及信息系统建设，使职能分离的部门间形成有机的业务融合与联动，既达到内控目的，又激活了组织创造力与活力。

（二）模式创新

通过信息系统的规划，将“事前、事中、事后”的PDCA闭环管理思路以业财融合的方式与软件系统结合，通过全面预算系统、智慧招采系统、智能报销系统的全面建设打通，采购业务层面的财务内控链条。同时，提升业务部门，如采购管理部门、职能归口管理部门在工作中必要的财务支撑作用，避免线下查找或核对预算审批信息，对预算异常的项目及时发现、实时控制。智慧招采系统通过全面线上化的公告、供应商报名、专家移动评标等作业方式，实现采购过程资料的自动归档，从采购业务的内控层面全面推进医院高质量发展。

医院智慧招采业财融合案例的规划思路即PDCA持续改进的管理模式，因此该案例的实施推进，有利于医院在管理闭环的各个环节，发现问题、提出优化方案、改进、评估。随着智慧招采业财融合的推进，医院下一步将以合同及资产管理的深化应用及系统升级为持续改进方向，不断推进医院迈向高质量发展新阶段。

医院智慧招采业财融合案例是以制度建设及宣导为发动机、以信息化建设为能量的模式，推进驱动。一方面，医院制度建设离不开国家政策、法规的指导要求，结合医院自身特色与战略发展需要，形成基于制度的单位层面战略方向、组织架构、发展目标、文化凝聚力；另一方面，信息化建设的前提既是医院管理制度，又要以政策法规为准绳，信息化系统是医院管理理念转化为管理成果的工具之一，既有其标准性，又有医院管理的特色属性。因此，无论是从制度建设，还是信息化建设两个方面，都有可复制推广的共性，同时也有可互相借鉴的医院特点。

（三）效益提升

通过整体规划、系统融合、分期建设，将业财融合的运营思维通过信息化建设落到实处，逐步实现精益运营、数据同源、管理决策优化。在业务流程上实现全流程优化和精细化管理，在技术上采用开放式设计和标准接口，可实现与医院财务系统对接，共享关键业务数据，实现业务与财务信息高度一致，提升医院运营体系的协同效率，支撑医院内控和高质量发展需求，助力医院运营管理能力体系化。

通过智慧招采业财融合案例探索，提升供应商服务水平、降低部分耗材及设备的采购成本、提升需求部门满意度，大大降低内控风险，形成医院可持续的良性竞争优势，提升了患者满意度。本案例提升了采购效率及管理质量，节约低效重复的人力资源成本投入，使人才发挥所长；降低采购成本，优化医院成本结构。

（四）影响力效应

医院通过智慧招采业财融合案例的实践与探索，在中国医学装备学会、中国卫生经济学会、中国医院建设发展大会等多个国家级学会组织的学术会议中进行案例分享与管理经验交流，多次接待省内外医院参观交流。在2022年国家三级公立医院绩效考核排名中，医院为中医类全国考评A+，位列贵州省第一名。

通过综合竞争优势的构建，医院在人才引进、患者服务、采购方口碑方面都打造出具有贵州中医药大学第一附属医院特色的影响力及优势。以招采为例，目前医院通过采购公告的公示，更多供应商愿意关注并响应医院需求，形成良性有序竞争。

柳州市工人医院：以精益运营赋能学科高质量发展

李哲　王丹玲　陈小倩

随着医改的不断深入，对公立医院运营管理和科室建设提出了更高的要求。要以高质量发展为目标导向，以临床科室为服务对象，以成本管控和绩效管理为工具，探索建立基于临床科室的高质量发展运营体系至关重要。柳州市工人医院聚焦医院运营管理在助力学科建设中的应用，采用预算管理、成本管控、绩效管理等工具，结合临床路径分析和资源配置优化，构建了一套精细化的运营管理体系。实践表明，在精益运营助力下，医院学科建设上了一个新的台阶。

一、开启运营管理改革之路

（一）改革的必然性

2020年，国家卫生健康委、中医药管理局印发的《关于加强公立医院运营管理的指导意见》提出，“以公益性、整体性、融合性、成本效率及适应性为原则”，以“优化资源配置、加强财务管理、业务管理与财务管理相结合”这一政策强调医院要提升业务科室的综合运营效益。

在DRG支付方式改革的大背景下，探索和实践医院运营管理在助力学科建设中的应用与成效，符合国家政策导向和医院实际需求。

DRG支付方式改革给公立医院运营管理带来深远的影响，医院应结合运营管理现状，充分利用DRG支付改革带来的机遇进行转型，积极调整医院的目标战略，探索运营管理模式，构建有效的运营管理体系，推动医院精细化管理和高质量发展。DRG改革背景下，柳州市工人医院以疼痛科为实践对象，深入探讨了在DRG支付方式改革背景下，医院如何通过运营管理的创新实践，推动学科建设和医院高质量发展。

（二）改革的创新性

1.统计分析助力学科发展。本文通过应用数据包络分析DEA-BCC模型，对2017~2023年疼痛科的运营效率进行了评估。DEA方法不仅为医院提供了一个量化和比较不同科室效率的有效工具，而且也为发现问题、制订解决方案和跟踪改进效果提供了科学依据。在深入探讨DEA方法对疼痛科运营管理效率的科学分析之后，本研究将进一步阐述医院如何将这一方法应用于全院临床科室的效率评估，并在此基础上，通过一系列运营管理策略，促进医院学科的全面发展。在识别问题和制定策略之后，医院采取了预算、成本、绩效等运营管理措施，以确保这些策略的有效实施和学科发展的持续性。DEA方法的应用为医院运营管理提供了强有力的数据支持，而基于此的运营管理策略则为医院学科发展注入了新的活力。通过科学地分析和管理，医院能够提升现有科室的运营效率，助力学科长足发展。

2.“专科运营助理”模式下全面预算助力学科发展。全面预算管理作为医院战略规划的重要组成部分，通过整合医院的人力、财力、物资和技术资源，实现了对预算编制、执行和评估的全流程管理。这一管理策略旨在确保资源分配的精确性、科学性和有效性，以促进医院战略目标的实现。在这一框架下，医院引入了“专科运营助理”制度，由具备运营管理知识和临床背景的医生担任，与运营管理团队协同工作，共同参与预算的编制和执行。运营管理团队对专科运营助理开展培训和辅导，使得专科运营助理深入理解科室的运营需求和特点，从而更有效地协助科室进行预算规划和资源配置。面对医院资源配置的挑战，专科运营助理与运营管理团队紧密合作，通过资源下沉策略，优化科室资源配置，解决资源需求与供给之间的矛盾。以疼痛科为例，专科运营助理深入参与科室运营，综合考虑科室的发展规划、病组动态、医保政策等因素，指导科室进行预算编制。助理对预算执行的进度和绩效目标进行严格监控，确保资源能够集中投入关键领域。专科运营助理的参与，显著提高了预算编制的准确性，提升了资源配置的效率，并为学科建设和医院战略目标的实现提供了坚实的支持。

3.全成本下DRG病组成本助力学科发展。在DRG支付体系下，成本管理已成为医院运营的核心要素。传统科室成本核算方法已不足以应对精益化管理的需求，迫切需要进一步细化和调整以适应新的管理要求。为此，医院引入了基于作业成本法（activity-based costing，ABC）的DRG成本核算工具，该工具遵循“作业消耗资源、产品消耗作业”的原则，围绕学科建设，构建了一个涵盖“医院-科室-医疗组-病组-病种”的全成本核算体系。本体系运用多维度成本分析工具，结合DRG入组数、DRG收益率、时间与费用消耗指数、RW（relative weight）权重、CMI、“医保拨付结余预测”以及“科室全成本结余”等关键指标，专科运营助理对科室病组费用结构和诊疗路径进行深入分析，探究这些指标之间的相互关系及其对运营效率的影响。通过横向分析（比较同一科室内不同医疗组或医生的诊疗行为和费用差异）和纵向分析（比较不同科室间医疗组或医生的诊疗行为和费用差异），以及因素分析法等多样化分析方法，识别科室的优势病组、重点病组和劣势病组。结合学科建设的特点和科室精益化管理的多维度需求，本体系旨在从根本上解决资源消耗不均衡和学科建设之间的矛盾，挖掘DRG成本数据的深层价值，提升科室运营效率和经济效益，实现学科精益化管理的目标。

4.RBRVS模式下差异化绩效管理助力学科发展。在RBRVS框架下构建的工作量绩效薪酬体系，将医护人员的绩效直接与医院战略及效率挂钩。该体系设计了一个综合绩效薪酬结构，涵盖了直接工作量、间接工作量、成本率考核、DRG考核以及单项激励等多个维度。通过设定清晰的绩效目标，如科室成本控制、医技科室的效率与工作量激励，以及临床科室的日间手术、微创手术和四级手术的特定激励措施。在总量调控的基础上，该体系确保了优秀劳动得到合理回报，将贡献度作为员工成长的重要导向，同时确保薪酬制度与医院的发展战略高度一致。这不仅激励医护人员积极实现工作目标，也保障了对应人员获得相应的绩效回报。医院持续实施以CMI为核心的DRG绩效管理体系，进行DRG预分组诊疗和绩效监测考核，优化病组结构，专注于疑难危重症的诊疗。同时，鼓励开展三四级手术和日间手术，确立了以学科建设为核心，结合RBRVS和DRG考核的绩效管理模式。参照三级公立医院绩效考核指标，医院针对存在的问题和不足进行动态调整，充分利用绩效管理的杠杆作用，激发医院高质量发展的新动力。这种绩效管理策略旨在激活学科建设，为医院的战略定位和发展目标提供支持，推动医院整体实现高质量发展。

二、全面推进改革落地

（一）组织保障

1.运营管理体系建设。成立运营管理委员会，书记、院长担任运营管理委员会组长，其他业务分管院领导为副组长，运营管理委员会职责包括负责建立完善医院运营管理组织框架体系和各项规章制度；负责制定医院运营管理年度工作目标、指标和计划；负责审议医院运营管理分析评价报告，对医院运营管理工作提出意见和改进措施。

运营管理委员会下设运营管理部，由总会计师具体负责。运营管理部主要负责：协助编制医院发展与总体建设规划；负责拟定运营管理工作制度、计划、分析评价报告；负责运营、财务、医保价格、病案数据互联互通；负责对完善运营流程、提高资源配置效率、优化绩效考核指标提出的意见和建议；负责推动各项运营管理措施任务有效落实；负责对院科人财物技等核心资源进行资源配置的前端评估和后效评价；负责对临床业务科室开展运营指导；负责对医院运营管理信息系统建设提出需求，建立运营管理数据平台；协助推进三级公立医院绩效考核评价和持续改进；协助推进医院资源配置、医疗业务空间规划、床位规划、人力资源配置规划、设备耗材购置、医院流程改造。运营管理部设置正职、副职各1名。

运营管理部下设运营管理科、财务科、医保价格管理科、数据病案中心四个科室（见图1）。

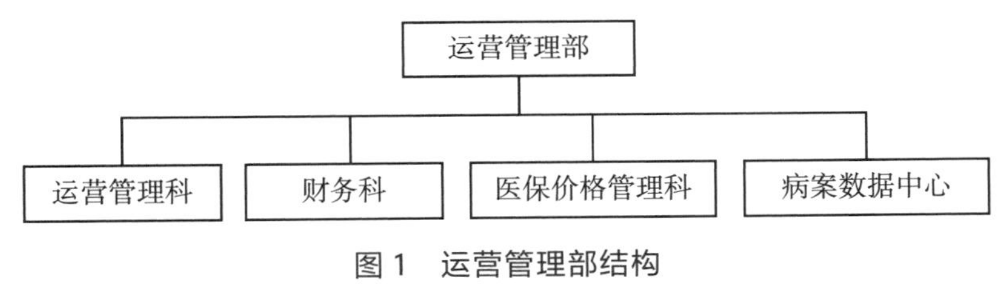

图1 运营管理部结构

2.科室职责与资源配置。

（1）运营管理科主要职责。负责制定运营工作规划并组织实施，协调解决运营中的重大问题；负责实施院科经营分析，通过对院科两级结构数据分析，提供管理与运营建议；负责组织召开运营分析会；负责培训、管理专科运营助理团队；承接运营管理部指派的相关工作。运营管理科设置正职1名，运营统筹管理岗1人，运营数据分析岗2人。主要使用全成本系统、DRG系统、Python对工作进行支持。

（2）财务科主要职责。负责全面预算、全成本核算的推行落地；负责制订绩效考核分配方案，开展绩效分配核算；负责牵头内部控制建设；负责会计核算、财务数据分析及其他财务常态化基础工作；承接运营管理部指派的相关工作。财务科设置正职1名，副职1名，资金管理、预算管理、收入核算等会计岗20人，收费员88人。主要使用全成本系统、财务系统、HIS系统等，对预算、成本、固定资产管理等工作进行支持（见图2）。

成本级次：医院全成本

科室	DRG编码	DRG名称	病例数	权重	平均住院日	合计 总费用	合计 总成本	合计 总收益	例均 例均费用	例均 例均成本	例均 例均收益	例均 成本收益率	有效收入 费用	有效收入 成本	有效收入 收益
1...	FM31	经皮心血管操作及...	303	3.97	4.59	2,348,489.85	2,184,319.48	164,170.37	7,750.79	7,208.98	541.82	7.52%	5,910.79	5,312.96	597.83
1...	FM33	经皮心血管操作及...	175	3.56	4.75	1,441,278.33	1,308,940.77	132,337.56	8,235.88	7,479.66	756.21	10.11%	6,307.63	5,490.08	817.55
1...	FR31	心绞痛，伴严重并...	131	1.5	5.35	640,677.19	728,381.53	-87,704.34	4,890.67	5,560.16	-669.50	-12.04%	3,628.05	4,236.60	-608.55
1...	FM35	经皮心导管检查操...	113	1.39	3.65	812,644.97	716,881.05	95,763.92	7,191.55	6,344.08	847.47	13.36%	5,636.06	4,744.89	891.17
1...	FR21	心力衰竭和心源性...	74	1.22	7.31	553,392.10	719,819.26	-166,427.16	7,478.27	9,727.29	-2,249.02	-23.12%	4,947.97	7,056.70	-2,108.73
1...	FR43	冠状动脉粥样硬化...	61	0.68	4.90	267,799.82	269,771.33	-1,971.51	4,390.16	4,422.48	-32.32	-0.73%	3,746.24	3,743.38	2.86
1...	FR23	心力衰竭和心源性...	57	1	6.61	397,558.06	516,040.41	-118,482.35	6,974.70	9,053.34	-2,078.64	-22.96%	4,399.03	6,328.62	-1,929.59
1...	FM11	经皮心血管操作及...	55	5.96	9.71	1,909,156.94	1,812,053.83	97,103.11	34,711.94	32,946.43	1,765.51	5.36%	14,523.60	12,588.13	1,935.47
1...	FV23	其他心律失常,伴...	55	0.52	4.82	241,136.44	230,464.19	10,672.25	4,384.30	4,190.26	194.04	4.63%	3,849.64	3,629.91	219.73
1...	FV25	其他心律失常,不...	41	1.2	4.49	169,027.80	159,993.95	9,033.85	4,122.63	3,902.29	220.34	5.65%	3,757.36	3,521.21	236.15
1...	FR41	冠状动脉粥样硬化...	25	0.69	6.12	132,526.42	152,582.18	-20,055.76	5,301.06	6,103.29	-802.23	-13.14%	4,080.94	4,815.42	-734.49
1...	TB15	精神病患者的手术...	24	1.42	3.21	145,518.43	122,757.78	22,760.65	6,063.27	5,114.91	948.36	18.54%	4,816.27	3,834.54	981.73
1...	FM21	其他经皮心血管治...	21	12.97	6.52	526,719.08	484,525.81	42,193.27	25,081.86	23,072.66	2,009.20	8.71%	10,422.98	8,302.32	2,120.66
1...	FR35	心绞痛，不伴并发...	20	0.72	4.50	102,327.90	103,670.43	-1,342.53	5,116.40	5,183.52	-67.13	-1.29%	4,257.85	4,280.94	-23.09
1...	FR45	冠状动脉粥样硬化...	20	0.44	4.50	83,214.72	85,089.56	-1,874.84	4,160.74	4,254.48	-93.74	-2.20%	3,544.19	3,603.96	-59.77
1...	FR25	心力衰竭、休克，...	20	0.74	3.90	82,941.17	105,119.48	-22,178.31	4,147.06	5,255.97	-1,108.92	-21.10%	2,777.76	3,807.01	-1,029.26
1...	FV21	其他心律失常,伴...	17	0.67	4.65	73,704.24	72,928.79	775.45	4,335.54	4,289.93	45.61	1.06%	3,693.52	3,621.67	71.85
1...	TB13	精神病患者的手术...	17	1.65	4.41	126,598.27	101,843.96	24,754.31	7,446.96	5,990.82	1,456.14	24.31%	6,015.61	4,517.23	1,498.38
1	FU23	心律失常及传导障	16	0.59	5.44	71,520.48	82,664.25	-11,143.77	4,470.03	5,166.52	-696.49	-13.48%	3,925.03	4,591.39	-666.37

图 2　全成本系统界面展示

（3）医保价格管理科主要职责。负责医保政策、医疗服务价格政策的解读、指导和应用；负责医疗服务价格项目成本测算，医疗服务价格的申报、调整和执行；负责监督检查医保、医疗服务价格政策落实情况，监督医保基金、医疗服务价格的合理使用，制定管理措施，开展医保、医疗服务价格专项治理工作；负责医疗设备、医用耗材、医疗新技术的收费许可审核，医疗服务项目价格数据库维护，医疗保障智能监管系统扣款申诉及其他医保价格常态化基础工作；承接运营管理部指派的相关工作。医保价格管理科设置正职1名，副职1名，医保付费管理、医保价格政策管理、医疗价格维护岗等16人。主要使用DRG系统对DRG、CMI、RW等指标管理工作进行支持（见图3）。

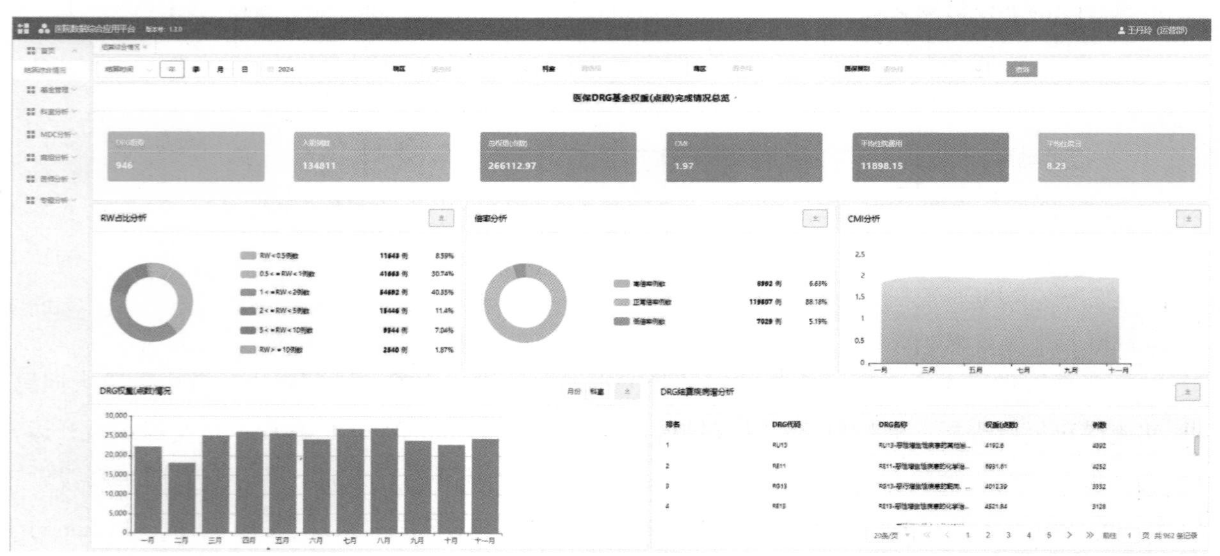

图 3　DRG 系统界面展示

（4）病案数据中心主要职责。负责医院病案信息的管理；负责病案数据、业务数据、经济数据的整合，建立运营管理数据中心；负责统计数据的汇总、上报；负责其他病案数据中心常态化基础工作；承接运营管理部指派的相关工作。病案数据中心设置正职1名，副职1名，数据工程师、数据分析师、数据统计员等22人，病案管理员7人。主要使用病案工作站对病案首页编码等工作进行支持（见表1）。

表1 2024年运营管理部各科室支出预算 单位：元

<table>
<tr><th>科室名称</th><th>差旅费</th><th>进修费</th><th>公差费</th><th>院内职工培训费</th><th>党办业务活动费</th><th>总务领用</th><th>劳务费用</th><th>其他委托业务费</th></tr>
<tr><td>财务科</td><td>47350</td><td>—</td><td rowspan="3">院办总控：900000</td><td>38000</td><td>22400</td><td>467196</td><td>20000</td><td>300000</td></tr>
<tr><td>医保价格管理科</td><td>45715</td><td>39590</td><td>37000</td><td>—</td><td>30000</td><td>10000</td><td>—</td></tr>
<tr><td>病案数据中心</td><td>65765</td><td>—</td><td>—</td><td>27000</td><td>333800</td><td>450000</td><td>—</td></tr>
<tr><td>合计</td><td>158830</td><td>39590</td><td>—</td><td>75000</td><td>49400</td><td>830996</td><td>480000</td><td>300000</td></tr>
</table>

（二）发展历程

1.运营管理助力学科发展的前期探索。在项目付费时代，公立医院的运营管理思维往往局限于通过规模扩张和增加医疗服务项目来获取收益。这种模式导致了成本管控意识的淡薄、医疗费用的不合理上涨，以及医保基金负担的加重。然而，在DRG付费制度下，医院需要摆脱传统思维和决策模式的桎梏，将DRG支付方式改革的目标整合到医院的战略规划中，实现运营模式的战略性转型。尽管医院已经建立了一个包含财务、绩效、医务、医保、信息等多部门的运营管理团队，但在运营管理的定位上仍存在不明确之处。各部门对临床监管的方向和重点各有侧重：医务部门关注医疗安全和质量；医保部门监控不合理费用的增长；价格部门确保物价定价的合理性；而财务部门则侧重于收支平衡和科室绩效的运行。这些管理部门的关注点相互独立，未能有效结合临床学科建设的需求。在探索的初期，尽管组建了多部门团队，但并未实现预期的协同效应，即1+1＞2的效果。如何将运营管理与临床实践紧密结合，实现二者的有机融合，成为前期探索过程中面临的主要挑战。

2.运营管理助力学科发展的新模式。为了构建一个以临床科室为核心的运营管理体系，医院采取了以运营管理部为中心的跨部门协作机制（MDT），这一机制是确保不同部门间有效沟通与协调的关键。通过多部门协作会议、职能管理部门深入临床一线的工作方式，能够精准识别业务流程的关键控制点和潜在风险点。这要求运营团队关注运营的核心问题，并采取有效的应对措施。医院定期组织运营管理分析会议，参与者包括全体院领导、职能部门主任及运营管理部成员。会议旨在对运营指标的运行状况进行深入分析和讨论，形成问题清单，并由运营管理部负责跟进落实，实施闭环管理以确保整改措施得到有效执行。通过一系列活动，医院引导职能管理人员转变管理理念，提高对运营管理工作的重视，逐步建立起包含分析评价、协同落实和沟通反馈的运营管理沟通机制。此外，医院运用“预算+成本+绩效”的运营管理工具，构建了一套精细化的运营管理体系。在预算管理方面，医院引入了“专科运营助理”参与预算编制的新模式，这一模式有效提升了学科资源配置的效率。成本管控方面，医院建立了基于全成本核算的DRG病组成本体系，从根本上解决了资源消耗不平衡和学科建设之间的矛盾。绩效管理方面，医院引入了RBRVS模式下的差异化绩效薪酬体系，激发了学科发展的新动力。

三、试点科室改革成果

医院将疼痛科作为试点，于2021年末从预算、DRG成本管理、绩效引导等方面对科室进行运营指导，通过评价2017~2023年的科室运营指标改善情况，表明运营管理助力学科建设取得成效。

（一）疼痛科运营困境分析

在2017~2020年，对疼痛科收治病种和技术的分析显示，尽管该科室具备处理常见疼痛疾病的潜力，但在主要病种的治疗和关键技术的应用上并未实现显著进步，病种多样性不足。具体问题表现在以下几个方面。

1.科室定位不明确。疼痛科的成立是响应原卫生部的要求，其初始定位为医院的辅助型临床科室。由于医院未能为其发展提供清晰的运营规划和充分的支持，导致科室面临缺乏学科发展领导者、专业诊疗人员和必要设备的问题。

2.优势发展方向不清晰。疼痛科的名称和功能在患者中的认知较为模糊，与其他已经成熟运营的专业科室相比，其诊疗项目、技术优势和诊疗特点尚未得到广泛了解。在传统观念中，疼痛科主要处理由身体疾病而引发的疼痛，被视为“治标不治本”的科室，这种观念导致疼痛易复发，降低了患者对疼痛科的接受度，使得科室缺乏明确的优势发展方向。

3.运营效率不足：2017~2020年，尽管疼痛科核定的开放床位数较低，但实际收治效率数据显示，连5张床位也未得到充分利用。年出院患者数量最高仅为164人，床位使用率最高时也仅为35.02%，年均出院患者不足120人，门诊量低，空床现象严重。四年人均产出为96.37万元/年，未能覆盖人力成本，反映出运营效率的低下。

4.外部因素的限制：虽然疼痛科在外科系统中并非优势科室，但其综合性强，整合了治疗、健康管理和康复等多方面功能。然而，由于其他学科的快速发展、医院实际条件的限制以及科室人才结构需要调整等多重因素，制约了疼痛科的发展，导致其在医院的整体学科排名和经济效益较低，进一步加剧了学科的弱势地位。

（二）运营管理助力疼痛科学科建设

1.资源配置效率和效益双提升。

（1）疼痛科在人才队伍建设方面取得了显著成就。医院成功引入了具有麻醉学专长的资深主任医师，针对脊柱、神经痛、关节痛等关键领域设立了专业分组。这一举措促进了医疗团队的高效运作，激发了每位医护人员的主观能动性，积极参与学科建设，增强了团队的凝聚力和向心力。

（2）资源效益得到了显著提升。通过对医疗服务项目相关病组类型、人员操作、设备归属等数据信息的深入分析，疼痛科成功实现了气压弹道式体外冲击波治疗仪、便携式彩色超声诊断仪等关键设备的业务量和产能效益的转化与量化。设备使用率显著提高至118%，经济效益不仅完全覆盖了成本投入，还实现了盈利。

（3）资源配置的合理性得到了促进。基于疼痛科专科治疗的特性，医院进行了床位的核减和动态调配，将综合内科与疼痛科的病床资源进行了整合。自2022年起，疼痛科业务量呈现爆发性增长，两年的工作量预算完成率高达140%，住院量和四级手术量的同比增幅均达到60%，出院人数同比增幅高达95%。通过对病床资源的配置和效率评价，医院坚持“控总量、腾空间、提效率、调结构、促转型”的原则，有效提升了学科资源配置的效率和效益（见表2）。

表2 2021~2023年疼痛科住院运营概况 单位：%

年份	医疗收入执行率	门诊人数执行率	出院人次执行率	出院人数同比增幅	三四级手术同比增幅
2021	76.02	79.65	64.71	-4	8
2022	111.08	73.75	232.55	439	46
2023	120.42	89.55	125.95	96	37

2.病组成本结构和科室管理效能双优化。通过应用DRG病组成本核算体系，医院引入了一系列多维度指标，包括DRG成本收益率、时间和费用消耗指数、RW权重、CMI、“医保拨付结余预测”以及“科室全成本结余”，以精细化干预费用消耗路径。这些指标的深入挖掘和应用，有助于明确病组成本数据的内涵，逐步优化成本结构，为科室学科发展定位提供了指导。2022年，运营管理团队对疼痛科的病组成本结构进行了细致的评价和指导。这一过程进一步检验了临床路径的合理性，并探索了优化临床治疗路径的可能性，旨在规范诊疗流程，提升科室的管理效能。针对疼痛科开展的“脊髓（外周）神经电刺激系统植入术”，运营管理团队在确保医疗安全的基础上，通过跨部门MDT（多学科团队）的论证和评估，对病组耗材（脊髓神经刺激测试电极）的使用进行了优化。通过这一过程，科室成功将耗材成本从单价16000元/套降至12800元/套。经过精确测算，该项目在医院全成本口径下的例均费用为29818元，例均成本为25566元，实现了例均结余4252元，成本收益率达到16.63%。然而，在医保DRG成本口径下，例均费用为33010元，医保拨付费用为30628元，导致医保例均亏损2382元。经过综合统筹，该项目实际上实现了1870元的结余。鉴于该项目具有较高的RW权重且为正结余，运营团队建议将其纳入科室的优势病组，并建议科室增加资源投入，以促进该病种的收治和学科的进一步发展。

医院通过抓取全成本系统2022~2023年疼痛科数据，其中医疗项目904项，服务病例数809个，疼痛科病组成本的平均收益率达到46.9%。科室依托运营管理，定位自身学科建设的发力点和着力点。结合疼痛科近几年的数据变化可以看出，DRG病组结构显著优于其他科室（见表3）。

表3 DRG病组结构对比

出院科室	平均住院日	例均			
		例均费用（元）	例均成本（元）	例均收益（元）	成本收益率（%）
疼痛科	7.03	8707.81	6148.98	2558.83	41.61
A科	7.05	7085.04	5783.54	1301.50	22.50
B科	7.09	8514.90	8984.65	-469.75	-5.23
C科	9.83	9798.91	11317.54	-1518.6	-13.42
D科	4.67	7551.19	6599.40	951.79	14.42

3.学科诊治水平和员工满意度双提高。绩效管理作为推动学科发展的关键工具，在疼痛科人才培养方面起到了至关重要的“指挥棒”作用，不断激发医疗技术团队的专业成长和技能提升。自2020年起，医院采用RBRVS点值核算方法，对疼痛科开展的项目按照诊断、手术、操作、治疗等不

同维度进行分类，以细化科室的专业特长和确定新技术发展方向。在技术难度高、责任风险大的新技术项目上，医院给予了重点扶持，而对于市场化成熟度高的常规病种，相应降低了点数分配。在科室的二次分配中，指导原则是激励技术劳动价值，形成阶梯化的激励机制，以调动不同职称医务人员的积极性，并在绩效分配设计中力求内部公平。经过一年的绩效方案实施，医院通过实时动态地对比门诊量、出院量、手术量及其占比、CMI等指标的变化，对绩效核算维度进行了调整。特别是CMI，作为反映岗位技术难度和风险程度的关键指标，得到了特别的重视和加强。在个性化绩效政策的引导下，疼痛科近三年的CMI指数显著提升，从0.75增至3.75；药耗占比从35%降至18%；有效收入贡献度占比也从40%提升至78%。这些变化不仅体现了绩效杠杆在调动医务人员积极性方面的作用，而且显著提高了科室人才对医院的满意度，为人才队伍建设和学科发展提供了有力支持（见表4）。

表4　2021~2023年疼痛科诊治结构

年份	CMI指数	药耗占比（%）	人均有效收入占比（%）	人均绩效增长率（%）
2021	0.75	40.7	62	40.7
2022	2.0	54.8	80	54.8
2023	3.75	75.8	78	65.9

四、改革的实践经验与价值

（一）运营管理助力学科建设的基本条件与关键因素

首先，明确的目标设定至关重要。医院在运营管理的探索过程中，根据国家政策的指导和医院自身的发展战略，精心制定了一系列的目标。这些目标不仅覆盖了提升服务质量、优化成本结构、提高运营效率等关键领域，也包括了对医疗安全和患者满意度的持续提升。其次，全员参与是实现目标的基石。医院通过组织系列专题讨论会，不仅提升了全院职工对新管理工具和政策的理解，而且增强了各科室对运营管理在助力学科发展中作用的认同感。最后，持续的评估与反馈是确保运营管理持续产生预期效果的保障。一套完善的评估机制能够确保医院及时收集到管理工具应用效果的反馈信息。基于这些反馈，科室能够及时调整和优化管理策略，不断改进和提升运营管理工具的应用效果，以更好地服务于学科发展。

（二）运营管理助力学科建设应用的思考

在运营管理助推学科建设的进程中，资源配置的持续优化已成为关键。科室通过合理分配床位、设备和人力资源，显著提升了医疗服务的效率与水平，实现了资源配置与学科建设的同步增长。运营管理的策略将医疗技术、服务、质量与成本管理紧密结合，有效预防了DRG支付体系可能诱发的负面现象，例如不恰当的高成本分组、新技术的过度使用，以及对危急重症患者的推诿等。医生在运营管理的深度参与中扮演着至关重要的角色，其从源头规范诊疗行为，精选既有效又经济的治疗方案，以实现成本控制与学科发展的双赢。然而，运营管理工具的应用并非一次性任务，而是一个持续演进的过程。医院必须不断地搜集反馈，评估工具的应用效果，并依据实际情况进行动态调整和优化，以确保运营管理工具的长期有效性和适应性。

（三）运营管理助力学科建设应用的推广

2023年，疼痛科获得国家住院医师规范化培训骨科基地、国家级加速康复外科骨科试点医院、自治区级临床重点建设专科、自治区级临床重点学科、市级临床重点专科、市骨科学人才小高地主要成员科室。通过对比近年来的满意度调查数据，疼痛科在排名中始终位于医院前列。这些荣誉和认可是医院运营管理战略成功实施的显著标志，它们源于科室坚持提升学科影响力的理念，并在此理念指导下开展了一系列科学、规范、创新的诊疗活动。这些活动不仅提升了医疗服务质量，也增强了学科竞争力。最终，这些努力在精益化运营管理的实践中取得了突破性成效，为学科发展提供了有力支持。疼痛科在运营管理和学科建设方面取得显著成就，其经验值得作为典型案例进行推广，以供其他科室或医院借鉴，共同推动医疗服务和学科建设的进步。

参考文献

［1］吴柏航.DRG付费下公立医院运营管理的优化路径［J］.活力，2024，42（09）：178-180.

［2］张乐乐.DRG（DIP）支付改革背景下公立医院成本管理研究——以成本收入比法为例［J］.财会学习，2024（13）：146-148.

［3］陈晓兰，文符蓓.基于运营管理的公立医院DRG成本核算探索［J］.中国总会计师，2024（04）：70-73.

［4］叶春.DRG付费模式下公立医院成本控制分析［J］.财会学习，2024（11）：98-100.

［5］张琼，唐洛秋.基于DRG的公立医院综合绩效管理体系构建［J］.卫生经济研究，2024，41（04）：72-75，80.

［6］刘庆富.DRG支付改革背景下基层公立医院运营管理质效提升的路径研究［J］.经济师，2024（04）：242-245.

［7］路璐，刘雨辰，韩媛媛等.DRG支付背景下某公立医院专科建设思考及实施效果分析［J］.中国医院，2024，28（04）：92-95.

［8］岳璐.DRG付费在公立医院的管理实践与应用思考［J］.中国产经，2024（06）：86-88.

［9］李芹.医保DRG付费方式下公立医院绩效改革的难点与策略探讨［J］.财会学习，2024（08）：149-151.

［10］金睿琪，申悦，张瑜等.基于RBRVS和DRG的某公立医院绩效薪酬制度改革路径解析［J］.卫生软科学，2024，38（03）：17-20.

滨州医学院烟台附属医院：探索DRG精益管理新路子　营造高质量发展新局面

羊俊　刘芳　于水　张珊　曲娜　马小钧

深化医保支付方式改革是保障群众获得优质医药服务、提高医保基金使用效率的关键环节，是深化医疗改革、推动相关工作高质量发展的必然要求。DRG作为医保支付改革的重要工具，更是推动医保支付和医疗机构高质量发展的关键抓手。

滨州医学院烟台附属医院作为首批8家试点医院之一，积极参与DRG付费试点工作，迅速开展DRG病案质控、DRG绩效评价、DRG结算管理、DRG成本等领域的应用实践工作。以“实现医院转型高质量发展”为目标，建立“组织体系”和“信息支撑体系”两大体系，从“基础层、业务层、应用层”三个层面入手，逐步实现价值医疗导向，推动了医院转型高质量发展。

一、聚焦高质量发展，明确DRG建设“小目标”

近年来，一系列改革政策的实施给医院经济运行管理带来了不小的压力。2016年《医疗质量管理办法》明确提出，疾病诊断相关分组（DRG）绩效评价与质量环（PDCA循环）、品管圈（QCC）等同为医疗质量管理工具之一。2018年，国家医疗保障局发布《关于申报按疾病诊断相关分组付费国家试点的通知》，提出在部分城市启动按DRG付费试点。

2019年，烟台市启动了DRG付费试点工作，滨州医学院烟台附属医院成为首批8家试点医院之一。随后，烟台市医保局正式下发《2021年烟台市按疾病诊断相关分组（DRG）付费结算办法（试行）》，确定2021年对首批试点的8家医疗机构正式实施全DRG病组付费。此外，山东省卫生健康委每年基于DRG对三级医院住院绩效进行分析，形成了《山东省三级综合医院住院服务绩效分析报告》。国家三级公立医院绩效考核国家监测的26项指标中，医疗服务收入（不含药品、耗材、检查检验收入）占医疗收入比例、住院次均费用增幅、抗菌药物使用强度（DDDs）等三个指标采用DRG指标CMI进行校正。

基于上述政策背景，滨州医学院烟台附属医院从2018年引入DRG绩效评价应用于医院管理，加强DRG知识全院培训，使全院干部职工对DRG基本理论、考核指标有了一个明确的认识；完成了疾病、手术编码库的统一工作，加强首页填写培训等工作。2018年下半年开始将DRG相关数据在医院管理中进行应用。

2020年5月，医院启动DRG智能管理项目，制定了打造优化病案首页、结算清单质控体系，全面引入DRG结算管理体系，以及全面引入基于DRG的绩效机制等三个主要建设的“小目标”。医保支付方式改革背景下医院高质量发展推动历程见表1。

表1 医保支付方式改革背景下医院高质量发展推动历程

时间	历程
2018年6月	引入DRG绩效评作为医疗质量管理工具
2018年7月	开展全院DRG知识培训工作，统一疾病编码库和手术编码库
2018年8月	根据2017~2018年DRG分组数据结果进行分析，规范数据质量
2018年10月	获批三级甲等综合医院，正式纳入山东省基于DRG的三级综合医院住院服务绩效评价
2019年1月	国家三级公立医院绩效考核启动，病例组合指数（CMI）作为部分国考指标校正系数
2019年4月	承办了“烟台市疾病诊断相关分组（DRG）与医保付费论坛”
2019年10月	烟台市启动了DRG付费试点工作，成为首批8家试点医院之一
2020年3月	医院印发《滨州医学院烟台附属医院DRG付费试点工作实施方案》
2020年5月	医院DRG智能管理项目启动
2020年12月	烟台市医保局正式下发《2021年烟台市按疾病诊断相关分组（DRG）付费结算办法（试行）》，确定2021年启动按DRG付费

二、抓好“四项融合”，落地DRG精益运营管理

（一）摸清现状定方案

根据烟台市医保局发布的DRG支付方案对2019年数据进行测算，发现DRG入组率为92.93%，其中未入组病例造成的亏损达2412.35万元。

对DRG运营情况运用头脑风暴法进行了原因分析，如图1所示。

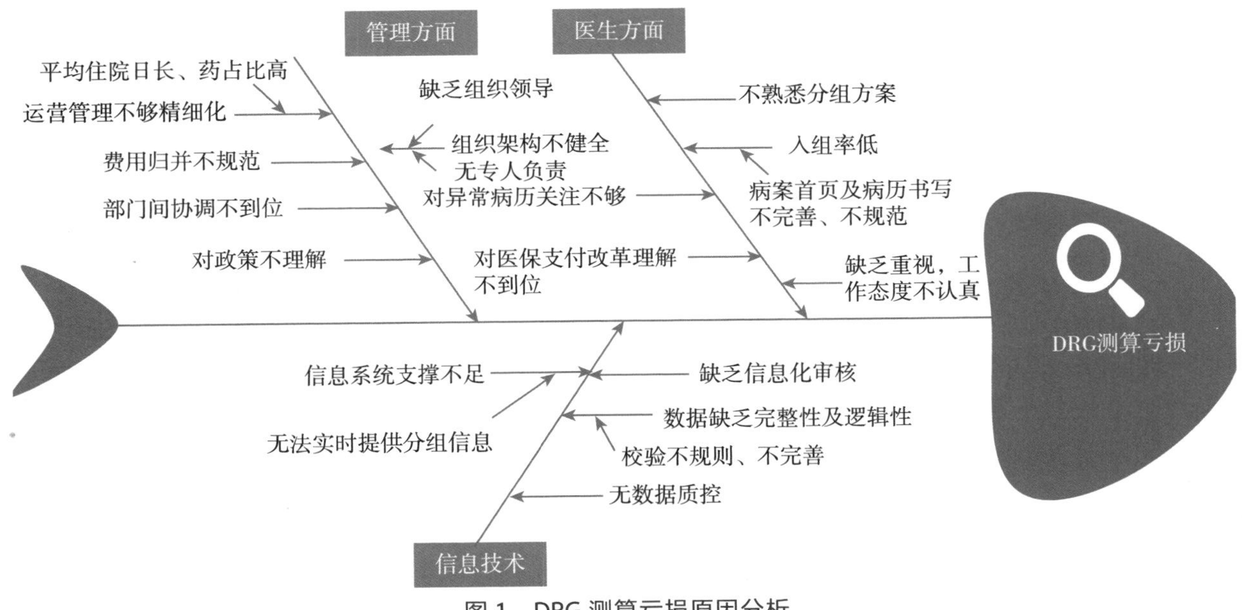

图1 DRG测算亏损原因分析

根据上述要因进行真因验证，最终确定7项真因，因其共性合并为6项加以改善（如图2所示）。

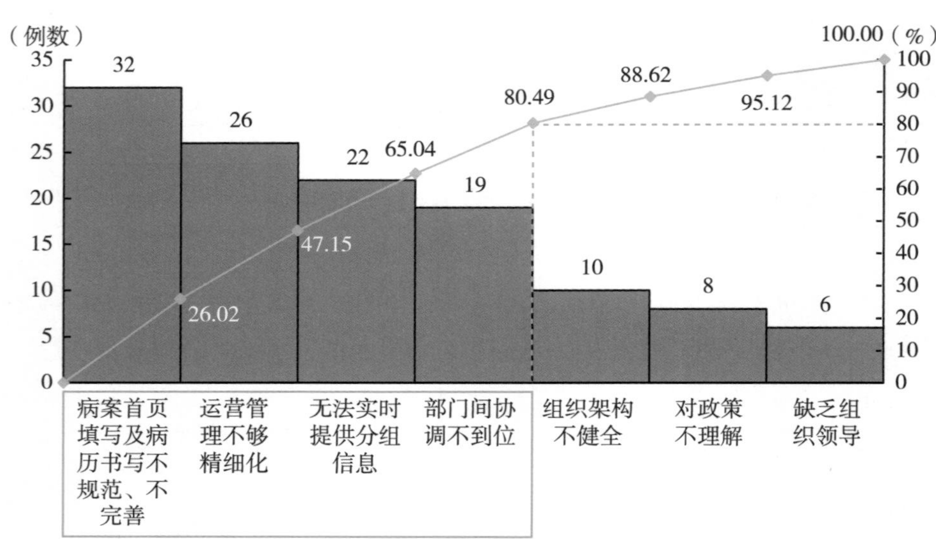

图2　DRG测算亏损原因

根据真因分析结果，医院制定了《滨州医学院烟台附属医院DRG付费试点工作实施方案》，全面解决DRG支付背景下医院存在的运营管理问题。

（二）完善“两个体系”建设

1.建立组织体系。医院建立DRG工作委员会（DRG工作办公室）、专项工作小组、科室工作小组的三级体系。组织架构如图3所示。

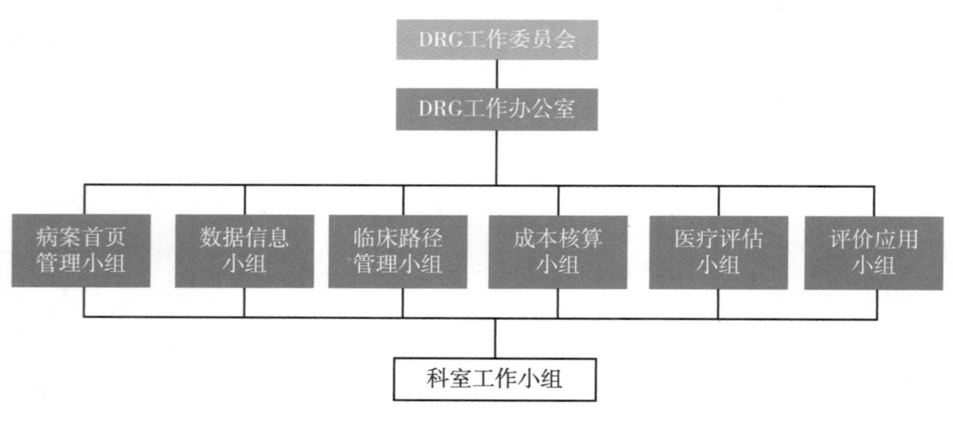

图3　DRG工作组织架构

（1）DRG工作委员会主要负责DRG工作的整体推进；定期召开委员会工作会议，讨论工作推进中的问题，协调跨部门的相关问题；审核相关标准、规范和流程等制度文件；各部门工作推进情况督导考核及奖惩。

（2）DRG工作办公室由质量管理办公室、医务处、医保处、财务处、信息部管理处等多部门协同配合，并由多部门人员构成。主要负责牵头制定相关标准、规范和流程等制度文件；协调各相关部门开展具体工作；督导工作落实实施效果，组织开展考核工作；对工作推进的最终效果承担主要责任。

（3）根据工作需要，成立病案首页管理小组、数据信息小组、临床路径管理小组、成本核算小组、医疗评估小组、评价应用小组，各专项工作小组协作执行，推进工作顺利开展。

（4）各临床科室成立DRG工作小组，主要负责分析研究本科室相关病组的费率及权重，严格落实病案首页等数据的规范填写，规范执行临床路径管理等标准要求。

2.完善信息支撑体系。依托信息系统对病案首页填写质量进行有效的控制，实现数据集中管理；利用信息化进行影响分析，加强信息利用，分析学科专业发展短板，健全核算体系提高运营效率。

（三）制订计划稳步推进

各工作小组根据医院总体规划，每年年初制订年度工作计划（见表2）。

表2　2020~2023年工作计划

时间	内容	牵头部门	配合部门	执行情况
2020年1~3月	规范医保部门基础编码	质量管理	医务、病案、财务、资产、信息	提前完成
	首页费用归并梳理			提前完成
2020年4~5月	成立DRG办公室	质量管理	医务、财务、信息、人力、医保、资产	提前完成
	宣传培训	质量管理	病案、医务、医保	按时完成
	首页填写项目梳理	质量管理	病案、医务、医保	按时完成
	实地调研	财务	运营、信息、质量管理	按时完成
	DRG系统上线	质量管理	信息	按时完成
	成立成本核算小组	财务处	运营、医务、护理、医保、资产、后勤、人力、质量管理等部门和业务科室	按时完成
2020年6~7月	病组预分组	医保	质量管理	按时完成
	数据质控信息化	质量管理	信息	延期完成
	招标采购：绩效和成本系统	财务	招标、信息	延期完成
2020年8~10月	确定全成本核算方案	财务	运营、医务、护理、医保、资产、后勤、人力、信息、质量管理等部门和业务科室	按时完成
	病案编码专题培训	质量管理	医务、病案	按时完成
	DRG数据的分析和反馈	质量管理		按时完成
2020年11月~2021年1月	制定、优化评价指标	质量管理	医务、门诊、人力	按时完成
	临床路径优化（第一批中重点管控病组）	医务	临床科室、信息、病案	按时完成
	绩效改革（制订绩效方案）	财务	运营、医务、护理、医保、资产、后勤、人力、信息、质量管理等部门和业务科室	按时完成
	成本核算（制订核算方案）	财务处	运营、医务、护理、医保、资产、后勤、人力、信息、质量管理等部门和业务科室	按时完成
	医保DRG正式付费方案培训，制订2021年工作计划	质量管理	病案、医保	按时完成

续表

时间	内容	牵头部门	配合部门	执行情况
2021年2~3月	1月付费结果的分析和反馈	质量管理	病案、医保	按时完成
	成本核算系统上线	质量管理	财务	按时完成
2021年4月	加强亏损病组的用药管控	质量管理	医务、医保	按时完成
2021年5~11月	根据临床需求，持续开展DRG数据分析和培训工作	质量管理	病案、医保	按时完成
2021年12月~2022年1月	研究医保2022年分组权重和付费方案，并对支付方案进行培训	质量管理	病案、医保	按时完成
	开展项目成本核算填报	财务	质量管理、医技科室	按时完成
2022年2月	对2021年DRG结算数据进行分析和反馈，制订2022年工作计划	质量管理	病案、医保	按时完成
2022年5月	开展高值耗材管控专项工作	质量管理	医务、医保、资产	按时完成
2022年8月	对照全国DRG/DIP示范医院建设标准和DRG培训基地遴选标准对医院DRG工作情况进行自评、整改	质量管理	医务、财务、信息、人力、医保、资产	延时完成
2022年5~12月	持续开展DRG数据分析和培训工作	质量管理	病案、医保	按时完成
	作为委员单位，筹备成立烟台市医疗保障协会DRG分会	质量管理	医保	按时完成
2023年1~2月	对2022年结算数据进行分析和反馈，研究2023年医保支付方案，制订2023年工作计划	质量管理	医保	
2023年3~4月	举办烟台市医疗保障协会DRG管理专业委员会成立大会暨首届DRG高峰论坛	质量管理	医保	按时完成
	作为委员单位，成立山东省卫生信息与健康医疗大数据学会DRG/DIP专业委员会，并举办成立会暨第一届全体委员会议	质量管理	院长办公室、医保、医务	按时完成
2023年5~6月	继续开展临床培训工作	质量管理	病案、医保	按时完成
2023年7月	承办国家卫生健康委医院管理研究所“县在起航”项目医院管理能力提升DRG实践观摩会	质量管理	院长办公室、医保、医务、护理	按时完成
2023年12月	举办DRG付费实施与病组权重专家研讨会	质量管理	医保	按时完成

（四）“四项融合”有序开展

1.在病案管理方面，医院建立基于DRG的“信息化+人工”的首页质控模式，建立了从诊前制定书写规范，到诊中质控提醒与预编码，再到诊后质控与智能编码，同时探索医保端增设质控环节，辅助生成医保结算清单，依据分组结果、预结算信息，分析首页填写问题，保障合理补偿的全链路质控体系。为进一步提升病案数据质量，医院于2021年成立了健康医疗数据中心，牵头研发了病案数据治理和服务平台，平台系统架构如图4所示。开发了DRG日报，通过钉钉手机端进行每日推送给中层管理；每季度对DRG付费和相关指标进行分析反馈，增强信息的可及性和指导性。

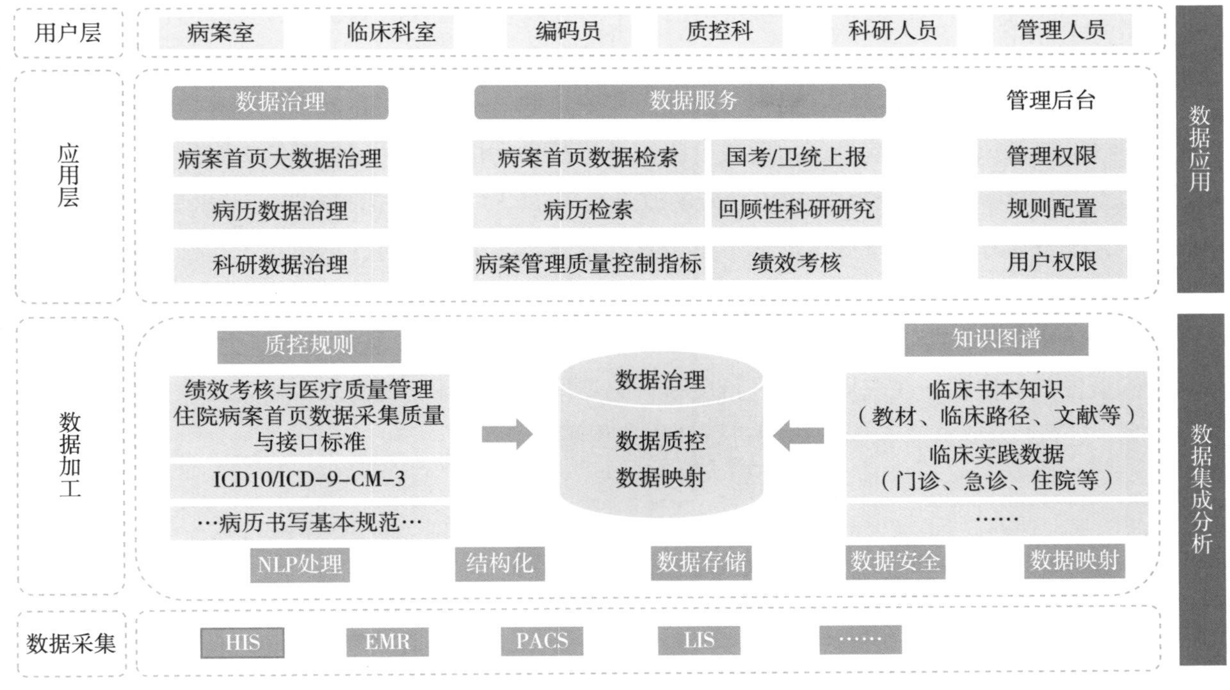

图4 病案数据治理和服务平台架构

2.在成本管理方面，建立DRG付费下的控费管理闭环，通过事前定标、过程控制、事后分析，助力合理控费。同时，在科室成本核算基础上，进行项目成本核算和DRG成本核算，构建完整的成本核算体系，把控管理中的可改善节点，实现医疗资源的合理消耗。并基于DRG成本核算对学科进行分析（见图5），为学科发展和精细化运营提供数据支撑。

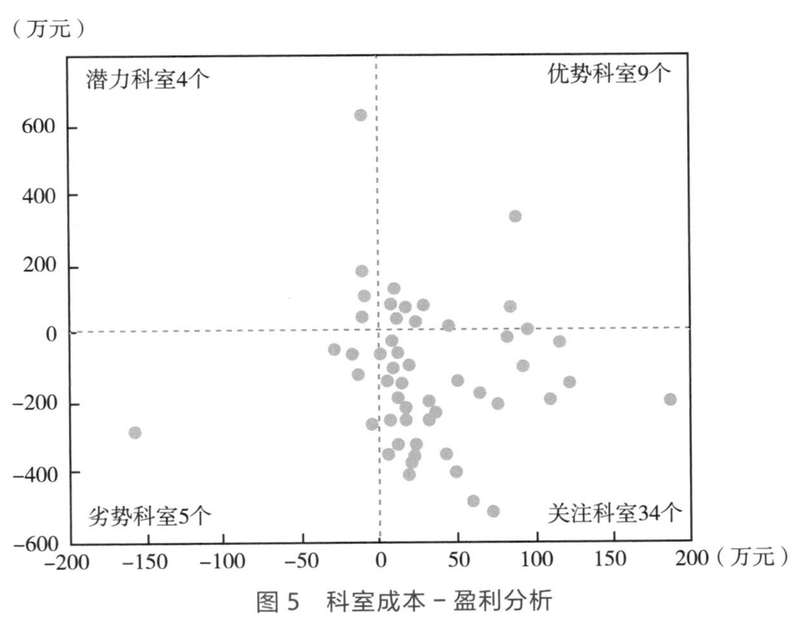

图5 科室成本-盈利分析

3.在绩效管理方面，结合国家三级公立医院与山东省医院绩效考核导向，构建院内科学的DRG评价体系，引入DRG相关的“能力、质量、效率”指标，并对院级、科室级、主诊组等维度分析挖掘，找出各个指标的优劣的根本原因，为医院绩效模式改进提供数据，助力医院真正体现“多劳多得、优绩优酬、效率优先”，激发员工积极性和正向引导，促进医院可持续发展。

4.在医疗管理方面，在临床路径规范的前提下对医院重点管控的病组进行资源消耗方面的探索与研究，为医院提供基于资源消耗考量下的临床路径优化措施，进一步保障质量与安全、降本提质增效，平衡治疗效率和运营效率。对低风险死亡病例、低倍率病案和高倍率病案等异常病案进行重点追踪。（1）对低风险死亡病例，由医务处组织开展死亡病例讨论；（2）对低倍率病案，分析诊疗未完成的原因，对服务和技术问题提出相应的改进措施；（3）针对高倍率病案，开展专项点评活动，降低成本，规范诊疗。对异常病组形成了由质管办牵头、多部门协同、纪委介入和科室整改的闭环管理模式。质管办通过数据分析发现异常病组，在排除编码和入组等原因后，由医务和医保进行诊疗行为的合理性评价，药学部和国资处对药品和耗材使用进行点评，查找分析产生费用异常的原因，形成分析报告，由院领导在院周会上进行反馈；纪委约谈相关科室负责人和相关医师，由科室制定整改方案，进行持续改进，对整改效果进行评价（见图6）。

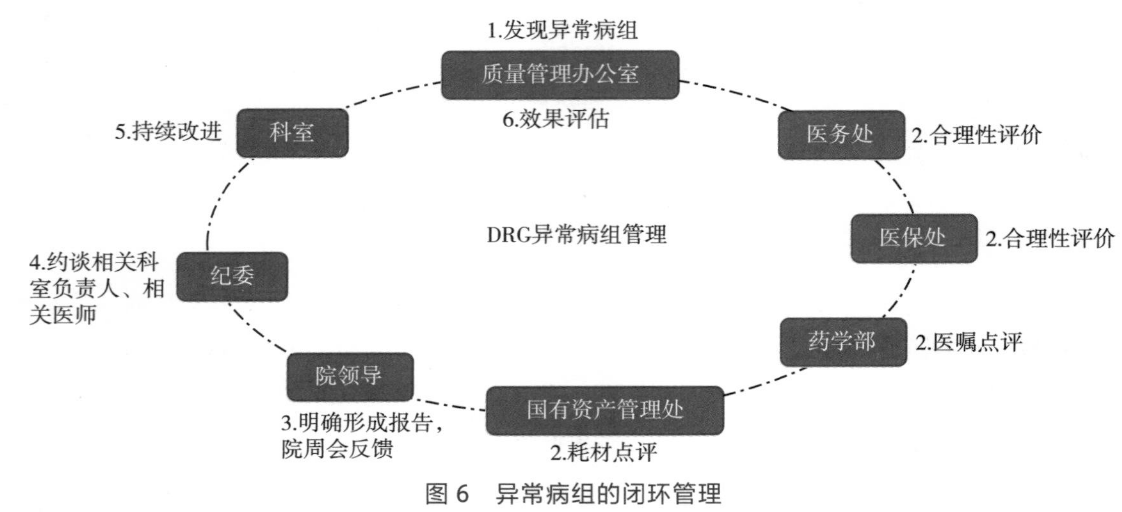

图6 异常病组的闭环管理

三、多项重要成果落地，管理成效凸显

通过DRG在医院各项管理工作中的深入应用，医院在病案管理、费用管控等方面取得了质控流程再造、数据质量提升、科学合理控费等三项重要成果，DRG精益运营管理成果凸显。

（一）优化质控流程，实现病案质量的闭环管理

优化了病案首页的质控流程，将病案首页质控前置到医生环节，可将首页质控问题规避80%以上，大大减少下游质控员、编码员的工作量。同时，在医保端增设质控环节，依据分组结果，预结算信息，分析首页填写问题，合理入组，防止可能“低编”或者“高编”，既不因为低编没有获得应有的补偿，也不因为高编产生可能的医保欺诈，有效规避DRG医保结算偏差。此外，通过信息化的手段，增设病历问题点评、编码意见填写，一键打回给临床医生进行修改，并追踪修正全程，有效促进跨部门协作，实现病案质量的闭环管理。

（二）“信息化+人工”内涵质控，数据质量提升

引入基于多特征NLP技术智能编码应用，通过知识库积累与自然语言处理算法进行优化，将医生书写的出院诊断文字进行语义学分析，结合海量的医生书写习惯的病案首页记录，完成自适应

学习。同时，梳理病案首页6万余条质控规则，通过信息系统内置，可实现质控规则的灵活拓展和快速且低成本的更新，并通过“信息化+人工”内涵质控相结合的方式重点对00编码、歧义编码等未入组病案以及异常入组病案如高底限病案、低风险死亡病案进行筛查分析。推进医疗保障基金结算清单贯标工作，在病案首页数据的基础上生成了严格按照结算清单要求填写的独立的结算清单数据库。

编码人才队伍建设进一步加强，牵头主编了《住院病案首页主要诊断及手术操作填写与编码实操》系列丛书，病案管理科获得全省病案管理示范科室荣誉称号。

（三）科学合理控费，病组费用显著降低

在科学控费方面，以信息化方式串联病案首页采集、质控、审核、清单转换、预分组、自结算、结算上报等环节，促进医疗医保协同，提高费用结算的时效性和准确性。根据盈亏测算结果确定医院重点管控病组，明晰亏损原因。针对医保超支病组，重点对药耗的使用数量、品牌选择、诊疗效果等进行充分论证，实现药耗的精准管控，减少诱导性医疗，以及基于成本消耗下的临床路径优化，创建临床可接受的合理控费目标和路径，平衡医疗质量与患者安全和提质增效良性运营的天平两端。

医院先后对RU16与化学和（或）靶向、生物治疗有关的恶性增生性疾患（7天内）和IF59骨科固定装置去除/修正术等病组，召开了合理用药管理和高值耗材使用专项点评会议。RU16病组主要存在化疗药物使用不规范问题；IF59病组是由于存在过度使用止血材料和止疼药物导致病组费用偏高，组内病例费用差异性较大，在多部门联合管控下，规范药品和耗材使用后，RU16病组例均费用由近8000元降低至4600元左右；IF59病组例均费用由12000元降至8000元以下（见图7）。

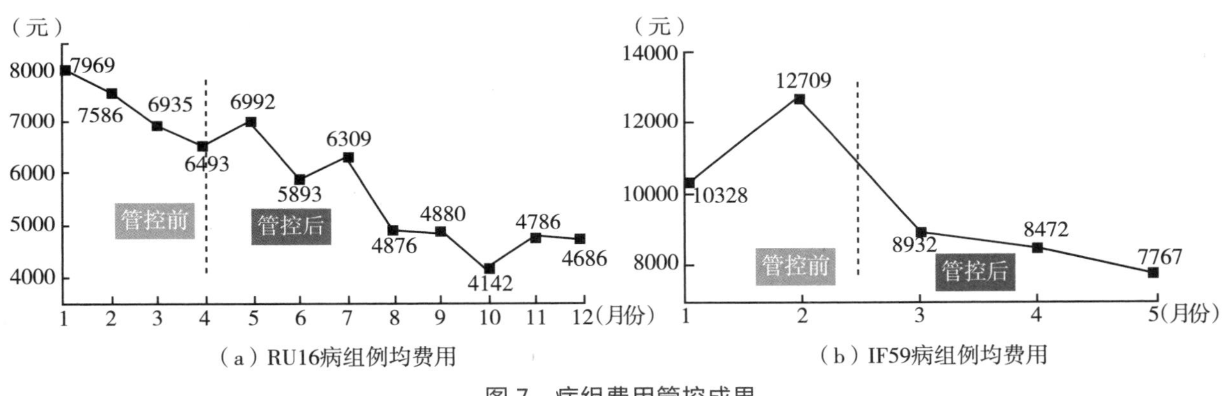

图7 病组费用管控成果

（四）基本实现高质量发展，获得业内认可

通过这一系列举措，医院基本实现了转型的高质量发展。概述起来就是“四提升、四下降”。

DRG组数由2019年的526组，提升至2023年的584组；总权重由2019年的5.37万，提升至2023年的6.34万；手术人次占比由2019年的26.75%，提升至2023年的32.18%。

平均住院日由2019年的8.41天，降低至2023年的6.99天；药占比由2019年的30.53%降低至2023年的23.29%；2023年住院次均药品费用由2989元下降至1981元，门诊次均药品费用由144.83元下降至129.70元。

医院DRG工作取得的成效获得了业内的关注和认可，接待省内外60余家兄弟医院前来交流；《健康报》以《DRG精细应用的“滨医烟台附院探索”》为题，对医院DRG工作进行了专题报道。

作为委员单位，成立了烟台市医疗保障协会DRG管理专业委员会和山东省卫生信息与健康医疗大数据学会DRG/DIP专业委员会。承办国家卫生健康委医院管理研究所“县在起航”项目医院管理能力提升DRG实践观摩会，来自全国13个省市的200余名学员参加了此次观摩。

四、创新：探索DRG精益管理新路子

（一）“两个体系”——全面搭建管理新模式

医院结合工作实际，建立了完整的DRG工作三层级组织体系。以院长为主任的DRG工作委员会小组，采取“一把手”总协调制度，全面负责医院的DRG应用与推广工作。委员会下设DRG工作办公室，负责统筹协调DRG工作在医院的推广与应用，保障DRG工作在医院的顺利开展。同时，DRG工作组织体系打破了职能科室的管理界限，整合了医保、医务、质控、绩效等各环节的管理力量，成立了病案首页管理小组、数据信息小组、临床路径管理小组、成本核算小组、医疗评估小组、评价应用小组六个工作小组，明确各自职责，形成管理合力，为推进DRG工作提供组织保障。

利用信息化技术，加强数据治理，促进智慧医院系统建设、智慧技术应用创新、智能医疗设备研发和精准医学应用研究。完成“智慧管理平台”的搭建工作。目前，该平台包含人力、评审、质管、品安、质控、服务、运营、学习、科研、医疗等10个模块，基本覆盖医院管理的方方面面。该平台目前已获得3个软件著作权，并荣获首届中国医院质量发表赛“改进级”成果奖。

（二）“三个层面”——层层递进达到良性循环

1.基础层：数据质量提升。临床医生正确书写疾病诊断、编码人员正确编码归类是执行DRG的前提和基础，医院从加强编码员队伍建设、开展DRG相关知识培训、完善病案首页质控体系和完善病案首页费用归类四个角度着手保证数据质量的提升。

2.业务层：规范临床诊疗。建立了严密的成本管理体系，事前强化成本预算，事中强调过程管控，事后强调绩效考核，实现财务与业务的融合；由“按病种”的临床路径设计，向“按病组”的临床路径设计过渡，逐步覆盖DRG付费的全部病组，建立畅通的临床路径，并不断修订和完善。同时建立了质量与安全管理小组，规范医生医疗行为，保证医疗质量；加强低倍率病案、高倍率病案和低风险死亡病案的管控，每月进行分析，提出改进措施，确保医疗质量与安全。

3.应用层：科学评价与管理。根据DRG预结算数据情况，对按项目付费与按DRG付费进行比较分析，预评估DRG付费给医院带来的冲击及应对方案，加强与烟台市医疗保障局的协商谈判。建立科学的日常病例审核监督机制，重点监控分析高费用DRG组成本构成，对诊疗方案的科学性与合理性，提出技术性评判意见。

构建基于“医院–科室–主诊组–医师”的“四位一体”的DRG绩效评价体系，将评价结果应用于科室绩效考核，个人评先选优、职称晋升等方面，引入DRG评价结果，调动临床科室、医务人员的积极性，促进了医疗技术和效率的快速提升。

（三）“四个融合”——以DRG管理工作为主线实现多方共赢

1. DRG与病案管理的融合。医院建立了基于DRG的首页质控框架，采用“信息化+人工”的质

控模式，形成了一套固定的质控路线。

2. DRG与医疗管理的融合。根据DRG分组结果确定重点管控病组，通过对病组病例进行分析，规范临床诊疗，降低病组成本、平均住院日和次均费用；将各科室主要收治病组的平均住院日纳入综合目标管理考核，与科室绩效相结合；运用PDCA管理方法对实践过程中出现的关键问题进行持续改进。

3. DRG与成本管理的融合。医院基于作业成本法核算医院全成本、科室全成本、服务项目成本和DRG四类成本。在完成科室三级分摊的基础上，再采用成本叠加法计算DRG成本，根据出院患者DRG分组情况，将同一DRG分组患者在院期间所有医疗服务项目成本、药品成本和单独收费材料成本进行累加，计算形成某一DRG病组总成本，再结合组内患者数量计算出平均成本。

4. DRG与绩效管理的融合。通过医院医疗服务的优化调整，加大医疗服务能力项目激励，加大高风险医疗项目难度系数和病种难度系数（CMI）激励，向医疗服务能力提升要效益，进一步调动医务人员的积极性、创造性，促使医院绩效分配更趋合理。

五、价值：打造DRG改革标杆

作为烟台地区8家DRG支付试点医疗机构之一，同时也是烟威地区首家省属大型三级甲等综合医院、烟台首家互联网医院的滨州医学院烟台附属医院（以下简称“滨医烟台附院”），以高质量转型发展为核心目标，建立“组织体系”和“信息支撑体系”两大体系，从“基础层、业务层、应用层”三个层面入手，具体的实施方案包括：（1）落实DRG与病案管理的融合，加强病案首页质控能力；（2）DRG与成本费用管理融合，合理配置资源；（3）DRG与绩效管理融合，实现正向激励；（4）DRG与医疗管理融合，实现提质增效。以实现质控流程再造、数据质量提升、科学合理控费的“三大成果”目标。建立以保证质量、控制成本、规范诊断、提高医务人员积极性为核心的DRG付费和医院绩效管理体系，发挥医保支付的激励约束作用，DRG精益运营管理成果凸显。

在国家“数字中国”战略指引下，医院以精细化管理为导向，加强病案数据治理，提升病案数据质量。烟台市医院绩效考核数据管理质量控制中心已挂靠在医院。数据中心将结合烟台市医疗机构实际，制定医疗机构绩效考核的统一标准、关键指标、体系架构和实现路径，对不同类别医疗机构设置不同指标和权重，按要求开展质控工作，借助“大数据+人工智能”等技术手段，增强考核的针对性和精准度，同时搭建平台，为相关专业人员开展业务交流和技术培训，通过数据治理、科学质控，助推医疗服务水平在区域取得更大的突破。

DRG支付改革下，医院需要进行管理创新，更需要监管。医院与烟台市医保局联合申报了烟台市科技创新发展计划管理项目——《DRG付费模式下的基金监管研究》。通过研究医保基金使用主体，如医疗保障经办机构、定点医药机构、参保人群的违法违规违约行为，提出防范违法违规违约行为的监管建议，保障医保基金安全有效可持续发展；借鉴国内外医保基金监管的经验，探索DRG付费模式下的监管机制，在基金支付过程中实时监管，以及建立包括病案管理、临床路径管理、成本核算管理等配套监管机制；从医疗费用控制、医疗服务行为、医疗服务能力与效率、管理水平等维度，构建基金监管的指标体系，并提出对医疗机构进行监管评价的思路和监管措施；在明确监管体系和指标的前提下，充分利用新技术手段，开展基金监管试点，验证基金监管机制和监管指标体系的效用，建立医保基金监管的示范点。

参考文献

[1] 国家卫生和计划生育委员会.医疗质量管理办法[EB/OL].(2016-09-25),https://www.gov.cn/zhengce/2016-09/25/content_5713805.htm.

[2] 国家医疗保障局.国家医疗保障局办公室关于印发医疗保障疾病诊断相关分组(CHS-DRG)细分组方案(1.0版)的通知[EB/OL].(2020-06-18),http://www.nhsa.gov.cn/art/2020/6/18/art_53_3241.html.

[3] 国务院.国务院办公厅关于加强三级公立医院绩效考核工作的意见[EB/OL].(2019-01-30),https://www.gov.cn/zhengce/content/2019-01/30/content_5362266.htm.

[4] 国家卫生健康委员会.国家卫生健康委办公厅关于印发国家三级公立医院绩效考核操作手册(2024版)的通知[EB/OL].(2024-03-21),http://www.nhc.gov.cn/yzygj/s3594q/202403/94a97921a9b043e8b8e3315aed9f1627.shtml.

[5] 国家卫生健康委员会,国家中医药管理局.关于印发公立医院成本核算规范的通知[EB/OL].(2021-02-03),http://www.nhc.gov.cn/caiwusi/s7785t/202102/e3fa2383ac944459b304c497359b07b1.shtml.

[6] 国家卫生健康委办公厅,国家中医药管理局,国家疾病预防控制局.关于印发《公立医院成本核算指导手册》的通知[EB/OL].(2023-12-05),http://www.nhc.gov.cn/caiwusi/s7788c/202312/3c93478a21d74e869d2bf4f7765e660a.shtml.

[7] 国家卫生健康委员会,国家中医药管理局.关于加强公立医院运营管理的指导意见[EB/OL].(2020-12-25),http://www.nhc.gov.cn/caiwusi/s7785t/202012/253d87a373194074b43ce57932b08e60.shtml.

[8] 国家卫生健康委员会,国家中医药管理局.关于开展"公立医疗机构经济管理年"活动的通知[EB/OL].(2020-06-29),http://www.nhc.gov.cn/caiwusi/s7785t/202006/d7fe8d53fb8745788acec028a9927826.shtml.

[9] 国家卫生健康委员会,国家中医药管理局.关于在全国范围内持续开展"公立医疗机构经济管理年"活动的通知[EB/OL].(2022-04-29),http://www.nhc.gov.cn/caiwusi/s7785t/202204/fadb461999e24386abad54c8c9ec8d08.shtml.

[10] 邓小虹.北京DRGs系统的研究与应用[M].北京:北京大学医学出版社,2015.

[11] 刘爱民.病案信息学[M]3版.北京:人民卫生出版社,2023.

[12] 秦方永,韩冬青,于慧兰.DRG/DIP病种(组)精益运营管理实操手册[M].北京:中国协和医科大学出版社,2021.

[13] 陈晓红,郑筠,赵慧智等.DRG入组错误百例详解[M].南京:东南大学出版社,2020.

[14] 肖兴致.病案首页大数据分析与应用[M].北京:人民卫生出版社,2021.

西安市第三医院：聚力成本核算赋能业财融合

马艳肖　赵雨馨　吴婉玉

近年来，随着医疗改革的不断深入，公立医院面临的竞争压力越来越大，降低医院成本是提高核心竞争力的关键，而成本核算则成为医院降本增效的有力抓手。新形势下，西安市第三医院在成本核算的基础上，有效地开展成本控制和成本分析工作，于2022年在陕西省率先全面规范地完成了公立医院成本核算的全部任务，助力医院从容应对如今复杂的医疗环境，提高整体运营效率，实现可持续性发展的长远目标，充分发挥出公立医院社会功能，为患者提供更加优质和经济的医疗服务。

一、改革实施背景

（一）政策背景

2021年，国家卫生健康委、国家中医药管理局联合印发了《公立医院成本核算规范》，确定了成本项目、范围和分类以及成本核算的口径，要求发挥成本核算在公立医院医疗服务定价、成本控制和绩效评价中的作用，规范开展科室成本、诊次成本、床日成本、医疗服务项目成本、病种成本、DRG成本核算，不断提升单位内部管理水平和运营效率，推进公立医院高质量发展。医院成本核算工作的规范开展，有助于医院在成本核算的基础上有效地开展成本控制和成本分析工作。

（二）医院成本管理现状

1.成本核算现状。医院前期的科室成本核算，主要是用于科室绩效考核，通过简单的分摊标准完成科室的成本核算，并非真正意义的全成本核算，项目成本、病种成本未完全开展。

根据国家成本核算的相关政策文件精神以及医院的实际情况，医院充分认识到医疗服务项目成本在整个成本精细化核算中的重要地位，明确提出“采用作业成本法进行医疗服务项目成本核算，并在此基础上开展病种成本及DRG成本核算，不断提升成本管理水平，实现科室精准运营”的战略目标。

2.人才情况。医院按照三甲医院的要求设置总会计师，总会计师按国家有关法律、法规、规章和制度的要求组织领导医院的经济管理和会计核算工作；参与医院重大财务、经济事项的决策并对执行情况进行监督。总会计师负责成本核算工作的总体推进、政策指导及协调实施工作。

医院财务科长担任成本项目负责人，正高级会计师，长期从事财务管理和医院管理工作，具体负责成本知识的全员宣传及培训，成本核算体系的建立与组织实施工作；成本核算专管员，中级会计师，有多年会计核算和审核的经历，主要负责成本数据的收集、整理与分析工作；各科室设置兼职成本管理员，熟悉科室医疗服务项目操作情况并有一定的组织协调能力。团队中还有与成本核算与分析工作相关的其他财务、信息及质控及医保工作人员，能够保障项目的顺利实施。

3.资源情况。医院具有成本核算所具备的完善的信息化条件，财务核算系统与HIS系统、人员薪资、物资管理、固定资产管理等系统互联互通，可完成成本所需数据的提取。医院已实行政府会计制度，并开展科室全成本核算，具有完备的成本核算基础。

二、改革总体策略

（一）管理目标

为了促进医院整合医、教、研、防等业务系统和人、财、物、技等资源系统，主要采用作业成本法进行医疗服务项目成本核算，并在此基础上开展病种成本及DRG成本核算，不断提升成本管理水平，实现科室精准运营。为建立医院运营管理决策支持系统，推动医院运营管理的科学化、规范化、精细化打下坚实基础。

（二）总体思路

在政策引导及充分分析医院现状与痛点的基础之上，确定了分步扎实推进的实施方案：（1）成立组织机构、开展宣传培训、进行系统搭建，做到全员重视、系统支持；（2）进一步按照《公立医院成本核算规范》，规范医院原已开展的全成本核算工作；（3）采用业财融合度最高的作业成本法开展医疗服务项目成本核算工作；（4）采用医疗服务项目叠加法完成病种成本、DRG成本核算工作；（5）在成本核算的基础上进行全面分析及应用。

（三）方法与创新

采用四类科室三级分摊方式进行科室全成本核算；采用以作业成本法为主，以RBRVS点值当量法、收入分配系数法为辅，进行医疗服务项目成本核算；采用项目叠加法进行病种成本及DRG成本核算。

在以上实施过程中，最关键、最困难的是医疗服务项目成本核算。通过反复实践，医院的医疗服务项目成本核算最终汲取了多种方法的优点，形成了“采用作业成本法计算直接成本、采用收入分配系数法分摊间接成本，最后运用RBRVS点值当量法纠偏”的独特模式，实现了各种管理工具的融合与创新。

1.采用作业成本法计算直接成本：各医疗服务项目直接成本，采用业财融合度最高的作业成本法；作业成本法由医务人员参与、与业务流程关联，与各项资源消耗系统打通，将医疗服务业务与财务核算数据高度融合，便于分析成本构成、便于科室与科室之间、医院与医院之间的成本比较，便于有针对性地管控成本，是业财融合的典范。

2.采用收入分配系数法分摊间接成本：在对医疗服务项目间接成本分摊的过程中，采用相对简单、与收费标准匹配的收入分配系数法。

3.运用RBRVS点值当量法纠偏：创新采用RBRVS点值当量法计算项目总成本，并与作业成本法下的医疗服务项目成本核算结果进行比对，对偏离较大的项目，重新对其作业进行全面检查、校正，增强其准确性。

三、改革落地实施

（一）参与部门和人员

1.组织保障。成立由院长、书记为组长，其他副院长为副组长的项目工作领导小组，统筹协调医院各部门开展相关成本核算工作。领导小组负责对项目总体的协调与监督工作，负责项目中遇到的重大问题、原则问题的决策与处理。项目主管领导为总会计师，由财务科牵头完成各种成本核算与分析的具体实施工作。

2.财务科负责协调信息中心、人事科、经管科、病案室、总务科、医学装备中心等各相关科室配合工程师提取医疗服务项目成本核算所需要的基础数据，并各自进行基础数据的自查，保证提供的基础数据与财务总账一致。财务科设置2名专门的成本核算员，全程参与并掌握项目的实施过程及方法，负责解决实施中遇到的具体问题。

3.各医疗、医技科室配备至少1名兼职成本管理人员，专门负责有关医疗服务项目成本实施过程中的作业分析、数据确认，以及科室日常成本管控工作，并协调本科室需要配合的各项工作。

4.成本软件项目经理负责项目的质量控制、实施考核、进度监控、资源调配等方面，以及项目中所遇难点问题的解决，并负责实施方与院方的重点协调和实施过程的管理工作；实施工程师负责具体的实施工作。

（二）资源、环境和信息化部署

医院在开业初期财务管理信息化方面制定了三期的医院运营管理平台（HRP）实施计划：一期实施会计核算、物流、固定资产、薪酬管理；二期实施成本、预算、绩效管理；三期实施人力资源以及数据决策支持系统。项目实施前医院已经具有成本核算所具备的完善的信息化条件，包括财务核算系统、物流系统、固定资产系统、人力资源系统等，并互联互通，可完成成本核算及分析所需的数据提取要求。医院已实行政府会计制度，并已开展科室全成本核算，具有完备的成本核算基础。

（三）资源投入和项目实施过程

1.资源投入。为提升运营管理水平，医院投入上百万元资金用于财务核算系统（包括会计核算系统、物流系统、固定资产系统）、人力资源系统及预算、绩效系统等建设。成本系统可直接从会计核算系统、薪酬系统、物流系统、固定资产系统、HIS系统取数，实现了各业务系统数据互联互通。

2.实施准备。

（1）强化组织宣传：全成本需要全员参与、全流程管控，领导重视、员工理解配合是前提，医院成立专门的成本核算组织机构，确定财务科为牵头部门，在全院范围内开展多轮次宣传培训。

（2）开展培训：制订具体的实施计划，确定每个实施环节的时间节点，并开展全员培训，将成本核算与管控的理念传达到全院科室及职工。

（3）信息系统保障：完成成本核算工作需要处理大量的数据，需要有成熟的信息系统支持，将各种数据归集起来通过一定的标准进行运算，所以医院首先确定了成本核算软件，以支持整个项目的落地，投入项目资金196万元。成本系统通过直接从会计核算系统、薪酬系统、物流系统、固定资产系统、HIS系统取数，实现了各业务系统数据互联互通。

3.成本核算实施过程。

（1）进行基础数据采集。按照成本基础数据采集规范，完成各项基础业务数据的采集，具体涉及以下数据：项目收入数据、职工资料、工资项字典、人员工资数据、物资分类、物资字典、物资消耗明细、物资待冲基金、设备分类、设备字典、资产折旧明细等。

（2）制定分步实施规划。采取从简单到复杂，从门诊到住院，从临床到医技，从科室全成本到医疗服务项目成本、病种成本、DRG成本，分步实施、一体化推进的总体实施规划（见图1）。

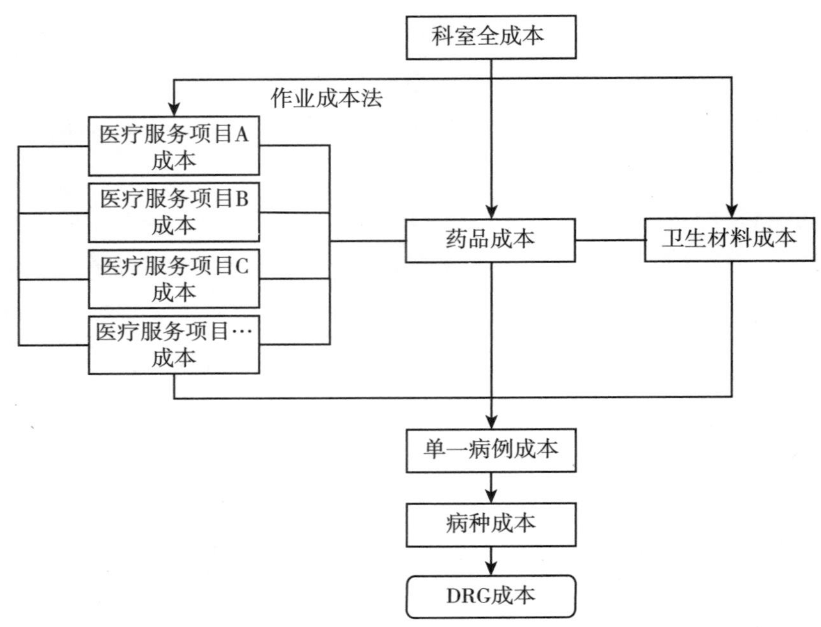

图1 成本核算分步实施流程

（3）进行科室全成本核算。严格按照“直接成本直接计入、间接成本分摊计入”的原则，实现四类科室三级分摊（临床、医技、医辅、管理）。根据医院信息化现状，系统采集直接成本以及收入数据、人力成本数据、固定资产折旧数据、物资消耗数据及财务成本数据，对管理类科室、辅助类科室、医技类科室成本采用逐级、逐项、分步结转的原则向临床类科室进行分摊（见表1）。

表1 科室三级成本分摊 单位：元

科室名称	成本	直接成本	间接成本			
			小计	分摊行政后勤类科室成本	分摊医疗辅助类科室成本	分摊医疗技术类科室成本
急诊医学科	59419657.06	36489873.99	22929783.07	4937617.65	1059281.68	16932883.74
心血管内科一病区	63809284.30	55369590.91	8439693.39	2171331.69	469108.07	5799253.63
心胸外科	32796146.29	28506338.05	4289808.24	1174765.01	222032.37	2893010.86
消化内科一病区	55084604.76	41927101.13	13157503.63	3832732.89	645501.93	8679268.81
肝胆胰脾外科	22468361.55	18476772.22	3991589.33	1252944.66	195774.96	2542869.71

科室全成本核算是医院总成本核算的延伸，又是医疗服务项目成本核算和病种成本、DRG成本核算的基础，所以在录入、采集数据时，必须保证各科室执行收入的准确性；必须将固定资产折旧数据、物资消耗明细数据按照会计科目分类汇总后进行核对；必须对工资项按照会计科目进行合并分类后进行核对等。从多维度、全方位确保科室全成本数据的准确性。

（4）开展医疗服务项目成本核算。

①采用作业成本法计算科室医疗服务项目的直接成本。

一是进行作业动因分析。此阶段是整个成本核算实施中的重点，也是难点，需要分析出各个医疗服务项目的作业动因，建立医院自有的作业动因库。作业动因分析是项目成本核算中至关重要的一环，数据的不准确或内容的缺失，不仅会导致本项目成本的不准确，还会将应直接计入本项目的成本转化为间接成本向其他项目分摊，从而使所有项目成本都失真。在维护作业动因库时需要医院各科室成本兼职管理员认真分析每个医疗服务项目所需要的作业、操作人员职称、操作时间、所需人数、所需设备、设备使用时间、所消耗的不可收费物资及数量，以及其他费用等数据。

以下选取急诊科的心肺复苏术项目进行科室级项目成本展示。通过急诊科成本管理员对业务流程及工作内容的梳理分解，心肺复苏术项目目前在陕西的收费标准是200元，对该项目人工配置、材料消耗、设备配置情况分析如图2~图4所示。

心肺
核算科室 急诊医学科
心肺复苏术 ¥200.00
3235
心肺复苏术
3235
¥200.00
确定
人工配备 协作情况 材料消耗 设备配置 其他成本
删除 设置人工操作 设置 导入 保存
作业 技术职务 操作人数(E) 操作时间(E) 工作量系数(E)
综合治疗 医师 1 18 1
综合治疗 护理 1 18 1
删除 设置单位用量
服务科室 物资 规格 计量单位 单价 单位用量(E)
急诊医学科 一次性使用无菌注射器 带针 5ml 0.36 7

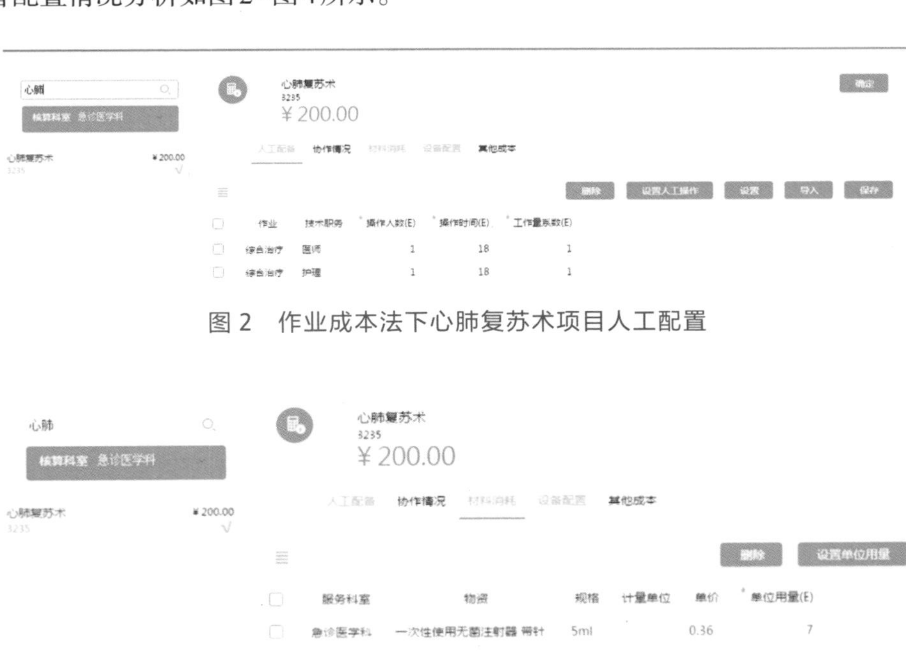

图2　作业成本法下心肺复苏术项目人工配置

图3　作业成本法下心肺复苏术项目材料消耗

心肺
核算科室 急诊医学科
心肺复苏术 ¥200.00
3235
心肺复苏术
3235
¥200.00
人工配备 协作情况 材料消耗 设备配置 其他成本
删除 设置操作时间
作业 服务科室 设备 操作时间(E)
医生查房 急诊医学科 心肺复苏机 30

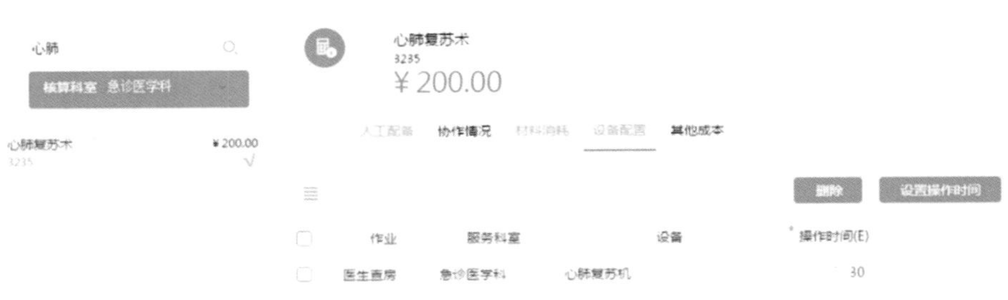

图4　作业成本法下心肺复苏术项目设备配置

作业成本法下急诊科其他费用作业成本动因见图5。

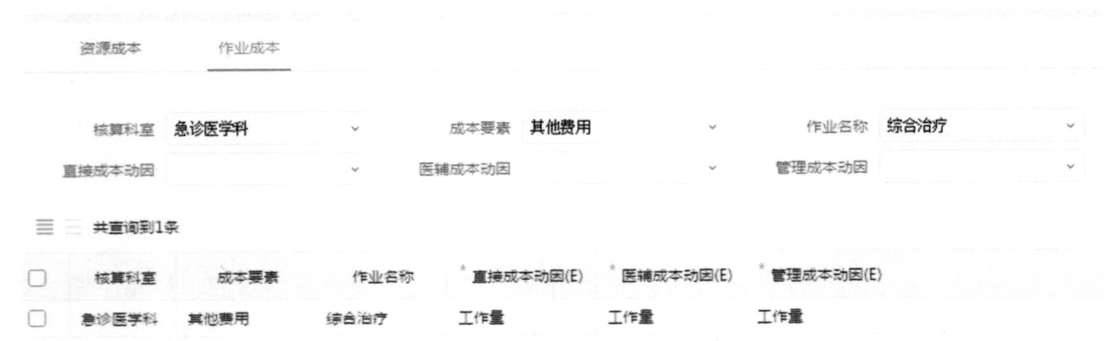

图5　作业成本法下急诊科其他费用作业成本动因

二是计算项目直接成本。将与医疗服务项目直接相关的人力成本、材料成本、折旧成本及其他费用相加，得到科室医疗服务项目直接成本。

某医疗服务项目科室直接成本＝人力成本＋材料成本＋折旧成本＋其他费用

如：急诊科心肺复苏术项目直接成本=134.45（人力成本）+1.30（材料成本）+2.91（折旧成本）=138.66（元）

②采用收入分配系数法计算科室医疗服务项目间接成本。各科室通过作业分析，会将绝大多数成本对应到各个医疗收费项目上，但总有一些设备的折旧费如计算机、打印机等，以及部分不可收费的物资如消毒材料、办公材料等，无法实现一一对应。考虑到医疗收费标准具有普遍的公允性特点，可以将无法直接计入具体医疗收费项目的剩余各项费用，采取较为简单的收入分配系数法在科室各医疗服务项目间进行分摊。

③形成科室医疗收费项目成本。将各个科室各种医疗服务项目的直接成本和间接成本相加，即得到科级层面医疗服务项目成本。

某医疗服务项目科室成本＝该科室该项目直接成本＋该科室该项目间接成本

如：急诊科心肺复苏术项目成本=138.66（项目直接成本）+34.42（项目间接成本）=173.08（元）

④形成全院医疗服务项目成本。通过对全院各科室各项医疗服务项目成本进行加权平均，计算得出医疗服务项目院级成本。

某医疗服务项目院级成本＝∑全院各科室某医疗服务项目成本/全院该医疗服务项目数量

如：心肺复苏术项目院级成本=44734.68(全院各科室项目总成本)/265(项目总数量)=168.81(元)

⑤运用RBRVS点值当量法对作业成本法下的医疗服务项目成本进行纠偏。由于作业成本法的准确性很大程度上依赖于各科成本管理员对医疗业务的熟悉程度及对成本相关知识的理解水平，可能会与实际成本之间产生较严重的偏离。鉴于医院目前绩效分配已采用RBRVS点值法，如果说收费价格是医疗服务项目的价格体现，那么RBRVS点值则是医疗服务项目的价值体现。医院创新采用以RBRVS点值为当量的方法同步对所有医疗服务项目进行了成本核算，并将此结果与采用作业成本法的医疗服务项目成本核算结果进行比对分析，对偏离度在±50%以上的项目，要求重新进行作业动因分析及成本计算，以确保作业成本法下医疗服务项目成本核算数据的合理性、准确性。

（5）采用项目叠加法完成病种成本核算。病种成本是医院为某种疾病的患者从入院到出院所耗费的平均成本。病种成本以住院的不同病种为核算对象，以医疗项目成本核算为基础，以“项目动因”为归集原则，以患者病历的单一病种或组合病种为归集对象。医院采用项目叠加法分别核算各种口径与标准下的病种项目总成本和病种单位成本。

医院病种成本核算的程序为：

①确定病种项目，将各医疗项目的成本费用按照单病种能直接计入的费用，如药品成本与可单独收费的卫生材料成本直接计入，计算出各病种的药品成本和材料费成本。

②计算各病种下医疗服务项目成本：用医院各病种下开展的医疗服务项目成本乘以开展数量，计算各病种下医疗服务项目总成本。

③计算各病种单位成本：将各病种下药品成本、单独收费的卫生材料成本、医疗服务项目成本平均至每个患者，形成各病种单位成本。

某病种单位成本=［∑药品成本+∑单独收费的卫生材料成本+（∑医疗服务项目成本×医疗服务项目工作量）］/某病种患者人数

需要说明的是，单病种成本核算时间越长，相应成本越合理、准确，一般按年度进行即可。特别需要注意的是质控部门应加强各病种确认的准确性，信息部门要保证各病种出院人次的准确性。

医院采用项目叠加法对现存的约11200个病种成本进行了计算。

（6）采用项目叠加法完成DRG成本核算。疾病诊断相关分组（diagnosis related groups，DRG），是用于衡量医疗服务质量效率以及进行医保支付的一个重要工具。DRG实质上是一种病例组合分类方案，即根据年龄、疾病诊断、合并症、并发症、治疗方式、病症严重程度及转归和资源消耗等因素，将患者分入若干诊断组进行管理的体系。医院采用项目叠加法分别核算各组DRG总成本和单位成本。

医院病种成核算的程序为：

①确定DRG分组，将各医疗项目的成本费用按照DRG分组情况能直接计入的费用，如药品成本与可单独收费的卫生材料成本，直接计入，计算出各DRG分组的药品成本和材料费成本。

②计算各DRG分组下医疗服务项目成本：用医院各DRG分组下开展的医疗服务项目成本乘以开展数量，计算各DRG分组下医疗服务项目总成本。

③计算各DRG分组单位成本：将各DRG分组下药品成本、单独收费的卫生材料成本、医疗服务项目成本平均至每个患者，形成各DRG分组单位成本。

某DRG分组单位成本=［∑药品成本+∑单独收费的卫生材料成本+（∑医疗服务项目成本×医疗服务项目工作量）］/某DRG分组患者人数

需要说明的是，DRG分组成本核算时间越长，相应成本越合理、准确，一般按年度进行即可。特别需要注意的是质控部门应加强DRG分组确认的准确性，信息部门要保证各DRG分组出院人次的准确性。

医院采用项目叠加法对现存的约320个DRG分组成本进行了计算。

4.开展成本分析。成本核算工作的全面开展有利于对医院成本现状分析，为医院运营提供科学、优化的方案及数据支持。医院目前可以开展以下成本分析工作：

（1）成本构成分析。通过对人力资源成本、药品耗材成本、固定资产折旧费、无形资产摊销、提取医疗风险基金及其他管理成本等项目占总成本的比重结构进行分析，有利于各科室通过合理配置人员、控制药品耗材的占比、提高设备利用率、提高行政效能等途径持续改善成本结构（见表2）。

表 2　　科室全成本构成分析

成本项目	急诊医学科		心血管内科一病区		消化内科一病区	
	金额（元）	占比（%）	金额（元）	占比（%）	金额（元）	占比（%）
人员经费	25607324.55	43.10	12495089.47	19.58	17995205.20	32.67
卫生材料费	8055692.33	13.56	25660948.88	40.22	4657422.02	8.46
药品费	12488774.76	21.02	19817255.47	31.06	25092981.62	45.55
固定资产折旧费	4875568.80	8.21	1740458.65	2.73	2694987.82	4.89
无形资产摊销费	428994.86	0.72	74574.60	0.12	125042.48	0.23
提取医疗风险基金	186420.22	0.31	60305.96	0.09	97674.63	0.18
其他费用	7776881.54	13.09	3960651.27	6.21	4421290.99	8.03
医院全成本	59419657.06	100	63809284.30	100	55084604.76	100

（2）趋势分析。通过对医院收入、成本相关指标若干个连续期间的比较分析，找到成本发展趋势及变化规律，便于分析成本的月度及季节性特点及影响成本变化的关键控制点（见图6）。

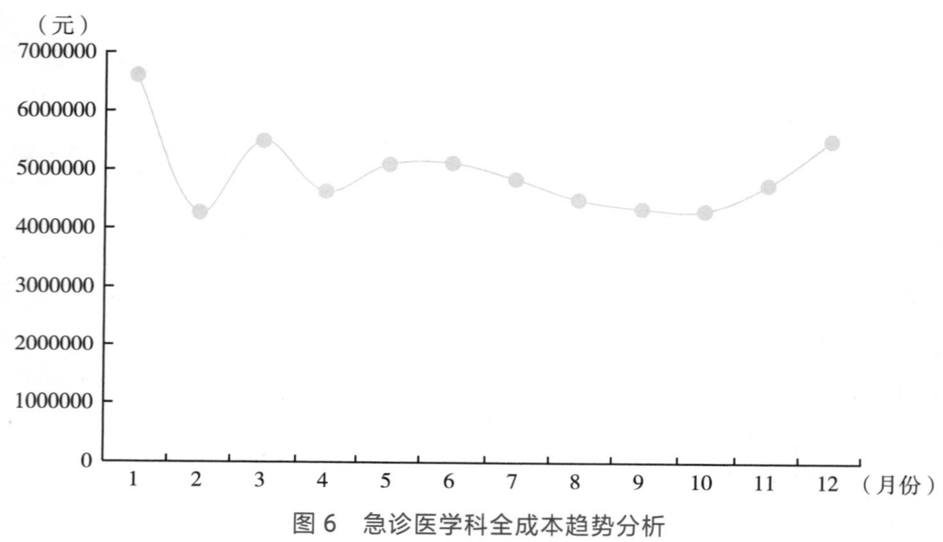

图 6　急诊医学科全成本趋势分析

（3）本量利分析。通过对医疗服务项目的收入、数量 、单位变动成本、固定成本总额等因素，预测医疗服务项目的补偿水平。医院可通过对保本点的研究分析，确定医疗服务正常开展所达到的保本点业务量和保本收入总额，反映出业务量与成本之间的变动关系，对亏损科室尤为有用（见表3）。

表 3　　部分科室本量利分析

门诊科室	门诊人次	单位收入	单位变动成本	单位收益	固定成本	变动成本	保本诊次	保本收入
胃肠外科门诊	12443	168.86	135.82	−0.09	412259.07	1689998.83	12477.23	2106907.35
神经内科一病区门诊	60059	325.31	294.70	−7.90	2312824.79	17699650.75	75570.95	24583914.94

（4）诊次/床日成本分析。通过诊次/床日成本构成、趋势变化等分析，发现门急诊患者及住院患者成本管控的要点。

（5）医疗服务项目成本分析。通过医疗服务项目的收入、成本、服务量、收益等数据进行综合分析，对比不同期间同一项目成本差异，利于各分项成本管控工作。

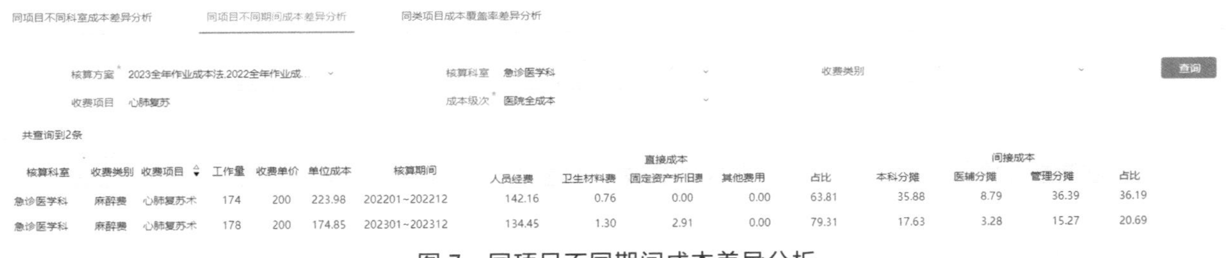

核算科室	收费类别	收费项目	工作量	收费单价	单位成本	核算期间	直接成本					间接成本			
							人员经费	卫生材料费	固定资产折旧费	其他费用	占比	本科分摊	医辅分摊	管理分摊	占比
急诊医学科	麻醉费	心肺复苏术	174	200	223.98	202201~202212	142.16	0.76	0.00	0.00	63.81	35.88	8.79	36.39	36.19
急诊医学科	麻醉费	心肺复苏术	178	200	174.85	202301~202312	134.45	1.30	2.91	0.00	79.31	17.63	3.28	15.27	20.69

图7　同项目不同期间成本差异分析

（6）设备使用效率及效益分析，是指基于收费项目对医疗设备的使用率进行统计分析，可以计算设备所产生的医疗收入，实现全面的设备成本效益分析，可提高购置医疗设备时的科学决策。

（7）病种/DRG成本分析。对病种成本及DRG成本的成本构成、盈亏进行分析，发现成本管控点，对不断优化诊疗方案、合理配置资源、降低时间及物资消耗有很强的指导意义。

（四）实施过程中遇到的主要问题和解决方法

1.四类科室三级分摊标准选择较为复杂。在此过程中我们始终坚持“谁受益谁承担”的原则：（1）一级分摊行政后勤科室费用，一般采用被分配科室人数作为分摊标准；（2）二级分摊医疗辅助类科室费用，分别根据医疗辅助业务工作实际开展情况选取不同的分摊方法；（3）三级分摊医疗技术类科室费用，分别采用工作量或收入等分摊方法。

以医疗辅助类科室成本分配为例，分别采用如表4所示的分摊方法。

表4　医辅科室成本分摊

成本源科室		分摊目标科室	分摊方法
医辅科室	供应室	医技、临床科室	消毒服务金额
	门诊办	门诊科室	门急诊人次
	挂号收费室	门诊科室	门急诊人次或门诊执行收入
	住院处	住院科室	出院人数或住院执行收入
	病案室	住院科室	出院人数
	医保办	住院科室	医保人数
	护保队	门诊、住院科室	科室个数
	服务中心	门诊科室	门急诊人次
	氧气室	临床科室	内部服务量

2.作业成本法下对参与人员的培训、业务熟悉度要求高。财务部门在全院组织召开了4次全员培训以及3次一对一录入培训，各临床医技科室指定一名成本核算员负责项目作业过程的录入工作。对近两千个医疗服务项目的作业过程按照“服务消耗作业、作业消耗资源”的原则，采用作业动因和资源动因来分摊间接成本，将所有的医疗项目确定标准化的作业路径，主要包括人员、面积、工作量、工时、试剂耗材、设备、技术难度等。根据作业路径中的每一步作业过程，确立成本动因及资源消耗，汇总计算标准化的各项作业的医疗服务成本。

3.各系统之间数据接口需反复核对、确保一致。

（1）科室成本需要采集的数据有科室字典、人员信息、人员工资明细，物资字典、物资领用明细，资产字典、资产折旧字典，财务总账成本数据，其他成本数据，收费类别、收费项目字典、门诊收入明细、住院收入明细，药品字典、药品消耗明细，患者类型，门诊工作量、住院工作量。

（2）项目成本需要采集的数据有收入数据、人力成本、物资成本、资产成本、其他成本、成本归集数据、维修维保数据。

（3）病种成本需要采集的数据有病案科室数据、病案首页数据、收费明细等。

为确保成本系统数据采集的准确性，项目工程师与HIS工程师不断沟通核对数据，确保写入的接口数据与业务系统数据一致。

4.业务数据与总账数据之间可能存在差异，需认真查找原因并协调解决。由于财务核算中存在各种调整因素，在成本系统取数过程中，提取的各业务系统数据与总账数据之间可能存在差异，比如人员成本方面不一致等。要以一个月的总账数据为基础分科目、查凭证，与成本系统数据逐笔进行核对分析，分析总账系统数据是否均来自业务系统，对于未通过业务系统的数据要通过手工导入成本系统的方式，确保业务数据与总账数据总额保持一致。

5.上线前期DRG成本数据无法自动生成。在前期医院没有上线DRG系统的情况下，无法直接产出DRG成本数据。针对该问题，需要根据医保中心返回的DRG数据，通过Excel表格分类汇总功能，方能计算出医院 DRG病种成本。医院DRG系统与成本系统完成对接后，便可自动产出DRG成本相关数据。

四、改革成效显著

（一）提供可借鉴的成本核算案例

长期以来，绝大多数医院的成本核算都停留在为计算绩效而进行的科室直接成本核算层面，未能起到提升管理水平和运营效率的作用。两年来，在全院各科的支持下，西安市第三医院在陕西省率先创新性地完成医院业务涉及的全部成本核算工作：（1）开展医疗全成本核算；（2）分别采用作业成本法和RBRVS点值当量法完成1913个医疗服务项目成本核算；（3）采用项目叠加法完成11200个病种成本核算；（4）完成320组DRG成本核算工作（见表5~表8）。

表5　部分科室全成本报表　单位：元

成本类型	心血管内科一病区		胃肠外科		骨二科	
	金额（元）	占比（%）	金额（元）	占比（%）	金额（元）	占比（%）
人员经费	12495089.47	19.58	7012992.32	25.87	5116699.15	21.91
卫生材料费	25660948.88	40.21	3466466.65	12.79	4830960.10	20.69
药品费	19817255.47	31.06	10065578.52	37.13	7300273.16	31.26
固定资产折旧、无形资产摊销费	1815033.25	2.84	1152382.87	4.25	923293.67	3.95
提取医疗风险基金	60305.96	0.09	33077.05	0.12	23698.09	0.10
其他费用	3960651.27	6.21	4017330.78	14.82	4100851.40	17.56

续表

成本类型	心血管内科一病区		胃肠外科		骨二科	
	金额（元）	占比（%）	金额（元）	占比（%）	金额（元）	占比（%）
分摊手术室成本	44.19	0	1358349.71	5.01	1052442.91	4.51
分摊麻醉科成本	128.27	0	4282.70	0.02	2156.88	0.01
医院全成本（医疗成本）	63809456.76	100	27110460.60	100	23350375.36	100
科室收入	71527805.32		27107658.58		24827242.01	
收益	7718348.56		−2802.02		1476866.65	

表 6　院级医疗服务项目成本报表　单位：元

收费类别	项目编码	项目名称	工作量（例）	收费标准	单位成本	单位收益	项目收入	项目成本	项目收益
血液透析	6580	血透监测	999	30	29.45	0.55	29970	29416.21	553.79
眼科检查	6607	注视性质检查	1219	6.50	6.31	0.19	7923.50	7690.76	232.74
其他治疗费	3509	引流管冲洗	492	10	9.89	0.11	4920	4863.79	56.21
其他治疗费	3734	烤瓷冠调配颜色	30	60	61.24	−1.24	1,800	1837.12	−37.12
化验费	2415	C–反应蛋白测定（CRP）	74	10	11.74	−1.74	740	868.88	−128.88

表 7　病种成本报表　单位：元

病种编码	病种名称	病例数（例）	平均住院日（天）	例均费用	例均成本	例均收益	成本收益率（%）
K55.902–45.2501	缺血性肠病–结肠镜下大肠活组织检查	2	9.00	12371.48	12367.40	4.08	0.03
K52.905–88.0100x001	急性胃肠炎–腹部CT检查	4	4.00	5893.15	5891.78	1.37	0.02
N17.900x003–88.7700x001	急性肾功能不全–下肢血管超声检查	1	7.00	8976.16	8975.22	0.94	0.01
K63.902–	功能性肠病–	2	7.00	9539.98	9539.02	0.96	0.01
K83.107–51.8700x003	胆总管狭窄–内镜下胆管支架置入术	3	11.67	35979.24	35978.10	1.14	0.00

表 8　DRG 成本报表　单位：元

DRG 编码	权重	计数	费用合计	平均费用	成本合计	平均成本	收益	成本收益率（%）
LC19	2.1118	29	405688.94	13989.27379	401143.6383	13832.54	156.73	1.13
RW19	0.5313	10	47779.67	4777.967	47621.26709	4762.13	15.84	0.33
IF49	2.7916	7	156878.29	22411.18429	156652.5839	22378.94	32.24	0.14
RG15	0.7432	32	312870.99	9777.218438	316983.1194	9905.72	−128.50	−1.30
LS15	0.7334	14	93919.74	6708.552857	95987.58564	6856.26	−147.70	−2.15

（二）促进科室运营管理能力提升

通过开展科室全成本核算、医疗服务项目成本核算、病种成本及DRG成本核算，各科室从源头控制采购成本、从出库控制领用成本、从日常控制消耗成本、加强设施设备维护保养，提高设备共享共用、加强科室二级库房物资管理等，全院科室成本意识普遍增强。如图8和图9所示，百元医疗收入的百元支出从2019年的110.95元下降到2021年的105.85元；管理费用占业务支出的比率从2019年的9.3%下降到2021年的8.65%；万元收入能耗支出从2019年的0.035吨标煤下降到2021年的0.024吨标煤。

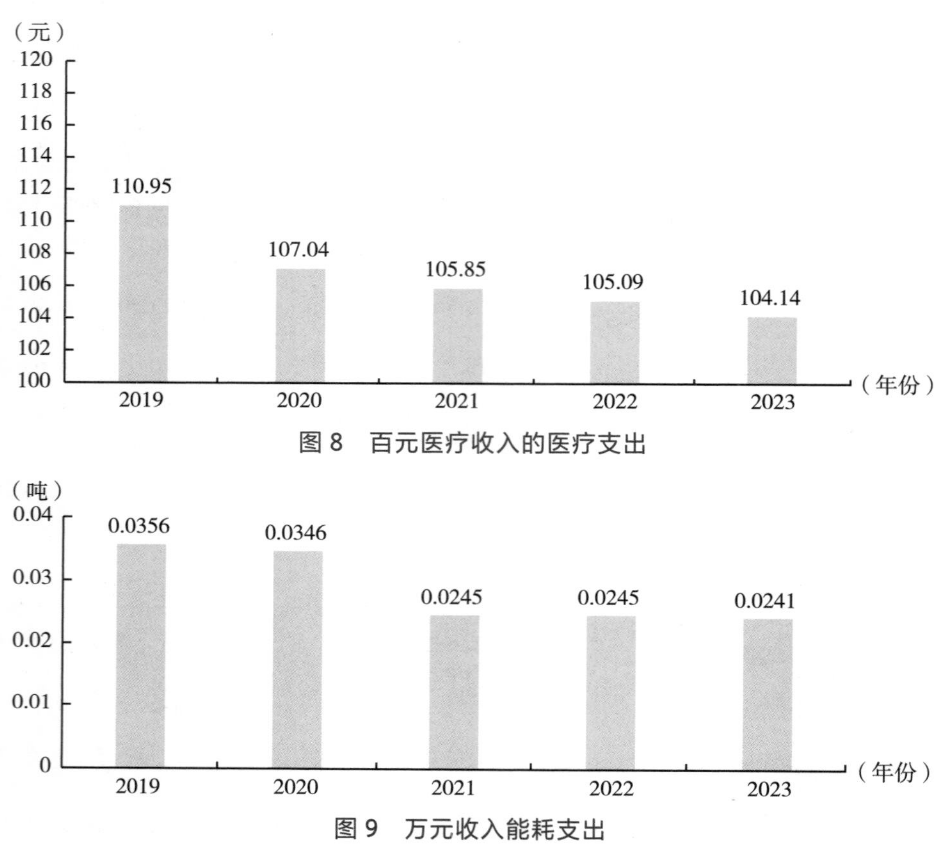

图8　百元医疗收入的医疗支出

图9　万元收入能耗支出

在业务量大幅攀升的同时，医院运营能力不断提升，自2019~2023年与成本相关的重点监测指标，如百元医疗收入的医疗支出占比、万元收入能耗支出、管理费用占业务支出的比率等明显好转，全国三级公立医院绩效考核运营效率维度得分率约93%，在全省处于较高水平（见图10）。

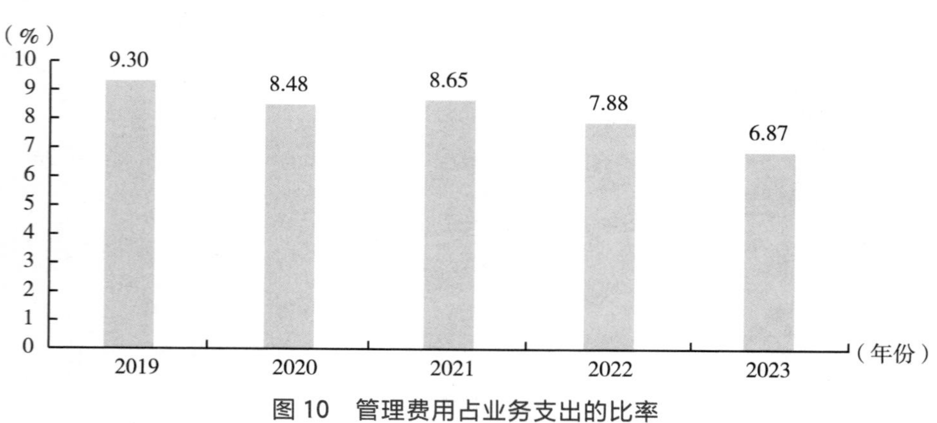

图10　管理费用占业务支出的比率

（三）增强科室成本管控的主动性

通过对科室之间相同医疗服务项目的成本核算结果进行比较，可以发现不同科室之间的同一项目成本存在大小不等的差异，经过对项目的作业过程对比，可以发现不同科室在人员结构、公用经费、设备耗材使用效率等方面存在的差异，促使各科室积极主动地进行成本管控。

（四）促进业务与财务的深度融合

1.医务人员通过深入参与成本核算，不断提升成本管控能力。医务人员通常认为财务部门的成本核算最终只会减少科室人员的绩效工资，并不了解更多有价值的成本信息，以及对于分析科室成本结构、寻找不足及短板、优化医疗服务所起的促进作用。长期以来，财务部门和业务部门之间缺乏相互理解，融合低效。通过参与项目作业过程的录入以及成本分析结果的展示与运用，医务人员通过与财务人员的深入沟通，进一步掌握了成本核算相关知识，并借鉴财务管理部门提供的合理化建议，重新审视并调整当前医疗活动与流程，促进科室成本管理能力不断提升。

2.财务人员通过开展项目成本核算，不断提高成本服务水平。长期以来财务人员主要侧重于财务核算工作，对医疗业务知识缺乏了解，无法对公立医院内部运营管理提出专业的指导意见，以致在进行科室运营分析时只是泛泛呈现数据，并不能抓住要害、关键问题，不能为临床及医技科室提供有针对性的专业建议。通过成本项目的实施，财务人员对医疗服务项目成本的作业过程有了全方位的了解，通过对项目成本、病种成本、DRG成本的分析，为临床科室提供高质量的运营建议，促使财务工作从原来以核算业务数据为主的“财务会计”转型为发挥管理作用的“管理会计”，学会了从数据背后挖掘业务内涵，为业务开展提供数据支撑，实现财务和业务的高度融合。

（五）全面提升医院综合管理水平

通过成本项目的实施，医院建立健全了相关的现代医院管理制度，包括《成本核算管理办法》《医院内部控制手册》《绩效考核管理办法》《医院服务价格管理办法》《运营管理实施办法》《医学装备调配管理制度》《设备绩效评价实施方案》《医用耗材二级库管理办法》等，进一步规范了业务流程，降低了物资消耗、加强了成本管控、优化了绩效考评机制，医院管理水平整体提升。

五、改革实践经验

基于作业成本法的公立医院成本核算与分析，是在业财融合的基础上产出较为精准的医疗服务项目成本，并通过项目叠加实现病种成本及DRG成本核算工作，通过近两年的具体实践，现对应用条件、关键因素、方法优缺及应用建议总结如下：

（一）相关管理会计工具方法的基本应用条件

1.医院领导班子的重视与支持是基础保障。成本核算，尤其是医疗服务项目成本核算工作需要全员参与、全流程管控，项目要想成功落地离不开领导的大力支持。为顺利开展工作，医院成立了由院长、书记担任组长，其他副院长担任副组长的领导小组，总会计师兼任办公室主任。领导小组负责对项目总体的协调与监督工作，负责阶段性的工作推进，协调解决项目中遇到的重大问题，确保了项目的顺利开展、成功实施。

2.参与人员的素质与相对稳定性是支撑。医疗服务项目成本核算对象数量一般在两三千个，不同成本分摊方式的选择会影响科室全成本及医疗服务项目间接成本的准确性，对每个医疗服务项目操作的熟悉情况又会影响项目直接成本的准确性，这就要求参与项目成本核算的工作人员必须具备以下条件：财务科的成本专管员要有三年以上的支出核算经验、全面掌握成本核算与分析的方式方法、具备较强的组织协调能力；全院各科室成本兼职管理员一般应有五年以上的医疗工作经验、熟悉本科室医疗服务项目操作规范，或能有效组织相关人员共同参与成本项目的动因分析。为保证项目的有效实施，无论是成本专管员还是成本兼职管理员都应保持相对的稳定性，不能频繁更换。

3.完善的实施计划使各项工作有的放矢。从前期的宣传工作，到信息模块互联互通，从跨科配合协作到专门人才培养，从模拟试验到推广运用，计划部署有条不紊；具体实施时，采取从简单到复杂，从门诊到住院，从临床到医技，从科室全成本到医疗服务项目成本、病种成本、DRG成本，分步实施、一体化推进，取得良好成效。

（二）相关管理会计工具方法成功应用的关键因素

1.医院成本管理的战略目标明确。随着医保支付方式由按项目付费和总额预付方式改为以DRG为首的病组打包支付，以及新冠疫情给医院运营带来的压力，对医院成本核算的精细化管理需求日益增加，亟须建立有效的成本核算管理工具和机制，满足科室内部成本控制、医疗服务价格测算、绩效评价等特定成本信息需求。

医疗服务项目成本在整个成本核算工作中处于至高分水岭的地位，只有突破此关，病种成本、DRG成本核算工作才能迎刃而解。因此，医院明确提出"采用作业成本法进行医疗服务项目成本核算，并在此基础上开展病种成本及DRG成本核算，不断提升成本管理水平，实现科室精准运营"的战略目标。

2.业务与财务间的融合至关重要。作业成本法以作业为中心，以成本动因为分配要素，体现"服务消耗作业，作业消耗资源"。对每一个医疗服务项目都需从参与人员、工作时间、与作业相关的设备、试剂、不可收费耗材以及其他直接、间接费用进行分析与匹配，是一项业务与财务高度融合的精细化工作。实施过程中一般需经三轮以上的填报方可保证项目成本与收费标准的偏离度在一定的合理区间。业务与财务间的理解与配合是项目得以顺利实施，以及结果具备可应用性的重要因素，使医院在业财融合方面迈出了坚实的一大步。

（三）相关管理会计工具方法在应用中的优缺点

医院采用作业成本法完成近2000项医疗服务项目成本核算，剖析成本构成及影响因子，可以进行本量利分析、设备使用效率及物资使用情况等方面的分析。作业成本法是将医疗业务活动与财务活动高度融合的成本核算方法，能够提供更加准确的各维度成本信息，有助于作业与流程改进、患者服务等决策的准确性；成本核算工作的加强将改善和强化成本控制，促进绩效管理的改进和完善；病种成本及DRG成本的盈亏分析还对不断优化诊疗方案、合理配置资源、降低时间及物资消耗具有很强的指导意义。为公立医院成本核算的实施落地提供了有价值的成功案例，具有较强的可复制性和推广性。

但是，作业成本法不可能一步到位，是一个逐年提升的过程，主要原因如下：（1）作业成本法比较复杂、对参与人员配合度要求高、数据处理量大；（2）参与人员的理解能力及对业务流程的熟知情况参差；（3）核算过程中涉及许多分摊标准的选择，一般遵循“谁受益谁承担”的原则，体现合理性，不要求唯一性；（4）与医疗服务项目作业相关的数据需每年更新维护。

（四）对发展、完善和推广相关管理会计工具方法的建议

虽然国家卫生健康委等部门于2020年发布了公立医院成本核算规范，2023年又发布了公立医院成本核算指导手册，但是至今仍有约70%的公立医院未规范开展医疗全成本核算，95%以上的公立医院未开展医疗服务项目成本核算，以及基于项目成本核算之上的病种成本及DRG成本核算。其主要原因是医院成本管理意识淡薄、成本管理需求不明确，以及医疗服务项目成本核算工作量大，对人员素质、信息系统等要求较高等。

公立医院成本核算工作规范开展的关键在于选准方法、科学推进、业财融合、强化运用。只有更多医院规范地开展医疗服务项目成本核算，其海量样本数据才会促进物价部门合理定价；才会助推各专科病种成本、DRG成本的分析与管控；才会为医保部门对病组权重适时进行调整和修正提供有力的数据支撑。因此，规范地开展医院成本核算，尤其是采用作业成本法对医疗服务项目进行成本核算，需要更多医院的广泛参与及沟通协作。

参考文献

[1] 财政部.政府会计制度——行政事业单位会计科目和报表[Z].2017-10-24.

[2] 财政部关于医院执行《政府会计制度——行政事业单位会计科目和报表》的补充规定[Z].2018-08-27.

[3] 卫生健康委员会，国家中医药管理局.关于加强公立医院运营管理的指导意见[Z].2020-12-21.

[4] 卫生健康委员会，国家中医药管理局.关于印发公立医院成本核算规范的通知[Z].2021-01-26.

[5] 国务院办公厅.国务院办公厅关于推动公立医院高质量发展的意见[Z].2021-05-14.

[6] 财政部.公立医院成本核算应用案例——基于项目叠加法的DRG成本核算[Z].2022-09-30.